国家自然科学基金项目 51575338：基于多频超声检测及电刺激感知反馈的假肢手双向人机接口研究
国家自然科学基金项目 52275013：基于多模态视觉及穿戴式传感融合的假肢手人机接口研究

表面肌电信号手势识别研究

王　铮　刘洪海　王万良　著

电子工业出版社
Publishing House of Electronics Industry
北京·BEIJING

内 容 简 介

表面肌电信号作为一种生物电信号，能够反映功能性肌肉收缩的电活动，具有检测方便、无创伤等特点，可以用于仿生假肢控制等功能，提升仿生设备的便捷性、经济性、可穿戴性及智能化程度。本书研究表面肌电信号采集通道与特征多目标智能优化算法，特别是还研究基于深度学习的表面肌电信号手势识别算法。为了弥补表面肌电信号的不足，本书会进一步研究肌电与超声波模态融合的残疾人手部动作意图识别等关键问题，以提升手势识别的准确度和鲁棒性。

本书可供计算机、控制、机电、生物工程等领域的教学、科研人员阅读，也可作为相关专业研究生的教材和教学参考书。

图书在版编目（CIP）数据

表面肌电信号手势识别研究 / 王铮，刘洪海，王万良著. —北京：电子工业出版社，2023.8
ISBN 978-7-121-46326-6

Ⅰ. ①表… Ⅱ. ①王… ②刘… ③王… Ⅲ. ①肌电—手势语—信号识别 Ⅳ. ①R337.5

中国国家版本馆 CIP 数据核字（2023）第 173337 号

责任编辑：路 越

印　　刷：北京七彩京通数码快印有限公司
装　　订：北京七彩京通数码快印有限公司
出版发行：电子工业出版社
　　　　　北京市海淀区万寿路 173 信箱　　　邮编：100036
开　　本：787×1092　1/16　印张：13.25　　字数：339 千字
版　　次：2023 年 8 月第 1 版
印　　次：2024 年 4 月第 2 次印刷
定　　价：69.80 元

凡所购买电子工业出版社图书有缺损问题，请向购买书店调换。若书店售缺，请与本社发行部联系，联系及邮购电话：（010）88254888，88258888。

质量投诉请发邮件至 zlts@phei.com.cn，盗版侵权举报请发邮件至 dbqq@phei.com.cn。

本书咨询联系方式：mengyu@phei.com.cn。

前　言

近年来，基于模式识别的智能仿生技术取得了长足的发展，智能仿生假肢的功能、性能、可穿戴性越来越好，智能化程度越来越高，已成为国内外学者的研究热点，具有很高的社会价值与经济价值。

表面肌电信号（surface Electromyography，sEMG）作为一种生物电信号，能够反映功能性肌肉收缩的电活动，具有提取方便、无创伤等特点。优化肌电信号电极位置、采集通道数量与特征配置，对提升可穿戴仿生设备的便捷性和经济性尤为重要。另外，由于肌电信号本身固有的缺陷，残肢接口信息源不足，所以难以同时呈现同一肌肉收缩的电生理和形态学变化信息，采用 A 型超声波传感（A-mode Ultrasonic Sensing, AUS）能够无创监测活动性肌肉的形态结构。本书研究表面肌电信号采集通道与特征智能优化算法，以及肌电与超声波模态融合的手势识别算法，充分挖掘肌肉神经电的机理，提高残肢的信息传输率。书中针对肌电接口信号采集通道与特征多目标智能优化、sEMG/AUS 模态融合、残疾人手部动作意图识别等关键问题，分别提出了多目标智能优化算法和基于深度学习的表面肌电信号手势识别算法。最后，对未来进一步的研究提出了建议。

本书系统分析了国内外基于肌电与超声波的手势识别研究进展，着重分析了基于表面肌电信号的手势识别、利用超声波探测肌肉形变及其感知解码、基于多模态融合的动作意图识别等几方面的研究现状，对基于表面肌电信号进行手势识别进行了深入研究，取得的主要成果如下所述。

（1）本书首先研究了表面肌电信号产生的机理与采集方法，有助于使读者对表面肌电信号的本质有更深入的理解，建立表面肌电信号的数学模型，能够根据所需的研究情况和外部环境因素等对表面肌电信号进行有针对性的调整和处理。本书系统总结了表面肌电信号采集电极的研制现状，介绍了作者团队开发的 ELONXI 肌电采集系统。本书还介绍了后面实验所使用的表面肌电信号数据集 Ninapro DB 和 ELONXI DB 的基本情况。最后本书介绍了建立在对表面肌电信号产生机理理解的基础上抽象概括而来的表面肌电信号的数学模型，得到了线性模型、集中参数模型、非稳态模型及双极型模型四种数学模型。

（2）与传统机器学习分类方法结合的模式识别方法在目前仍然是表面肌电信号处理的经典方法。本书研究了表面肌电信号的特征提取与识别方法，简单介绍了一些传统的表面肌电信号特征提取方法及常见的一部分识别模型，包括时域特征、频域特征、时频域特征及参数模型特征等方面的提取方法，以及 K 最近邻算法、线性判别分析、支持向量机、随机森林等表面肌电信号识别模型。

（3）本书针对表面肌电信号采集通道与特征优选及电极配置等一系列关键问题，开展了以表面肌电信号手势识别准确度为目标的优化算法研究，研究表面肌电信号采集通道与特征组合智能优化算法。本书采用遗传算法实现了表面肌电信号采集通道数量和分布的最优化。在此基础上本书进一步研究了表面肌电信号采集通道与特征组合优化问题，不仅研究最优采集通道数量，而且确定了采集通道的最优分布，从而可以减少表面肌电信号采集通道数量，降低信号检测和识别系统的制造复杂度，提高系统的鲁棒性。本书还系统研究了基于差分进化算法、量子进化算法、粒子群优化算法、量子粒子群优化算法和蚁群优化算法的表面肌电信号采集通道和特征组合优化方法，降低了手势识别算法的维度及对肌电手势识别系统的硬件要求，为实现低密度表面肌电信号检测系统奠定了基础。

（4）本书以表面肌电信号采集通道数、特征数、方差及全部动作识别准确度为目标函数，建立了表面肌电信号采集通道与特征多目标优化数学模型，综合考虑了识别准确度、采集通道与特征的数目及动作识别不均匀等问题。本书采用切比雪夫聚合方法将多目标优化问题转换为单目标优化问题，改进了基于角度选择的多目标优化算法（MOEA/D-AU），提出了基于全局综合排序自适应角度选择的多目标优化进化算法 MOEA/D-AUU-GGR，进行了表面肌电信号采集通道与特征多目标优化的机器人手势识别控制实验，检验了多目标优化算法及手势识别算法在实际应用中的有效性。

（5）本书将卷积神经网络（CNN）、长短期记忆（Long Short Term Memory，LSTM）神经网络、胶囊网络（CapsNets）等深度学习算法应用于了基于表面肌电信号的手势识别；引入了基于 GAF 的一维时间序列信号二维化方法，将原始表面肌电信号进行 GAF 转换后用于识别网络，从而能够应用深度学习算法进行基于表面肌电信号的手势识别。本书还提出了基于 GAF 的 CNN-LSTM 串并联网络结构的表面肌电信号手势识别方法，基于 CNN-CapsNet 并联的表面肌电信号手势识别算法，以及基于双流网络的表面肌电信号手势识别算法，提升了手势识别的准确度和鲁棒性，为精确控制仿生假肢手的动作提供了基础。此外，本书还设计了基于双流网络模型的机械臂控制实验。

（6）本书针对残肢表面肌电信号存在的缺陷及其在反映深层肌肉活动方面固有的局限性，从而导致出现准确度骤降、性能不稳定等问题，特别是截肢患者的皮肤往往面临改变的问题，将 AUS 信号应用于手势识别，构建了 sEMG/AUS 双模态融合的信号同步采集实验系统，提出了基于 CNN-LSTM 的肌电与超声波模态融合的手势识别算法，具有显著的识别效果。本书设计了肌电与超声波模态融合的手势识别实验：通过在英国某康复临床中心获取的残疾人实验数据，使用 4 组便携式混合 sEMG/AUS 装置进行了 9 种手势的 20 次实验，采集桡骨截肢患者前臂残余肌肉信号，对所获得的 sEMG 与 AUS 信号数据进行了特征提取。本书通过三种交叉验证方法对比了 sEMG 和 AUS 信号的性能。

本书涉及的研究成果是在国家自然科学基金"基于多频超声波检测及电刺激感知反馈的假肢手双向人机接口研究（51575338）"等项目资助下取得的，在此表示衷心的感谢！

本书可供计算机、控制、机电、生物工程等领域的教学、科研人员阅读，也可作为相关专业研究生的教材和教学参考书。

目　　录

第1章 绪论

1.1 研究背景与意义

2022 年 3 月 1 日，中国残疾人事业新闻宣传促进会、中国人民大学残疾人事业发展研究院、社会科学文献出版社共同在京发布了《残疾人事业蓝皮书：中国残疾人事业研究报告（2022）》[1]。截至 2020 年，据中国残疾人联合会统计的数据显示，中国各类残疾人总数已达 8500 万。而在这些残疾人中，有两千多万人患有不同程度的肢体残疾，而且大多数为上肢残疾，他们由于意外交通事故、自然灾害和各类疾病等原因造成手臂或前臂的残疾。肢体上的残疾使他们在生活、工作、学习及身心等诸多方面都受到了极大的影响。

另外，随着现代经济的快速发展和科学技术的不断突破，人均寿命显著延长，人口结构重心向上偏移，世界各国老龄化问题日益严重。根据联合国国际人口学会的规定，60 周岁以上人口占比达到 10% 或者 65 周岁以上人口占比达到 7% 的属于老龄型国家或地区。目前，我国社会老龄化的情况已经很严重。第七次人口普查显示，中国老龄化率已达到 13.50%，预测中国将于 2025 年进入深度老龄化社会，2035 年进入超级老龄化社会，2050 年老龄化率将达到 30%。随着老年抚养比的不断增长、医疗资源的发展不均衡等问题使得整个社会都面临着前所未有的巨大养老压力和挑战。

我国出台了一系列具有针对性和科学性的政策。2013 年，全国老龄工作委员会办公室成立全国智能化养老专家委员会，开展智能化养老实验试点，加快智能化养老技术设备的研发。2015 年，国务院印发《国务院关于积极推进"互联网+"行动的指导意见》，明确提出"促进智慧健康养老产业发展"的目标任务。2017 年，工业和信息化部、民政部及国家卫生计生委联合发布《智慧健康养老产业发展行动计划（2017-2020 年）》，明确提出要加快智慧健康养老产业发展，为老年人提供智慧健康养老服务。2019 年，国家 21 部委联合制定《促进健康产业高质量发展行动纲要（2019-2022 年）》，明确提出了"互联网+医疗健康"重大工程。2021 年，"十四五"规划纲要中明确指出，要构建居家社区机构相协调、医养康养相结合的养老服务体系。由此可见，面对当前日益严峻的养老问题，智慧健康养老已经全面上升为国家战略。

在推进助残和康养工作时，除了政策的帮助，还需要加快智能康养设备的研发。因为智能康养设备能够缓解子女或者看护的长期照护压力，缓解康复领域的医疗资源压力，有利于部分失能老年人实现生活自理。在其研发过程中，人体动作意图的准确识别显得尤为重要。例如，在为残疾人和老人开发上肢辅助康复助力设备时，只有正确识别他们的动作意图和手势，才能更好地提供助力或者辅助他们康复，否则将严重影响他们的身心健康。对此，需要选择合适的人体生物信号源并进行深入研究。该类信号源不仅要求能够提供丰富且准确的特征信息，还要求能够起到推广智能康养设备的作用。

以目前的科学技术水平，为上肢残疾者重建生物意义上的假肢手，还要走一段相当漫长的研究道路。目前，最可行的解决方案是安装较为灵巧的智能假肢手，以体验近似生物意义上的假肢手的肢体功能。无论是对肢体功能的康复训练，还是用假肢完成一些日常基本动作，以能够进行日常生活自理，甚至进行简单的家务和工作，智能假肢的研究与制作都起到了重要的作用。假肢人机接口是实现假肢智能化与控制的首要条件。因此，各种机理的假肢人机接口一直是人们研究的主要目标。

目前，受到广泛关注的人体生理信号有多种，其中主要的是脑电信号（Electroencephalography，EEG）、神经信号（Electroneurography，ENG）及肌电信号（Electromyography，EMG）等。EEG 在理论上是最理想的信号源，因为大脑皮层的运动单位动作电位（MUAP）与自主动作存在直接的对应关系，但是该信号源在低信噪比下的高准确度识别理论需要进一步完善，在生理和隐私数据的伦理方面也需要进一步探讨。ENG 也是一种较为合适的人体生物信号源，因为肌肉动作与神经控制存在映射关系，同时该映射关系不受疲劳影响，重复再现性能好，但是采集神经信号需要进行植入电极手术，具有较大的损伤性。相比较而言，EMG 的检测更加方便与安全，容易实现便携和可穿戴式设备，因此更加具有研究和应用的价值。

美国生理学家 Gasser 和 Erlanger 在 1922 年发现肌肉收缩时会产生微弱电流，称为肌电信号，被授予 1944 年的诺贝尔生理学或医学奖。从此，人们展开了对肌电信号的研究与应用。在皮肤的适当位置附着电极可以测定身体表面肌肉的电流。电流强度随时间变化的曲线叫肌电图。以肌电信号作为控制源对仿生假肢手进行控制的研究是最引人注目的研究。1948 年，德国的 Reinhold Reiter 研制成功世界首只肌电信号控制的仿生假肢手，虽然这只假肢手只能进行手掌打开和闭合这两个简单动作，但其开创了表面肌电信号控制假肢手的研究与应用领域。

据英国《卫报》在 2007 年 11 月 27 日的报道，由于手臂残疾的杰西·苏利文和美国退伍女兵克劳迪娅·米歇尔分别成为世界上第一个通过新型仿生手臂重获手臂动作功能的男性和女性，图 1-1 所示为佩戴新型仿生手臂的杰西·苏利文和克劳迪娅·米歇尔。该技术被评为 2008 年世界十大仿生科技之一。

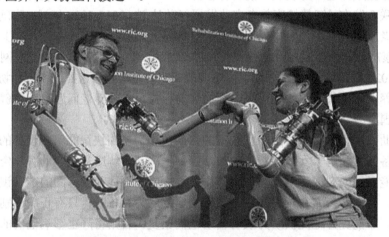

图 1-1　佩戴新型仿生手臂的杰西·苏利文和克劳迪娅·米歇尔

假肢控制的肌电人机接口研究可以追溯到 20 世纪 50 年代和 60 年代[2]。人体肌电信号主要分为针电极肌电信号（Needle Electrode Electromyography，NEMG）和表面肌电信号

（surface Electromyography，sEMG）。

针电极肌电信号是由植入式针电极插入肌肉深处所获得的肌电信号。针电极插入肌肉深处，检测到的肌电信号幅值在 $10\mu V\sim10mV$，信号频率在 $2Hz\sim1kHz$。针电极能够很好地与肌肉纤维接触，受到的外界干扰小，采集的信号清晰，能够获得较高信噪比的肌电信号。但是，这种方式会给人体肌肉组织造成创伤，而且不适宜长时间采集，属于有创伤性的肌电信号采集方式。

表面肌电信号是指在浅层肌肉和神经干上电活动在皮肤表面的综合效应，可以用表面电极贴进行采集。表面电极贴具有无创性，是一种无创伤性的肌电信号采集方式。但表面肌电信号较微弱，幅值大小在 $50\mu V\sim5mV$，频率小于 $1kHz$，而且在一定程度上与肌肉产生的收缩力呈正相关[3]。同针电极肌电信号相比，表面肌电信号虽然含有较多的噪声，但由于其采集方式具有无创、便捷、方便、非侵入等优势，得到了较为广泛的应用。

虽然早就研制了一些智能假肢手，如 DLR/HIT Hand[4]、SJTU6[5]等，市场上也有多款商用智能假肢手，如 BeBionic Hand、i-LIMB Hand 等[6]，但在实际应用中，它们可以执行的手部动作类型很有限，商业设备中采用的人机接口与几十年前的没有太大不同[7,8]。其主要原因是智能假肢手所采用的人机接口性能有限[9]。

随着对机构、传感器和致动器集成的重视，人们开发了多种多自由度的灵巧机械手[10]。人们还设计了假体和外骨骼等辅助设备的硬件，满足了日益增长的恢复上肢动作功能的需求[11,12]。智能仿生假肢手的功能越来越丰富，已经能够辅助穿戴者完成生活中所需的一些简单动作，还可以实现体弱人群的康复训练，使他们达到康复的目的。

2016 年，Cordella 等人[13]给出了理想假肢手的期望特性，符合日常生活中抓握和操作的需要，将触觉反馈集成到假肢手中，以实现接触、滑动和力检测，而不是仅仅依赖视觉反馈，可以更好地控制手指在物体上的位置和力，以及提高具有更多自由度的假肢手的灵活性。2016 年，轩运动等人[14]通过对多通道表面肌电信号进行时域分析，探索了表面肌电信号与医学评分表的关系，并分析了相关肌肉原因。

近年来，随着人工智能、计算机、自动控制、微传感器设备、柔性电子技术、无线通信技术、机械设计与制造、新材料及康复医学工程等技术的迅猛发展，智能仿生假肢受到越来越多研究者的关注，智能假肢的智能化程度越来越高，功能越来越丰富，造价越来越低廉，携带越来越方便，能够适应越来越多的复杂环境。特别是研究简单实用的智能仿生假肢，不仅能够弥补残疾者因肢体残缺所带来的功能缺失，而且能够促进他们的心理健康发展，使他们能够以接近常人的姿态进行日常活动。另外，在当前老龄化越来越严重的社会中，智能假肢能够改善老年人肢体动作的功能和帮助他们进行自我康复训练。最近的研究还尝试使用 sEMG 作为更通用的人机接口来控制外部设备，如机器人手臂、平板电脑、无人驾驶飞行器等。因此，对于智能仿生假肢的研究不仅具有非常重要的学术意义，而且具有很高的经济价值和社会价值。

当前，物联网、大数据、新材料、新运动装备等现代科技在竞技体育领域已得到广泛的应用，在高科技应用密集的残疾人体育领域尤其凸显，在许多需要辅具或假肢的运动项目中，人与装备的有机结合是残疾人运动员运动表现构成的基础性要素，而装备技术的发展进步就意味着残疾人竞技体育训练水平、竞赛表现等核心竞争力的提升[1]。

1.2　智能假肢控制与识别研究存在的主要问题

理想的假肢控制应该具有直观性、鲁棒性、低计算量等特点。假肢控制人机接口产业化还要求具有电极数量少、用户培训简单、具有感官反馈的闭环控制和长期可用性[15]等特点。近年来，虽然人们已经进行了很多研究[16-18]，但在当前的肌电假肢控制中仍有许多非常重要的问题有待解决。

1.2.1　表面肌电信号采集通道数量与位置分布需要优化

利用当前的低密度表面肌电信号检测系统，只能在前臂肌肉上分配有限数量的检测部位。直观分析，如果使用更多数量和更密集的电极配置，一般比少量、低密度的电极配置具有更好的性能。这是因为电极越密集，检测位点的相对位移越小，同时高密度表面肌电信号自然形成每个采样帧的二维图像，其中可能存在更多信息[19]。但是，对于实际应用来说，一方面由于电极的尺寸和制造工艺限制了电极配置的密度，高密度的电极配置又增加了各个采集通道之间的相互电干扰，从而影响识别效果。另一方面，高密度的电极配置增加了采集的数据量，需要更高性能硬件的支持，增加了数据处理时间，影响了系统的实时性，特别是影响了肌电人机接口的便携式实现。因此，应该在保持可接受的准确度情况下，优化表面肌电信号电极配置，包括采集通道数量的优化和位置分布的优化，也就是说要尽量优化电极配置的空间分布，减少表面肌电信号电极采集通道的数量，确定最适合肌电控制的采集通道数量以平衡成本和性能两个方面。

1.2.2　深层肌肉活动信号采集不足

目前广泛应用的表面肌电信号是由一组浅表肌肉施加并在皮肤表面采集到的电信号，更多的来自于靠近电极的肌肉收缩信息，而较少的来自于更深的肌肉收缩信息，因此只能检测浅层肌肉的活动，在反映深层肌肉活动方面存在着固有的局限性，难检测深层肌肉收缩的电表现，所以对于手腕动作相关信息的反映较为理想，而难以反映手指动作的相关信息。最近的研究结果表明，一些灵巧的手指动作与深层肌肉收缩有关[19,20]，所以，仅仅基于表面肌电信号的手势识别，影响了更多灵巧手的动作识别。特别是假肢在长期使用中，来自深层隔室的微弱生理信号对于基于表面肌电信号的检测变得更加不稳定。虽然肌电信号可以通过侵入性的方式获得，但在实际使用中，非侵入性仍然是假手使用者最期望的特性之一。目前可行的努力方向是在基于非侵入性的检测基础上，能够结合浅层和深层肌肉的活动信息，提供更多灵巧手的动作识别信息。

1.2.3　已有算法识别的手势数量少、鲁棒性差

为了使假肢手更自然地动作，需要设置更多的手势特征。但目前的许多研究中只包含几个简单的手势，所提的手势识别方法对于不同受试者效果不一，在应用时每个使用者都需要预先训练模型。而在现实生活中，手部需要完成各种各样的手势，因此需要增加识别的手势数量。

尽管在实验室环境中的短期测试实现了高准确度识别，但是对于长期临床使用，由于

肢体疲劳和出汗等生理变化的影响，手势识别的性能会严重下降[16]。肌肉疲劳通常发生在长期肌肉活动之后，导致肌肉通过收缩产生所需力量的能力下降。肢体疲劳和出汗等生理变化仍然是影响手部动作识别准确度的一些最严重的因素。因此，肌电信号识别系统在长期使用中存在的随机性会导致信号变化，使得识别准确度降低[21]。表面肌电信号的固有可变性和不可避免的日常生理变化都会导致重新校准和重新训练的沉重负担[22]。已有算法长期使用会在几天内降低手势识别的准确度。而且，很大的重新训练和重新校准的计算负担影响了手势识别算法在临床中的应用。因此，需要研究更先进的识别算法，增强算法的鲁棒性，使之适合长期使用。

1.2.4 电极移位和串扰对信号采集影响较大

张力保持恒定而长度发生变化的肌肉等张收缩会导致目标肌肉和附着电极的皮肤表面之间产生相对运动，并对预定检测位点的分布产生不良影响。电极移位是对基于肌电模式识别的控制性能产生不利影响的最重要的动态因素[23]。2008 年，Hargrove 等人[24]用位移位置检测的样本丰富了训练数据集，以补救由电极移位引起的性能下降，但是增加了训练量。肌电信号虽然更少受到肌肉串扰的影响，但是已有研究表明，在基于模式识别的肌电控制中，使用肌电信号的效果并不比使用表面肌电信号的效果好[25]。因此，需要研究新的检测方法，增强检测方法的鲁棒性。

理想的假肢控制过程应该是闭环的，具有适当的反馈模块。然而，目前大多数假肢控制缺少反馈，这是现有肌电控制系统的主要缺点[2,26]。功能性电刺激（Functional Electrical Stimulation，FES）利用一定强度的低频脉冲电流，通过预先设定的程序来刺激一组或多组肌肉，诱发肌肉动作或模拟正常的自主动作，以达到改善或恢复被刺激肌肉或肌群功能的目的。虽然 FES 是一种提供感觉反馈的模块，并且已经用于各种有针对性的动作功能康复应用方面，但 FES 的固有特性不可避免地会对传统肌电控制产生电干扰。迄今为止，已经提出了用于肌电假体控制的反馈方法。因此，需要一种非电信号进行反馈，而不是仅使用视觉来反馈。

1.3 本书主要研究内容和主要章节安排

1.3.1 本书主要研究内容

目前，智能仿生假肢手除了精细灵巧的机械结构设计，还包括功能性和耐磨性等物理特征[27]。在控制方面的问题主要有两个大的方面：一是如何获取反映人手动作意图的间接信息，研究手势识别算法；二是根据手势识别结果精确控制假肢手的动作。当然，设备的可穿戴性及设备成本等也需要进行研究。

基于表面肌电信号的假肢手控制的典型流程包括肌电信号采集[28]、采集的肌电信号的预处理[29]、基于表面肌电信号的手部动作意图识别[30]、由识别到的手部动作意图作为输入控制假肢动作。主要的努力目标是提高识别准确度[31]。尽管在实验室中已经实现了很高的识别准确度，但是在缺乏理想人机接口的情况下，学术和临床应用之间的差距在不断扩大[32-34]。

智能假肢手中最为关键的技术是作为假肢手参考输入的手势意图的高识别准确度。也就是智能假肢手系统需要根据使用者的实时人体生物信号，估计使用者的真实意图，然后作为指令信号有效地控制智能假肢手去实现使用者希望实现的动作。

从实际使用方便而言，肌电信号（EMG）、A 型超声波传感（AUS）信号比较切实可行。但是，表面肌电信号固有的随机性和不可避免的串扰严重阻碍了其在日常和学科场景中灵活应用的可行性。对电极移位和生理变化（如肌肉疲劳和出汗）的敏感性也阻碍了基于表面肌电信号的解决方案在临床场景中的长期可用性。此外，识别准确度和候选动作还受无创肌电传感模态固有特性的限制。表面肌电信号主要检测来自浅表肌肉的加权贡献的电表现，而灵巧的肢体动作自然由深屈肌（如指深屈肌）调节，这很难实现令人满意的对手指动作的识别。所以，本书选择 EMG 和 AUS 信号两种信号来实现，将 EMG 和 AUS 信号两种人体生物信号相结合，从而将肌肉的表面电信号和深层形态信息融合，更好地获取相关肌肉信息以提高识别准确度，克服单一的人体生物信号存在的一定局限性。

本书主要研究内容如下所述。

（1）研究表面肌电信号采集通道优化方法。

本书系统研究基于当前人工智能前沿优化算法的表面肌电信号电极配置方法，分别提出了基于遗传算法、差分进化算法、量子进化算法、量子粒子群优化算法等的表面肌电信号采集通道优化算法，在此基础上，进一步研究表面肌电信号采集通道与特征组合优化算法，提出了基于全局综合排序自适应角度选择的多目标优化进化算法，能够确定表面肌电信号采集通道的最优数量和电极配置的最优空间分布，为实现低密度表面肌电信号检测系统奠定基础。

（2）研究智能仿生假肢手中首先需要解决的基于 sEMG 和 AUS 信号的多种手势识别准确度问题，以提高智能识别算法的鲁棒性。

本书基于先进的人工智能方法，着重研究智能仿生假肢手势识别准确度问题，设置更多的手势特征从而使假肢手更自然地动作，提出了基于 CapsNet 的表面肌电信号手势识别方法，能够正确理解残疾人或者行为不便的老年人的动作意图，作为仿生假肢手的参考输入信号，为精确控制仿生假肢手的动作提供基础。

（3）研究将深度学习等人工智能先进算法应用于手势识别，以提高智能识别算法的识别准确度和鲁棒性。

为了使假肢手更自然地动作，设置更多的手势特征，将深度学习等人工智能先进算法应用于手势识别，将 GAF 用于肌电与超声波信号二维化，提出了基于 GAF 的 CNN-LSTM 串并联网络结构的表面肌电信号手势识别算法，以及基于 GAF 的 CapsNet 的表面肌电信号手势识别算法，为精确控制仿生假肢手的动作提供了基础。

（4）研究肌电和超声波模态融合的手势识别方法，克服对深层肌肉活动检测不足的缺点。

为了克服表面肌电信号在反映深层肌肉活动方面存在着的固有局限性，本书将超声波信号用于了手势识别，提出了基于 CNN 的超声波信号手势识别算法。本书研究肌电与超声波模态融合的人机接口，提出了基于 CNN 等的肌电与超声波模态融合的手势识别算法，将来自浅层肌肉活动的信息和深层肌肉收缩的信息相结合，提供更多的动作识别信息，为实现更多的动作识别提供了有效算法。

（5）研究对残疾人手部动作意图的识别，以及桡骨截肢患者手部动作实验数据的采集与特征提取。

通过从英国某康复临床中心采集的桡骨截肢患者手部动作实验数据，比较表面肌电信号和 AUS 信号性能的三种交叉测试实验的识别准确度，分析表面肌电信号和 AUS 信号对每种动作意图的识别准确度，分析表面肌电信号和 AUS 信号三种交叉测试的混淆矩阵，提出了基于肌电与超声波模态融合的残疾人手部动作意图识别方法。

1.3.2 本书主要章节安排

本书主要章节的具体内容安排如下。

第 2 章系统分析了国内外基于肌电与超声波的手势识别研究进展，着重分析了基于表面肌电信号的手势识别、利用超声波探测肌肉形变及其感知解码、基于多模态融合的动作意图识别等几方面的研究现状，为后面进一步研究基于肌电与超声波模态融合的智能假肢人机接口提供了依据。

第 3 章研究表面肌电信号产生的机理与检测方法。对表面肌电信号的产生机理及其数学模型进行深入理解，有助于读者对表面肌电信号的本质有更深入的理解。本章总结了表面肌电信号存在的一些明显特点，可以帮助我们更好地对该信号进行分析处理，也可以在一定程度上帮助我们根据所需的研究情况和外部环境因素等对表面肌电信号进行有针对性的调整和处理。因此，本章首先简要介绍表面肌电信号的产生机理，简要说明表面肌电信号的一些明显特点，分析前臂肌肉与手势的关系；系统总结表面肌电信号采集电极的研制现状，介绍作者开发的 ELONXI 肌电采集系统。然后本章介绍本书所涉及的表面肌电信号数据集 Ninapro DB 和 ELONXI DB 的基本情况。最后本章介绍建立在对表面肌电信号产生机理理解的基础上抽象概括而来的表面肌电信号的数学模型。根据表面肌电信号形成的生理学机理，我们使用不同数学方法对其进行高度抽象和简化，得到了线性模型、集中参数模型、非平稳模型及双极型模型四种数学模型。

第 4 章研究表面肌电信号的特征提取与识别方法。本章简单介绍一些传统的表面肌电信号特征提取方法及常见的一部分识别模型，包括时域特征、频域特征、时频域特征及参数模型特征等的提取方法，以及 K 最近邻算法、线性判别分析、支持向量机、随机森林等表面肌电信号识别模型。与传统机器学习识别方法结合的模式识别方法在目前仍然是表面肌电信号处理的经典方法。

第 5 章研究表面肌电信号采集通道与特征智能优化算法。本章采用遗传算法实现表面肌电信号采集通道数量和分布的最优化。在此基础上本章进一步研究表面肌电信号采集通道与特征组合优化问题，不仅研究最优采集通道数量，而且确定采集通道的最优分布，从而减少表面肌电信号采集通道数量，降低信号检测和识别系统的制造复杂度，提高系统的鲁棒性。本章还系统研究了基于差分进化算法、量子进化算法、粒子群优化算法、量子粒子群优化算法和蚁群优化算法的表面肌电信号采集通道与特征组合优化方法，降低了手势识别算法的维度及对肌电手势识别系统的硬件要求，为实现低密度表面肌电信号检测系统奠定了基础。

第 6 章研究表面肌电信号采集通道与特征多目标智能优化算法。本章首先建立了表面肌电信号采集通道与特征多目标优化问题的数学模型，综合考虑了识别准确度、采集通道与特征的数量及动作识别不均匀等问题。本章还提出了基于全局综合排序自适应角度选择的多目标优化进化算法 MOEA/D-AUU-GGR，开发了基于肌电通道与特征优化的机器人识别系统，检验了多目标优化算法及手势智能识别算法在实际应用中的有效性。

第 7 章研究基于深度学习的表面肌电信号手势识别算法。识别准确度高、鲁棒性强的识别算法仍然是当前研究的重点课题。本章引入基于 GAF 的一维时间序列信号二维化方法，将原始表面肌电信号进行 GAF 转换后用于识别网络，从而能够应用深度学习算法进行表面肌电信号的手势识别。本章提出了基于 GAF 的 CNN-LSTM 串并联网络结构的表面肌电信号手势识别方法，基于 CNN-CapsNet 并联的表面肌电信号手势识别算法，以及基于双流网络的表面肌电信号手势识别算法，提升了手势识别的准确度和鲁棒性。本章还设计了基于双流网络模型的机械臂控制实验。

第 8 章研究肌电与超声波模态融合的残疾人手部动作意图识别。针对表面肌电信号很难检测深层肌肉活动的不足，特别是截肢患者的皮肤往往受到改变，从而导致出现识别准确度骤降、性能不稳定等问题，本章研究基于肌电与超声波模态融合的手势识别算法。本章提出了基于 CNN-LSTM 的肌电与超声波模态融合的手势识别算法，具有显著的识别效果，提高了残疾人手部动作意图识别的准确度。本章设计了肌电与超声波模态融合的手势识别实验。本章还进行了基于超声波信号手势识别的难点分析。

第 9 章研究基于 sEMG 的在线手势识别与抓取实验平台的开发。本章详细介绍了在线手势识别与抓取实验平台。本章还进行了在线手势识别与抓取实验。

最后在第 10 章中，对本书内容进行了回顾，并对本书工作中存在的问题进行了总结与分析，对未来的相关研究方向提出了展望与建议。

第 2 章　基于肌电信号与超声波的手势识别研究进展

2.1　基于表面肌电信号的手势识别研究进展

2.1.1　表面肌电信号的特征提取

特征的提取和识别是基于表面肌电信号进行假肢控制的关键。特征提取是指从表面肌电信号中抽取出那些最能够区分不同动作的特征变量。一方面通过将这些大尺寸对象映射到更小的维度空间来减少表面肌电信号的维度；另一方面也能够代表不同的动作，从而作为识别的输入进行动作识别。因此，如何从复杂的信号中提取出最具代表性的特征向量一直是研究的热点。

在理想状态下，表面肌电信号的这些特征提取简单，具有变换不变性，对噪声不敏感，并且易于表征和区分动作模式。然而，由于实际表面肌电信号采集的环境复杂，表面肌电信号极其微弱且不稳定，目前还没有任何一种特征提取方法能够将表面肌电信号的数学模式完全表征出来[35]。很多研究表明，任何基于模式识别的控制系统的成功，很大程度上依赖于特征的选择而不是分类器[36]。因此，如何从复杂的原始肌电信号中提取出更有代表性的信息一直是肌电控制领域的一个研究热点。

已有表面肌电信号的特征提取方法分为时域（Time Domain，TD）分析法、频域（Frequency Domain，FD）分析法、时频域（Time-Frequency Domain，TFD）分析法及参数模型（Parameter Model）分析法等。时域分析法直接从时间序列中提取出代表信号统计特征的信息，在成为特征向量的过程中不需要额外的转换。频域分析法间接地揭示系统的时域性能，容易产生部分冗余特征。时频域分析法以时域和频域共同反映信号特征，使得反映效果更全面，但在具有两者优点的同时，也包含了两者的缺点。参数模型分析法则通过对表面肌电信号建立模型来提取动作特征，它是现代谱估计的主要内容，其白噪声激励体现信号的随机性，确定性部分则反映出过程的可预测性。期望特征值具有最大类可分离性、鲁棒性和较小计算复杂度。

然而，目前大多数的研究仍然使用时域特征居多，这是因为该特征能够直接从原始肌电时间序列中提取，而不需要经过任何变换。2013 年，Phinyomark 等人研究了 50 种肌电特征（包括时域特征与频域特征），通过记录 21 天内采集得到的肌电数据，对 10 种上肢手势进行识别，实验结果发现样本熵（Sample Entropy，SampEn）相对于其他特征能够得到更好的效果[37]。2014 年，Khushaba 等人[38]提出了一种用于不同肢体位置手部动作识别的鲁棒特征集。

在肌电信号的特征提取方面，Graupe 和 Cline[39,40]较早地将时序分析技术，即时域特征分析技术，应用于肌电信号的特征提取过程中，并且还利用自回归（Autoregressive，AR）系数来完善所提取的时域特征，成功地提升了对肌电信号的识别性能。1975 年，Graupe 和 Cline 将时间序列分析技术引入到表面肌电信号的研究中，通过建立 ARMA 模型来识别不同的手势，对上肢的 3 种动作的识别可以达到 80%的准确度[39]。1980 年，Graupe 又将 ARMA 模型改进为 AR 模型，提升了对肌电假肢控制的实时处理能力[40]。1992 年，Constable 和 Thornhill 利用离散小波变换提取出了表面肌电信号的时频特征[41]。1993 年，Hudgins 等人[42]提出的时域特征和自回归系数得到广泛应用，因为其更少的时间消耗和强大的性能，并作为时分双工模式的特点保持了多年的最先进水平。1994 年，Knox 和 Brooks 采用 AR 系数识别 4 种手势，并给出了最优化的 AR 阶数，即 4 或者 6[43]。2003 年，Englehart 和 Hudgins 较全面地比较了基于时域的特征向量、短时傅里叶变换、小波变换等提取出来的特征向量，并通过对比实验发现，采用小波包提取特征向量并采用 MLP（多层感知机）分类器时的识别准确度最高[30]。2005 年，Chan 和 Englehart 利用隐马尔可夫模型（Hidden Markov Model，HMM）成功地对 6 种动作进行了识别[44]。2007 年，罗志增和赵鹏飞提出对表面肌电信号应用非线性主成分分析（Principal Component Analysis，PCA）的方法来进行特征提取，该方法将多路的表面肌电信号压缩成一维的特征数据主元，并将此特征与自组织神经网络结合起来进行识别[45]。2012 年，黄鹏程等人把幅值立方法的概念引入到特征向量中，通过对肌电信号取立方计算后的特征值进行降级处理，克服了传统特征提取方法无法识别手指不同角度动作的问题，实验表明，该方法对手指动作的识别准确度能够达到 75%以上[46-48]。理论上，由于时频域特征信号结合了时域分析与频域分析的特性，所以能够从当前信号中提取更多有用的信息，其在基于表面肌电信号的假体应用中可以呈现出更好的效果。

许多文献研究特征提取和识别策略的组合，从使用线性判别分析（Linear Discriminant Analysis，LDA）和支持向量机（Support Vector Machine，SVM）[32]的最经典的时域反射特征，到使用模糊高斯混合模型（FGMM）[33]的非线性递归定性分析（RQA），在实验室条件下，许多研究的识别准确度都在 90%以上[2,49]。

主成分分析是最常用的特征降维方案[50]，但随着检测位点数量的增加，主成分分析计算成本大幅度增加，将严重阻碍临床应用的实时性。诸如遗传算法[51]和粒子群优化算法[52]等特征选择方法已经用于基于表面肌电信号的手部动作识别。

2013 年，Al-Timemy 等人[53]考虑了手指动作识别，用一组选定的采集通道而不是使用所有的采集通道达到了相当高的准确度，并于 2016 年通过在 10 个候选特征中选定子集，进一步发现肢体变化下的识别准确度[54]。2016 年，Adewuyi 等人[55]优化了部分断手受试者在不同腕部位置下的表面肌电信号特征组合，并确定了分类器训练所需的腕部位置的最优数量。除了关注对象的不同状态，最近的特征选择研究是在捕获系统的不同特征的约束下进行的。2018 年，Phinyomark 等人[56]通过特征散点图、统计分析和分类器验证，表明大多数特征是多余的和冗余的，表面肌电信号给出的特征是能量信息方法的 MAV（平均绝对值）、复杂度信息方法的 WL（波形长度）、频率信息方法的 WAMP（Willison 幅值）、预测模型方法的 AR、时间依赖方法的 MAVS。针对可穿戴设备，所确定的推荐特征是 TD4（LS、MFL、MSR 和 WAMP）和 TD9（LS、MFL、MSR、WAMP、ZC、RMS、IAV、DASDV 和 VAR）。其中，ZC 代表过零点数，RMS 代表均方根，IAV 代表特征积分绝对值，DASDV 代表差值绝对标准差，VAR 代表方差。

2019 年，英国朴茨茅斯大学的 Zhou[57]提出了一种新的基于多阈值的手工特征向量，提高了识别准确度。用细菌模因算法进行特征选择，可以实现不同的目标，包括用现有特征的选定子集以大大降低计算成本获得折中但可比的识别结果。

虽然已经提出了许多特征提取方法，并且提取的特征越来越复杂，但是任何一类特征都不能把表面肌电信号的数学特征完全表征出来[35]。

2.1.2　基于传统识别算法的表面肌电信号识别

为了实现以表面肌电信号作为控制源来驱动假肢手的目标，需要根据表面肌电信号等估计使用者的主观意图是要进行什么样的动作。目前常用的识别方法主要有基于统计的识别方法、聚类分析方法、支持向量机、神经网络等。虽然研究人员已经把对手势的识别准确度普遍提高到了 90%以上，但是当识别动作增多或外界噪声明显时，分类器的识别难度也相应增大。

许多传统的识别策略已经在基于表面肌电信号的手部动作识别中得到应用，如线性判别分析（LDA）、支持向量机（SVM）[32]、二次判别分析（QDA）[34]、K 最近邻（KNN[58]）、多层感知机（MLP）网络[59]、人工神经网络（ANN）[44]、隐马尔可夫模型（HMM）[44]、高斯混合模型（GMM）[60]、多二进制分类器（MBC）[61]。2016 年，Kuiken 等人[62]指出，模式识别的效率和功效能够完成控制任务，该研究对三名截肢患者进行了可用性测试，在家庭环境中进行。

2002 年，Nishikawa 等人[63]提出了一种有监督的在线学习机制，能够利用残肢患者的反馈作为调整参数的信号，显著提高了识别准确度。2007 年，Khezri 等人[64]提出了一种有监督的自适应模糊神经推理系统，根据用户输入的更正参考信号与训练器单元所识别的值之间的关系来更新识别模型。

2006 年，Oskoei 和 Hu[51]首次将遗传算法应用于基于表面肌电信号的手部动作识别。在他们对 6 种动作的识别应用中，分别为他们的 4 采集通道和 6 采集通道肌电系统选择了特征的最优子集，而不是利用汇集的特征集合。

2012 年，Pilarski 等人[65]提出了一种基于通用评价函数（GVFs）的增强学习方法，实现了在肌电与多关节机器人手臂交互过程中的实时预测学习。2013 年，Chen 等人[34,66]使用自增强的方法将线性判别分析（LDA）方法和二次判别分析（QDA）方法扩展为自增强性的线性判别分析（SELDA）方法和自增强型的二次判别分析（SEQDA）方法，用测试数据不断修正模型参数，提高了长时间识别准确度。

2014 年，鲁立和刘颂[67]针对非线性 SVM 及 LDA 在肌电信号手势识别应用上的合理性问题进行了实验，实验表明两种算法的手势识别准确度与肌电电极的数量密切相关，需要根据电极数量来选择合适的识别算法。两种算法融合后对表面肌电信号进行分析识别，其识别准确度达到了 91.2%。2015 年，Liu[68]提出了一种基于 SVM 的自适应无监督的分类器，该方法在预测到一个真实数据标签的同时会评估测试数据和训练数据之间的变化，并根据这个变化以无监督学习的方式调整识别模型的参数，从而使分类器能够通过持续的更新来适应外界因素的变化。

2009 年，Jiang 等人[69]利用非负矩阵分解与肌肉协同原理，实现了腕部关节角与关节力矩的连续解码。2014 年，孙青磊[70]提出了一种人体不同关节肌肉动作和放松状态的在线识别算法，和一种利用人体下肢肌肉表面肌电信号的步频检测方法。2018 年，孙文涛等人[71]提出了一种利用上臂关节角度和肌电信号的控制方法，利用人体在抓握时肩关节的动作模式区分使用者对不同形状物体的抓握。2014 年，Farina 等人[72]利用高密度肌电实现了对运动神经元脉冲信号的反解，提升了模式识别的鲁棒性。2018 年，Jung 等人[73]利用表面肌电信号的平均值与平均功率频率值的关系，给出了全局肌电信号指数图，从而可以在不同负荷下重复动作时由指数图估计肌肉疲劳程度。

基于神经网络的肌电信号识别方法一直是研究热点。1991 年，Hudgins 等人[74]采用一些时域统计量如平均绝对值（Mean Absolute Value，MAV）、过零（Zero Crossing）点数、相位变化数（Number of Phase Change）、信号波形长度（Wave Length）等表面肌电信号的特征，作为人工神经网络的输入，实现了对肘部屈伸动作的识别；结合信号的非线性特征，他们把信号分成几段，对每段分别提取时域特性并合并成了特征向量。研究表明，等长收缩的肌电信号是一种随机信号，而非等长收缩的肌电信号则包含某种确定性的结构因素。电极放置位置以及特征向量被噪声污染等情况对识别准确度具有重要的影响。仿真结果表明，当分段数为 4 或 5，隐层节点数目为 4～12 时，神经网络的识别效果较好。1996 年，Yuag 等人[75]提出了肌电信号模糊识别方法，考虑到表面肌电信号的非稳态性和时变性，将动作信号截取成六段，分别提取其时域特征形成特征向量，然后输入到模糊分类器中进行识别。1998 年，Kwon 等人[76]提出了采用多层感知机（MLP）和隐马尔可夫模型（HMM）相结合对连续肌电信号进行识别的方法。

国内外学者将 BP 神经网络运用到生物信号的模式识别中，对生物信号的模式进行了有效的识别。1998 年，王人成等人[77]使用 BP 神经网络对屈腕等 4 组动作进行了识别，识别准确度稳定在 95%以上。2000 年，张海虹等人[78]利用高阶神经网络（High-order Neural Network，HNN）对前臂的 4 组手势进行了识别，识别准确度达到 87.5%。2008 年，席旭刚等人[79]利用 SVM 算法对 4 组手势进行了识别，得到了比传统神经网络分类器更加精确且可信度更高的识别准确度，平均识别准确度维持在 95.625%。

2017 年，张跃[80]运用当前流行的离线学习方法和基于感知机模型的在线学习算法分别对不同采集周期下多个手势的表面肌电信号进行了识别。2019 年，Zhang 等人[81]针对肌电信号识别的主要问题（即能识别某些动作，一旦个体发生变化，识别准确度将显著降低）提出了一种利用 BP 神经网络对前臂进行识别的方法，实验的平均识别准确度超过 90%。

2.1.3 基于深度学习的表面肌电信号识别

深度学习方法在计算机视觉和自然语言处理等中的成功应用，推动了其在表面肌电信号手部动作识别中的应用，成为当前肌电信号识别的研究热点[81]。深度信念网络(DBN)[82]、卷积神经网络（Convolutional Neural Network，CNN）[83,84]和递归神经网络(RNN)被应用于表面肌电信号分析，提高了平均识别准确度，减少了平均响应时间。

在基于深度学习的肌电信号识别研究中，不同学者使用不同神经网络模型进行识别，均获得了较满意的识别准确度。2016 年，Atzori 等人[83]利用 CNN 模型，提高了肌电信号的手势识别准确度。2017 年，Farina 等人[85]通过肌电信号的去卷积识别了运动神经元的行为，并绘制了运动神经元的系列图。由于 CNN 模型中各底层特征之间的相对关系并没有保存，所以，2020 年本书作者在 CNN 模型中引入了胶囊神经网络（Capsule Neural Network，CapsNet），突出肌电信号中的局部信号并保留细节信息，通过多种识别方法的对比实验，验证了该方法的有效性。RNN 模型存在参数量较多的问题，对此 Simao 等人[86]对比使用了 RNN 模型的变体、长短期记忆（Long Short-Term Memory，LSTM）神经网络和门控循环单元（Gated Recurrent Unit，GRU）神经网络，对 DualMyo 和 NinaPro DB5 中的肌电数据进行识别，发现使用 LSTM 神经网络和 GRU 神经网络模型的识别准确度与使用 RNN 模型的识别准确度相似，但是使用 LSTM 神经网络和 GRU 神经网络模型的训练时间和响应时间更短。

除了直接应用现有的深度学习算法，还有学者使用复合神经网络模型对肌电信号进行了识别，还对基于表面肌电信号的手部动作识别提出了分段改进。2016 年，Atzori 等人[83]在会话内手势识别上评估了具有 4 种卷积层的 CNN 体系结构，然而，测试没有获得比传统的基于模式识别的识别方法更好的性能。2016 年，Geng 等人[87]采用表面肌电信号幅值图进行手势识别，提高了人机交互实时性。2017 年，Zhai 等人[88]提出了一种自校准的 CNN 模型，该模型使用在汉明窗口中通过 256 点快速傅里叶变换计算的降维和重新对准的频谱图作为输入，结果表明与 SVM 相比，采用 CNN 将对 NinaPro DB2 公共数据集识别的准确度提高了 1.15%。然而，目前还不清楚模型是否适用于白天的情况，因为 NinaPro DB2 公共数据集无法反映对所有受试者仅采集 1 天数据时表面肌电信号模式的每日差异。2016 年和 2017 年，Coté-Allard 等人[89,90]采用 CNN 控制了 JACO 手臂基诺娃，其中频谱图在 8 个肌电信号采集通道中计算，形成频谱图矩阵作为输入，实现了实时实验场景下的鲁棒控制。2017 年，Du 等人[91]提出了一种用于会话间手势识别的领域自适应方法，并在主体间手势识别方面取得了显著的进步。2018 年，Rehman 等人[92]使用市场上可买到的 MYO 臂章捕获了表面肌电信号，作为了深度神经网络的输入，而不是使用激光二极管阵列和激光雷达的方法。除了基于单一架构的深度学习框架，CNN 和 RNN 也可以组合使用。

从实际应用角度，将经过训练的模型尤其是深度学习模型从个人计算机转移到移动或嵌入式系统中进行实时肌电控制是非常必要的任务[93]。2017 年，Nvidia 和 CEVA 探索了深度学习嵌入式算法的实现。2018 年，MobileNet[94]和 YOLO[95]最新的轻量级深度学习体系结构可以在有限的计算资源下具有较好的实时性能。

2019 年，Dao[96]利用 LSTM 神经网络预测到股直肌、比目鱼肌和胫骨前向力的均方根误差范围为 2.4～84.6N。所有分析肌肉的内、外验证的相对均方根误差（RMSE）偏差分别小于 5% 和 10%。Pearson 相关系数（r）的范围为 0.95～0.999，显示所有分析肌肉的数据和预测肌肉力的波形完全相似。

2019 年，英国朴茨茅斯大学的 Zhou[57]，采用 CNN 结构，使用表面肌电信号作为输入，通过多日、多名受试者充分和集中的训练数据，得到了长期识别准确度的显著提高。

2019 年，Wei 等人[97]提出了一种多流卷积神经网络框架，通过“分而治之”的策略来学习单个肌肉与特定手势之间的相关性，从而提高了手势的识别准确度。

2.1.4　表面肌电信号识别稳定性方法研究

理想假肢控制的前提是正确估计使用者的意图、假肢执行的实时性和长期使用的稳定性[30]。虽然当前对表面肌电信号的识别准确度已经普遍达到了 90% 以上，但是，离线学习得到的模型在长时间使用的时候往往出现精度骤降的问题，导致了识别性能的不稳定。因此，对理想假肢控制的要求除了正确估计使用者的意图和假肢执行的实时性，还要具有长期使用的稳定性。在长期使用过程中，不可避免的生理变化和电极移位将导致表面肌电信号特征的变化，影响了使用中手部动作识别的准确度[36]。

造成假肢长期使用不稳定的主要原因包括使用者本身和外界干扰因素，例如使用者肌肉疲劳[98]、采样电极移位[99]、手臂变化[100]等，以及表面肌电信号特性固有的跨日和跨受试者变化。如果直接使用先前训练的基于表面肌电信号的模型自然会出现比较差的结果[101]。为了解决这个问题，国内外的研究人员主要提出了两种方法：一种是改进用户训练策略，使用户可以更加快速地掌握整个系统；另一种是改进算法训练策略，降低分类器再训练的计算量，使算法能根据环境因素的变化产生自适应性，从而提高长时间使用的鲁棒性[102]。

2009 年，Sensinger 等人[103]利用自适应方法实现了长时间使用情况下肌电模式识别准确度的提高。2011 年，Scheme 等人[104]综合讨论了在电极移位、手臂变化及作用力变化情况下肌电模式识别的鲁棒性问题。在一些研究中[16,37,105]，通过电极放置的精确定位标记来提高表面肌电信号的长期稳定性。通过间隔一段时间进行电极重新定位，可以提高平均识别准确度。这也证明了电极移位对识别性能的负面影响，说明了电极配置和优化的重要性。电极移位在临床环境中是不可避免的，应该纳入日间识别的研究。

2017 年，Tkach 等人[106]为了实现精确的肌力估计，提出了一种从骨骼肌的适当激活区域提取预测模型输入的新框架，与采用网格全采集通道的传统方法相比，显著提高了力估计的质量，同时减少了电极数目，为寻找合适的电极位置进行力估计提供了一种方法，可进一步应用于肌肉异质性分析、肌电假肢和外骨骼装置的控制。

2.2 利用超声波探测肌肉形变及其感知解码的研究现状

鉴于通过表面肌电信号很难检测深层肌肉活动的事实，相关的灵巧手指动作不能仅通过基于肌电传感的解决方案来正确区分。超声波成像允许在低水平自主收缩时检测深层肌肉活动[107]。

由于超声波具有无电离辐射、对人体无害等特点，特别是超声波能够检测深层肌肉活动，而且超声波还克服了电磁生物信号（EMG、EEG 等）很容易被如电源线噪声等电子干扰的缺点，近 20 年来，研究者一直在探索将其应用于假肢手控制信号的获取。

超声波肌肉动作检测技术是根据高频超声波能够穿透人体组织并在不同声阻抗的人体组织分界面上产生回波的特性，利用回波信号解调人体内部肌肉动态的技术。该技术主要包括一维超声波（A 超）和二维超声波（B 超）。

2008 年，Shi 等人[108]最早将超声波技术应用于人机接口领域，利用美国 SonoSite 公司制造的二维超声波扫描仪，发现动作中的小手臂肌肉形态学变化可以成功被超声波探测到，而且其与腕关节角度呈线性关系。他们研究了手腕角度与前臂肌肉之间的关系，比较了不同分类器在手腕角度追踪方面的回归效果，分别建立了 A 超与 B 超的人机接口实验平台，通过实验证明疲劳程度变化会导致肱二头肌的厚度发生变化[109]。为实现单自由度假肢手的比例控制，该团队探讨了从二维超声波信号中提取肌肉形变及假肢手单自由度比例的控制算法[110,111]。

施俊等人[112,113]使用超声波成像记录了手指弯曲时的肌肉活动，并利用支持向量机（SVM）提取特征来区分不同手指的弯曲，结果表明，该方法的整体平均识别准确度为 94.05%±4.10%，对拇指动作的识别准确度最高（97%），对无名指动作的识别准确度最低（92%），平均值为 94%±2%，具有较高的准确度和可靠性。

2012 年，Ni 等人[114]研究手指精细动作解码，实现了正确率高达 94.05%±4.10%的五个指屈动作的解码。2012 年，德国航空航天研究中心的 Castellini 等人[115]通过提取 B 超图特定点周围的梯度向量，建立了超声波图特征与手指位置和指尖力的线性关系。2014 年，美国乔治梅森大学的 Sikdar 等人[116]利用 Interson 公司生产的机械扇扫超声波探头对前臂中部肌肉群进行了检测，并利用所获得的超声波图谱对手指动作进行了识别，其正确率可达 98%。2011 年，Chen 等人[117]研究了 A 超传感对手腕角度的预测，取得了不错的效果。2015 年，王前等人[118]研究了超声波图像的熵变化和肌肉疲劳的关系，并利用 A 超发现肱二头肌的回波能量在肌肉疲劳情况下会呈指数级下降。

虽然 B 超提供的信息比 A 超提供的多，但是一般采集 B 超的设备较大，而采集 A 超的设备较小，特别是 A 超具有很好的检测深层肌肉组织信息的能力，具有较高的空间分辨率，具有比例控制信息，从而对有深层次肌肉触发的手指动作具有较高的识别性能[119]。所以，A 超更加适用于智能假肢手方面。虽然 A 超对于手指动作相关信息的反映较为理想，但对于手腕动作相关信息的反映较为困难。

2005 年，北海道大学的 Tsutsui 等人[120]使用 200kHz 的探头实现了对膝关节力矩的预测。2006 年，Zheng 等人[121]证明可以通过超声波图像的选定回波特征得到手腕伸展角度和肌肉变形的百分比之间的关系。声肌图（SMG）能够检测深层肌肉活动，允许分析灵巧手的动作，包括手指动作。SMG 已被用作各种手部动作识别研究中的传感方式，尤其是灵巧手指运动。腕关节角度的估计是通过跟踪超声波图像窗口中的特征来实现的[122]。2009 年，Fukumoto 等人[123]采用超声波信号识别了肌肉体积变化。2010 年，Shi 等人[124]采用霍恩-舒克光流算法从超声波图像中识别了手指弯曲。2012 年，Castellini 等人[115]在辅助设备控制中利用超声波作为肌肉活动感测的替代方式，发现从超声波图像中提取的特征与手指位置之间的关系存在明显的线性。

Zheng 等人很早就通过 A/B 模式的超声波信号研究了上肢假肢控制的肌肉形态变化。2006 年，Zheng 等人[121]通过 B 超监测桡侧腕伸肌形态变化，发现截肢患者和健全受试者的腕关节伸展期间的形态变化与腕关节角度呈线性相关关系，说明超声波驱动假肢控制有一定的可能性。他们的实验也表明，肌肉疲劳和肌肉形态变化之间及产生的扭矩与形态变化之间存在一定的关系[108,111]。从易于系统集成的临床应用角度来看，A 超比 B 超更好，因为 A 超可以廉价地固定到假肢中。可以使用 A 超解码桡侧伸肌的厚度变化来预测手腕伸展角度[108,125,126]。另外，他们还通过 A 超和 B 超进行检测，使用比例控制算法控制了假手的开/关[127]。

为评估超声波和表面肌电信号在线虚拟控制任务中的性能，对两者进行了对比实验。实验表明，A 超比表面肌电信号获得了更高的成功率[128]。此外，采用支持向量机识别法控制多功能假手预测单个手指的动作，预测精度为 94.05%。然而，他们的大部分工作仍然局限于单个肌肉的变形检测，因此，仍不清楚复杂的前臂肌肉结构是否可以解码。在实验中还要求传感器放置精确，手臂位置稳定，施加在皮肤上的压力适当。如果传感器的位置存在移动就可能导致检测的超声波信号变化较大，这是超声波检测方法应用于临床（如假肢控制）面临的一个挑战性问题。

对手指位置和手指尖力的预测对准确控制假肢非常重要。自 2014 年以来，Sikdar 等人[116,129]一直在研究通过超声波图像预测手指动作的方法及其实时应用。他们首先基于表面肌电信号手部动作识别的分析，研究针对不同手臂和手腕位置的手部动作的超声波识别方法的稳定性，其中，训练数据集需要来自不同实验个体和不同位置的样本。Skidar 等人还研究了桡骨截肢患者和健全受试者的实时动作识别准确性。在 3 组识别实验中，在被截肢患者上获得的准确度约为 75%。2011 年，Castellini 开展了多项应用 B 超感测的研究，以开发新的图像特征和机器学习方法来预测手指位置[115,130]和手指尖力[131,132]。他们的方法消除了基于解剖模型的特征提取过程，使得超声波感测更适用于假肢手控制，特别适用于那些由于各种截肢水平而难以预测肌肉架构的截肢患者。2014 年，他们在一个手指任务中对表面肌电信号、超声波和压力感测进行了全面比较，就预测准确性、控制稳定性、耐磨性和成本而言，超声波成像不如预期的好[133]。

超声波信号适合用于临床假肢控制的另外原因是其微型性和耐磨性。针对前臂肌肉活动检测[134]，本书作者领导的研究小组近年来开发了一个 8 采集通道 AUS 系统，并提出了一种包括特征提取和模式识别在内的算法，可得到令人满意的手部动作识别准确度。此外，为了进一步比较超声波感测与表面肌电信号的优劣，本研究小组对 14 种手部动作组成的数据集进行了识别，基于超声波方法的平均准确度接近 96.37%，而基于表面肌电信号方法的平均准确度为 92.41%[135]。

2.3　基于多模态融合的动作意图识别的研究现状

目前，可以选择检测多种人体生物信号来识别人的动作意图，如肌电信号（EMG）[136-138]、超声波（Ultrasound，US）[139-141]、脑电信号（EEG）[6]、神经信号（ENG）[142]、眼电信号（Electrooculogram，EOG）[143,144]等。这些检测方式各有优势与不足。手势识别包括对手腕动作和手指动作的识别，其中手腕动作主要受浅层肌肉影响，而手指动作主要受深层肌肉影响。可见，单一的人体生物信号存在一定的局限性，将多种检测信号融合才是提高识别准确度的有效方法。

一般选择反映浅层肌肉信息和深层肌肉信息的多模态信号进行融合，所以目前使用比较多的是选择肌电信号与其他信号进行融合。2015 年，Fang 等人[145]综述了基于多模态融合感测的手部动作识别。多模态传感提供了一种可行的策略来提高捕获信号的整体一致性，能够提高手部动作识别准确度。就传感方式的融合而言，有两种常用的方法：一种是使用双阶段或多阶段方案的分层方法，它首先识别使用一个单一模态的预定义层次或指数，然后通过分析其余模态识别目标手部动作；另一种方法是通过融合模态的附加特征扩展原始模态的特征向量[146-148]。

2.3.1　肌电信号与超声波模态融合

2010 年，Shi 等人[124]对肱二头肌采用 B 超与肌电信号联合采集，研究了肱二头肌的肌肉厚度与肌电均方根同肘关节力矩的关系。研究结果表明，肌电信号均方根的归一化值与力矩之间呈现指数关系（回归的总体平均值$R_2{\approx}0.9137$），而由超声波提取的肌肉厚度归一化值与力矩之间呈现线性关系（回归的总体平均值$R_2{\approx}0.962$）。

2014 年，Sikdar 等人[116]展示了表面贴装技术识别单个手指动作的能力，识别准确度高达 98%。2017 年和 2018 年，Huang 等人[149,150]进一步证明了可穿戴式表面贴装器件的可行性。

2016 年，Huang 和 Liu[151]对 B 超与肌电信号进行了联合采集，以研究超声波与肌电信号在手指精细动作解码方面的性能。该实验使用了 8 个采集通道的肌电信号与 1 个 B 超探头。实验结果是，B 超对 14 种手势的解码正确率为 96.37%，而肌电信号的为 92.41%。该实验结果表明了 B 超相比于肌电信号在手指精细动作解码方面存在潜在优势，同时也表明了肌电信号在部分动作尤其是休息态动作解码上，相比于 B 超具有更好的准确性与稳定性。

2018 年，He 等人[152]对 A 超与肌电信号进行了联合采集，以研究超声波与肌电信号在腕部与手指精细动作解码方面的性能。该实验设置了 4 种腕部动作、4 种手指精细动作及 1 种休息态动作。在手势识别领域，超声波与肌电信号之间存在明显的互补优势。

值得注意的是，以上所提到的研究主要基于标准的二维超声波检测探头，它们的共同特点是需要相对笨重的基站设备，这对于满足前臂控制假肢手的便捷性及可穿戴性是相当大的阻碍。2008 年，香港中文大学的 Guo 等人[153]搭建了一维超声波检测系统，利用所提取的桡侧腕伸肌形态变化追踪虚拟假肢手腕关节角度变化，对比结果显示，一维超声波信号的表现优于肌电信号，该技术也在单自由度假肢手张开与闭合控制上得到了验证[131]。通过利用 A 超信号，Guo 等人[153]和 Chang 等人[154]研究了肌肉收缩与一维超声波信号（A 超信号）特征之间的线性关系，而肌肉收缩与肌电信号特征之间的关系是非线性的。

2007 年，Shi 等人[111]的研究表明，利用超声波成像检测到的肌肉结构变化可为表面肌电图的肌肉疲劳评价提供补充信息。2019 年，Xia 等人[155]为融合表面肌电信号和 A 超信号制作了融合表面肌电信号和 A 超信号的穿戴设备。虽然融合这两种信号具有可能性，但是目前未有成熟的融合策略。

2.3.2　肌电信号与脑电信号融合

脑电图是一种记录大脑电活动的电生理监测方法，其中神经运动输出的记录可以作为人工控制的自然人机接口。2010 年，Rossini 和 Rossini[156]的研究表明，仅基于眼震电图信号分析就显著提高了识别性能，这与手相关活动可以通过组合解码的想法一致，通过分析植入周围神经系统的鼻内电极收集的动作相关信号和从头皮记录的脑电图信号，来控制灵巧的假体。2012 年，Tombini 等人[157]也证明了，通过在脑电图驱动的时间窗口中聚焦脑电图可以提高识别准确度。2017 年，Li 等人[136]进一步分析了基于表面肌电信号和脑电信号相结合的手部动作识别的可行性。

脑电信号又分为皮质内脑电信号和皮质外脑电信号。其中皮质内脑电信号需要将电极阵列植入大脑皮层的手部控制区域，从而提取与手部动作相关的脑电信息。由于大脑皮层中的手部控制区域面积较大，所以皮质脑电图在提取手指动作中较有优势[158]，且该应用已在假肢手抓取实验中获得成功。

2013 年，Collinger 等人[159]为受试者植入了两个皮质内微电极阵列，每个阵列在受试者的左侧运动皮层中具有 96 个电极，并且经过一段时间的训练，受试者能够使用假肢进行技巧和协调的伸展并掌握动作。2013 年，Chestek 等人[160]已经实现了 68%、84% 和 81% 的识别准确度。2012 年，Yanagisawa 等人[161]成功地使用支持向量机（SVM）和另一个解码器控制了假肢，从而准确地推断出了运动功能障碍患者的心电图中的各种运动类型。然而，植入式人机接口存在明显的信号衰退现象，不能长期提供高强度的控制输出。并且因其存在检测信号微弱、信噪比低、信号不易传输到体外及电极长期植入体内的生物兼容性等问题，目前还不能实际应用于智能仿生假肢手控制系统。

2.3.3 肌电信号与惯性测量单元融合

惯性测量单元（Inertial Measurement Unit，IMU）是测量物体三轴姿态角及加速度的装置；在假肢控制系统中是测量人体特定力和角速度的设备，用于提取假肢位置进行假肢控制。当考虑许多因素时，如肢体位置[162]和假体质量[163]，肌电图的单一感测模式会降低性能。在手臂姿势和假体之间不可避免的偏移和不匹配的情况下，表面肌电信号的可用性往往受到不利影响，而 IMU 可以补偿已知几何信息的缺乏。作为一个结果，像加速度计这样的 IMU 已经被用于跟踪臂的变化定位并作为肌电图信号的补充。实验证明，包含 IMU 信号可以提高手部动作识别准确度，而不是增加更多的肌电图检测通道[164,165]。此外，IMU 信号也被用于多模态机制[166]。

2.3.4 肌电信号与近红外融合

利用肌肉血氧量对假肢手进行控制逐渐成为近年来的研究热点。2012 年，德国慕尼黑联邦国防军大学的 Herrmann 等人[167,168]利用近红外传感器测量了肌肉血氧量在近红外频谱中的不同响应。当肌肉收缩时，血液进入肌肉组织引起血氧量变化，从而引起近红外特征幅度的改变。研究表明，近红外对肌肉疲劳度检测敏感，可弥补肌电信号受肌肉疲劳影响的不足，提高手指动作识别的准确度。然而，近红外只能检测表层肌肉动态，并不能反映对手指动作起决定作用的深层肌肉的情况。

近红外光谱仪使用电磁波谱的近红外区域，已应用于前臂皮肤表面的血流检测，获得了肌肉活动的电生理、血液动力学和氧化代谢信息，在生物医学和临床应用中起着至关重要的作用[162]。由于肌电信号对肌肉疲劳很敏感，所以可能导致手部动作的识别错误[169]。近红外光谱仪能够测量肌肉疲劳[170]，已被用于补偿表面肌电信号驱动的多模态融合中肌肉疲劳的负面影响。Stefan 等人[171,172]提出了将加权近红外光谱仪和肌电信号的均方根值相结合的近红外光谱系统，证明肌电信号和近红外光谱仪的结合有助于提高手部动作的识别准确度。文献[173]的实验结果表明，肌电信号和近红外光谱传感器的组合提供了更好的识别结果。

2012 年，Jiang 等人[2]将近红外光谱传感器与表面肌电信号传感器融合，开发出了用于假肢控制的融合传感器。然后，他们将该传感器用于动作模式识别，提出了近红外光谱特征提取和模式识别的方法。随后，他们进行了初步的离线实验验证，结果表明，近红外光谱信号提取的特征能够有效提高模式识别准确度，两个采集通道的融合传感器可准确区分 5 种动作模式，并用 3D 虚拟假肢将控制效果可视化。

2016 年，Guo 等人[162]设计了一款基于肌电与近红外信号融合的 4 采集通道传感设备。他们研究发现，肌电信号、近红外信号与肌肉血氧特性之间存在高相关性，肌电信号与近红外信号融合可以从不同角度有效监测和反映肌肉的活动信息。2017 年，他们利用该设备进行了 13 种动作的手势解码实验[174]。对于肢体健康的受试者（S1～S13），使用肌电信号与近红外信号融合特征解码的正确率达到了 97%以上，相比于使用单一的肌电信号或近红外信号特征解码都有非常显著的提升（$p<0.001$）；对于截肢患者（A1～A3），融合特征解码的正确率达到了 86.7%以上，相比于单一传感信号特征解码在正确率方面的提升超过了 14.9%。

2.3.5　肌电信号与肌动图融合

肌音（Mechanomyography，MMG）是肌肉收缩时发出的 2～100Hz 的低频"声音"。肌动图记录肌肉收缩时横向振动的力学信号，主要是运动神经元通过激活运动单位引发肌纤维收缩所产生的力学振动，反映运动单位在机械上的激活模式[114]。MMG 用于监测肌肉疼痛、跟踪肌肉疲劳、测量肌病中的肌肉收缩力及双功能假肢上肢控制。

值得注意的是，与肌电图相比，MMG 具有检测较弱肌肉收缩的潜力，并且适合作为肌电图的主要传感方式或补充的假体控制[175,176]。2003 年，Silva 等人[166]已经进行并验证了基于 MMG 的多传感器数据融合用于假体控制。

2009 年，Zeng 等人[177]将前臂肌音信号作为生理信号源应用于假肢手的控制，利用主成分分析法（PCA）对多采集通道采集的前臂肌音信号的 18 个时、频域特征的特征空间进行降维，并采用线性分类器对 4 种手部动作模式（手掌握紧、手掌张开、腕部弯曲、腕部伸直）进行了判别。

2.3.6　肌电信号与铁磁共振融合

铁磁共振（Ferromagnetic Resonance，FMR）是一种探测铁磁材料磁化的光谱技术。FMR 在外观上类似于薄膜开关，但其电阻随施加的力而不断变化[178]。与肌电图相比，FMR 在手部动作识别中以低成本享有对外部电干扰和出汗的鲁棒性。力肌电图（FMG）能够检测低速运动设备。与表面肌电信号相比，FMG 产生了与表面肌电信号相当的识别准确度，但比表面肌电信号具有更好的稳定性[179,180]。

力传感电阻器（FSR）的典型非线性行为保证了传感器的可重复性，但也可以通过增加额外的位置来弥补[133]。2017 年，Jiang 等人[181]对 48 种手势进行识别时，在定制的感应带中只配备了 8 个 FSR。通过使用频带上的 16 个 FSR，所开发的设备在同一场景中实现了更高的精度。特别是结合手腕 FMR 和前臂的多模态感知表面肌电信号能够符合临床约束。

2.4　基于肌电信号的假肢人机接口系统开发

2016 年，徐超立等人[182]提出了一种基于小腿表面肌电信号的智能移动机器人控制方法，并建立了一套移动机器人同步控制系统。使用表面肌电信号作为输入信息，对人的步态动作进行识别，并转化为对机器人动作进行控制的信息，从而实现了人与智能移动机器人的实时协同交互。

2017 年，Wang 等人[183]设计了基于表面肌电信号控制的仿生五指假肢手，它具有 5 个手指，4 个自由度并且由 4 个独立的驱动器驱动。在该手的设计中，螺旋弹簧作为弹性关节，每个手指的关节与肌腱连接，具有人手的特征，能实现生活中 8 种常见的抓握动作。

2018 年，王杜等人[184]设计了一款基于肌电控制的辅助型机器人外骨骼。通过提取受试者健侧手臂产生的肌电信号，使用基于贝叶斯决策的线性判别分析方法解码受试者动作意图，实现利用健侧上肢动作带动患侧动作的目的。结果表明，动作的平均在线识别准确度均达到 95%以上，且受试者能够顺畅地使用所设计的外骨骼系统。

加拿大的 Thalmic Labs 公司开发出了一款名为 MYO 的臂环，它利用表面肌电信号实现了手势与计算机之间的通信控制，戴着它的用户可以用手势浏览网页、播放音乐、放 PPT 甚至玩电脑游戏等。

2.5 本章小结

本章系统综述了基于肌电信号与超声波的手势识别的研究进展，着重分析了基于表面肌电信号、超声波，以及肌电信号与超声波模态融合的手势识别与动作意图识别的研究现状，包括表面肌电信号的特征提取、肌电信号和其他信号的融合方法、基于肌电信号的假肢人机接口系统开发等，特别是基于深度学习的表面肌电信号识别方法，为后面进一步研究基于肌电与超声波的智能假肢人机接口提供了依据。

第3章 表面肌电信号产生的机理分析与检测

3.1 引言

表面肌电信号来源于中枢神经里脊髓中的运动神经元，属于人体生物电信号中的一种。当人体产生动作意图后，大脑会产生神经脉冲信号，而神经脉冲信号会沿着神经系统（神经纤维）向下传递，穿过神经肌肉联结点，最终作用于肌纤维中的肌细胞。

当人体展现出不同的手部动作时，不同的肌肉群会进行收缩，同时收缩的程度也不尽相同，因此，参与动作的大量肌肉纤维所产生的不同的运动电位，在时间维度与空间维度上都会产生一个叠加效应。通过提前放置固定在人体皮肤表面的贴片电极，可以对这些动作电位的叠加效果呈现出来的结果——表面肌电信号进行记录，从而实现表面肌电信号数据的采集，为对表面肌电信号进行分析处理奠定基础。

通过对表面肌电信号的产生机理进行深入分析，有助于我们对表面肌电信号的本质有更深入的理解，可以帮助我们更好地对表面肌电信号进行分析处理，也可以在一定程度上帮助我们根据所需的研究情况和外部环境因素等对表面肌电信号进行有针对性的调整和处理。表面肌电信号的采集是研究与实现表面肌电信号手势识别系统的基础。因此本章首先分析表面肌电信号产生的机理及表面肌电信号的一些明显特点；然后系统总结表面肌电信号采集电极的研制现状，并介绍作者团队开发的 ELONXI 肌电采集系统及其实验方案设计，为后续对表面肌电信号识别方法的研究准备仿真分析实验数据；还会介绍本书涉及的表面肌电信号数据集 Ninapro DB 和 ELONXI DB 的基本情况。本章最后介绍了表面肌电信号的常用数学模型。

3.2 表面肌电信号的生理学机理

当大脑有执行某个手部动作的意图后，大脑就会产生神经脉冲信号，该脉冲信号将会以人体的脊椎作为中转站通过运动神经元进行信号传递，再通过复杂的周围神经网络传递到目标肌肉纤维，最终脉冲信号回到肌肉，引发肌肉纤维收缩做出相应的手势。

在脉冲信号在运动神经元与肌肉纤维之间传递的过程中，是通过神经肌肉接头作为一个传输媒介进行信号传输的，同时，每个运动神经元与每条肌肉纤维并不是一对一的关系，即神经元不只与一条肌肉纤维相关联，而是一对多的关系，一个运动神经元和多条肌肉纤维都存在着联系。人体运动神经元的轴突将会在此通过分散成多个分支的方式连接到多条肌肉纤维上，以此来控制多条肌肉纤维共同运动，每个分支会在肌肉纤维上终止并形成运动突出部分，这个突出部分就是神经肌肉接头，也被人们称之为运动单元（Motion Unit，MU）。

动作电位在传导到神经轴突末梢的时候会促使神经肌肉接头，也就是突触处释放出一种神经递质，该递质是一种名为乙酰胆碱的化学物质，该神经递质的释放促使运动单元附近肌肉细胞的细胞膜的离子通透性发生变化，从而产生终板电位，该终板电位能够刺激肌肉细胞兴奋，使肌肉细胞膜能够达到阈值电位从而实现去极化操作，进而产生肌肉纤维动作电位。这个肌肉纤维动作电位会沿着肌肉纤维朝着两侧进行传导，也就是向着两个肌腱端的方向进行传导。

在肌肉纤维动作电位的激发作用下，肌肉纤维内部将会产生一系列复杂变化，这些变化包含电变化、化学变化等，最终实现肌肉纤维的收缩，做出某种手势。执行某种手势的肌肉力的形成需要大量肌肉纤维的收缩行为共同参与，同时大量肌肉纤维在参与收缩过程中产生的动作电位不可避免地会在时间维度和空间维度上产生一个叠加效应，再通过如同容积导体一般的肌肉周围组织（脂肪、毛细血管、皮肤等）的传导，就可以通过放置表面电极或是植入针电极的方式来检测记录这种电位波形，这种电位波形的曲线展现了肌肉纤维动作电位在时间维度与空间维度上的叠加效果，而这种曲线就被称为肌电图，也就是所谓的肌电信号[185]。

运动单元的神经元接收电信号并转换为相应的肌肉收缩。运动单元由运动神经元（前角细胞）、轴突与肌肉纤维构成。表面肌电信号的生理学机理如图 3-1 所示[186,187]。

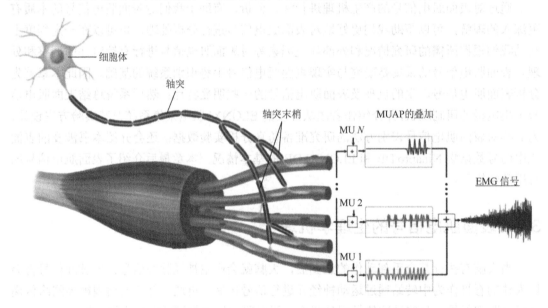

图 3-1　表面肌电信号的生理学机理

运动单元在接收到大脑发出的脉冲信号刺激之后，迅速将其轴突末端的细胞膜去极化，打破神经元树突处的静息电位状态，从而使得传导的动作电位能够穿过肌肉纤维，大脑所产生的激活脉冲将会传导到大量的运动单元上，由此产生的电信号在传输到肌肉纤维后被称为运动单元动作电位（MUAP），可以在时间维度与空间维度上进行叠加。这种电信号可以通过电极在皮肤表面被感应到，所以，称这种电信号为表面肌电信号。

在去极化过程后，神经元树突会经过反极化过程，从而抑制其兴奋状态，导致这个

MUAP 只能朝着神经元轴突的方向进行传导，一直传导到末梢神经与肌肉接点处。

由于运动单元的激活并不是同步的，且同时包含正、负分量，因此，叠加的肌电信号的波形本质上是随机的，但整体的振幅与参与的运动单元的数量、大小与频率相关。由运动单元的单个肌肉纤维产生的 MUAP 在时间维度与空间维度上进行叠加，增强振幅，从而使得肌肉的运动速度与强度发生改变，长时间的连续 MUAP 能够使肌肉纤维的张力逐渐增强，而大面积的 MUAP 会激活周遭大范围的运动单元，从而产生更大的肌肉张力。

综上所述，小幅度的肌肉运动往往表现为低幅度的肌电信号，与此相对的大幅度的肌肉动作往往表现为高幅度的肌电信号。

表面肌电信号的生物层模型如图 3-2[186]所示。

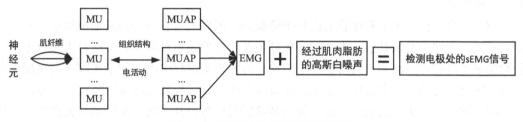

图 3-2　表面肌电信号的生物层模型

肌肉纤维动作电位波形的极性在检测采集点上检测的结果，既与各检测采集点之间的相对位置有关，又与肌肉纤维与检测采集点之间的距离有关，距离越远，其幅值越小。MUAP 是各条肌肉纤维在检测采集点间表现出来的波形电位，在时间维度与空间维度上相互叠加后的整体呈现效果。而实际上，在检测采集点上获得的是运动单元动作电位序列（MUAPT），这是由于神经轴突上产生的也是脉冲序列，是一段段传导来的脉冲信号。最终，波形电位在时间维度和空间维度上不可避免地叠加，许多个运动单元产生的动作电位的序列整体呈现出来的效果就是人们所获得的生理肌电图。上述的基本生理学过程[60]就是表面肌电信号形成的过程。

3.3　表面肌电信号的特点

表面肌电信号作为一种极其微弱的非稳态的生物电信号，在数据采集过程中非常容易受到多种外部因素的干扰，从而导致信号发生抖动现象。肌肉的疲劳程度、肌肉部位的不同等原因均容易引起肌电信号极大的改变；而且不同个体之间也会产生比较明显的差异。但是，总的来说，表面肌电信号所反映的手势的变化仍然具有一定的普遍性。表面肌电信号具有以下典型特点[187-190]。

（1）微弱性。表面肌电信号是一种非常微弱的生物电信号，本身由于肌肉收缩运动所产生的生物电信号的幅值的量级只在微伏到毫伏之间，然后经过诸如肌肉、脂肪、血管及皮肤等周围组织的过滤干扰，表面肌电信号的贴片电极采集到的数据的幅值变化范围仅仅是 100～5000μV，其幅值的峰值在大多数情况下也在 6mV 以内。特别是表面肌电信号需要经过肌肉、脂肪、皮肤才能够被采集到，相较于原本的肌电信号必然有所衰减。而表面肌电信号作为一种微弱信号，其幅值处于微伏到毫伏的量级之间，因此在采集表面肌电信号时，需要进行相应的信号处理。

（2）低频性。人体内的生物电信号频率普遍都很低，表面肌电信号同样也是如此，在绝大多数情况下，0～1000Hz[63]是表面肌电信号主要能量集中所在的频率范围，也就是说低频率范围是它的有效能量集中所在的区域。能够被用作模态识别的有效信号往往集中在10～150Hz，同时表面肌电信号功率谱最大值所在的频率范围也会根据使用的肌肉组织情况的变化及手势的差异而相应地发生改变，但整体上来说，最大功率谱主要集中在 50～300Hz[64]。因此，在采集表面肌电信号时往往采用滤波的方式对表面肌电信号进行预处理。另外，虽然表面肌电信号会随着采集个体改变而发生改变，但这种改变往往也发生在上述的有效频率之内。

（3）不稳定性。由于表面肌电信号十分微弱，所以非常容易受到其他电活动及外界环境的干扰，不同的受试对象、不同的采集环境及不同的采集设备都有可能对表面肌电信号的数据采集过程产生影响。常常在表面肌电信号的采集过程中出现的干扰因素有电极偏移情况、肌肉疲劳情况、皮肤状态变化、环境噪声变化及信号采集设备的固有噪声等。

（4）随机性。表面肌电信号是一种典型的随机信号，其本质上是运动单元产生的电信号在空间维度与时间维度上的叠加，以非线性信号及非稳态信号的形式呈现出来，所以只能使用统计学的方式从中提取有效特征信息。

（5）交变性。动作电位的反复激活产生了肌电信号，表面肌电信号会表现为一种交流电压信号的形式，它的幅度大小与其相对应的肌肉运动的强度和速度成正比。当肌肉处于放松状态时，即肌肉组织不再产生张力，表面肌电信号幅值非常小，此时的表面肌电信号只有几微伏。肌肉运动强度越大，即肌肉组织产生了更大的张力，此时表面肌电信号的幅值更大，可以达到几毫伏。虽然幅值依旧很小，但相较于放松状态而言这是一个非常大的变化。

（6）规律性。大量的研究发现，在肌肉区域位置不改变的情况下，针对不同手势采集到的表面肌电信号，在一定程度上具有规律性。而对于不同的手势，所采集到的表面肌电信号虽然具有一定的相似性，但其差异更大。

3.4 前臂肌肉与手势的关系

人体的运动主要靠骨骼与肌肉协同完成，其中骨骼起到支撑作用，通过肌肉的收缩与舒张带动骨骼完成运动，不同的动作对应的发力肌肉群不同。对于本书的手部动作而言，其主要相关的肌肉群皆处于前臂处，前臂肌肉群可分为以下两层。

浅层肌肉群称为前臂后群浅层肌，包括肘肌、尺侧腕屈肌、指伸肌、小指伸肌、拇短伸肌、尺侧腕伸肌、挠侧腕短伸肌。

深层肌肉群称为前臂后群深层肌，包括挠侧腕长伸肌、拇长伸肌、拇长展肌、旋后肌、示指伸肌。

人体前臂解剖肌群示意图如图 3-3 所示[190,191]。

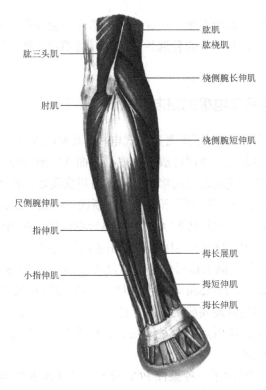

图 3-3　人体前臂解剖肌群示意图

对于本书的研究而言，需要了解手部动作与其对应肌肉群的关系。如当收缩尺侧腕屈肌时，掌腱膜会被带动完成收缩运动，此时人体的手掌部分会被带动完成内收动作；当手掌内收后伸张尺侧腕屈肌，此时掌腱膜会被带动伸展，从而完成手掌扩张的动作。为了进一步地说明，表 3-1 表明了手部动作与肌肉群的关系[191]。

表 3-1　手部动作与肌肉群的关系

发 生 部 位	对 应 肌 肉
大拇指	屈指：拇长屈肌
	展指：拇长屈肌、拇长伸肌、拇短伸肌
其他四指	屈指：指浅屈肌、指深屈肌
	展开：指总伸肌、食指固有伸肌、小指固有伸肌
腕部	屈指：桡侧腕短伸肌、尺侧腕屈肌、指深屈肌
	伸腕：桡侧腕短伸肌、桡侧腕长伸肌、指伸肌、尺侧腕屈肌
	外展：桡侧腕短伸肌
	内收：尺侧腕屈肌

综上所述，为了研究手势与表面肌电信号之间的关系，现有的数据采集方式大都是，通过在前臂处使用电极探头的方式从而获得表面肌电信号。

3.5　表面肌电信号的数据采集

表面肌电信号是一种微弱、非稳态的交变生物电信号，在采集过程中极易受到外界环境的干扰，并且对于不同的人所采集到的原始肌电信号也会存在差异，但整体上由其所反映的肌肉运动单元的变化具有一定的普遍性。因此，需要设计性能优良的表面肌电信号检测系统。

3.5.1 表面肌电信号采集电极的研制现状

2009 年，赵章淡等人[192]研制了弹簧探针式电极，其前端为直径是 0.9mm 的镍质圆头；由于其后端套筒里弹簧的作用，该探针放置在皮肤表面并略施压时，会以约 50g 的压力与皮肤接触，并且减小电极与皮肤之间的接触面积，可以实现较小的 MUAP 时长。

2015 年，Posada-Quintero 等人[193]研制了一种新的干电极 CSA，由炭黑粉末、季盐混合上聚合物黏合剂制作而成，比传统的 Ag/AgCl 电极更低廉且使用时限更长，实验表明，尽管 CSA 电极在 4Hz～2kHz 的频率范围内显示出更高的电极-皮肤接触阻抗，但是在肌肉放松或收缩阶段，两种电极之间的信号幅度没有显著差异，并且 CSA 电极更能抵抗运动伪影的产生。2015 年，Ghapanchizadeh 等人[194]研究了电极位置对采集表面肌电信号的影响，分别检测了桡侧腕伸肌和桡侧腕屈肌上的最优摆放位置，前者以桡骨茎突为原点、肱骨外上髁为终点，最优位置在距离原点 89%处，后者以桡骨茎突为原点、肱骨内上髁为终点，最优位置在距离原点 90%处。

2016 年，Jin 等人[195]研制了一种柔性 PCB 电极，用聚酰亚胺为材料的柔性 PCB 为基底，上面放置覆盖导电胶的电极，电极采用沉金工艺，每一片柔性 PCB 电极上有 16 个差分对。2017 年，Lee 等人[196]开发了一种编织带电极，具有良好的拉伸性、透气性和吸汗性，在实验中达到了与商用湿电极相似的性能。2017 年，Ng 和 Reaz[197]研究了肌电传感器的皮肤-电极之间电容的最优值，实验结果表明，皮肤-电极之间电容的范围在 255～340pF 时，传感器具有最优性能，可以获得低噪声的信号。

美国 Delsys 公司是全球最知名的表面肌电设备生产厂家，其中 Trigno 系列全无线表面肌电测试系统以其佩戴方便、数据精准、多传感器兼容技术等特点，为肌电机能状态的测量评价、肌肉训练的生物反馈及科学研究提供了技术支持。

现在有一些公司推出偏向娱乐化的基于肌电技术的产品，比如加拿大 Thalmic Labs 公司推出的 MYO、西安中科比奇创新科技有限责任公司推出的 Dting 和上海念通智能科技有限公司推出的 Econp。这些是手势控制臂环，套在手臂前臂上，通过内置的采集电极实时收集使用者的表面肌电信号。有的臂环只完成预处理工作，把数据交由计算机进行手势识别工作，进而操控计算机的一些行为，比如控制音乐播放、帮助 PPT 演讲等；有的臂环完成所有的信号与数据处理工作，最后把手势转化成一条指令控制其他设备发生交互行为。臂环使用不锈钢、镀金铜或氯化银为电极材料，配有惯性测量单元、锂电池等，采用 8 采集通道的电极进行采样，可识别 6 种基本手势。

3.5.2 ELONXI 肌电采集系统

本书实验采用作者所在的英国朴茨茅斯大学智能系统和生物医学机器人研究团队开发的 ELONXI 肌电采集系统[28]，主要包括肌电采集仪、电极袖套（1）、16 采集通道表面肌电信号放大器（2）和信号采集软件（3），如图 3-4 的右图所示。

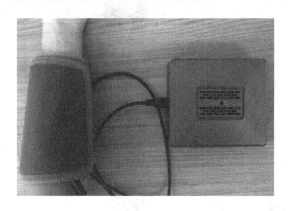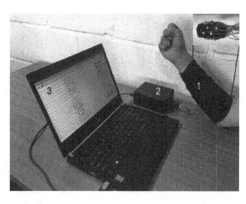

图 3-4　ELONXI 肌电采集系统

该系统最大支持 16 个双极采集通道，采样分辨率为 24 位，采样频率在 1000～2000Hz，支持干湿电极自由切换，数据传输支持 USB 传输方式和蓝牙传输方式。整个采集系统可分为单采集通道采集和多采集通道采集两种模式。若想采集单路采集通道的肌电数据，则需要搭配转换盒及湿电极，从采集仪器中提取相应采集通道的信号数据。而当选用多采集通道采集模式时，则需搭配电极袖套一起使用。

肌电采集系统采用 1kHz 的采样频率以及 12 位 ADC 分辨率，由 3.3V 的可充电锂电池供电，单次使用可长达 10h 以上。

由于表面肌电信号是一种非稳态的信号，且极易受到外界环境的干扰，因此为了能够从人体表面提取有效信号，表面肌电信号放大器包含无源低通滤波器、差分放大器、带通滤波器、陷波滤波器和主放大器。其中无源低通滤波器抑制高频噪声。具有高输入阻抗和高共模抑制比（Common-Mode Rejection Ratio，CMRR）的差分放大器作为第一级放大器。带通滤波器能够消除超过表面肌电信号频率范围（20～500Hz）的低频运动伪影和高频白噪声。设置陷波滤波器的中心频率为 50Hz，以抑制通过电容耦合渗透到表面肌电信号中的电源线噪声。最后，主放大器用于进一步放大表面肌电信号并将其调节到适合于模数转换的电压范围。这样，每一路采集通道的肌电数据的噪声都小于 1μV，达到了良好的采集效果。

采集到的表面肌电信号数据将被打包并通过两个蓝牙模块发送到计算机端进行分析处理。

3.5.3　表面肌电信号电极设计

电极袖套使用干电极捕获表面肌电信号，主要是因为干电极避免了干燥问题，且适于安装在假体腔内。与皮肤接触的电极材料是无镍金属。电极袖套如图 3-5（a）所示，电极袖套内置 18 个电极，其中两个电极为偏置电极，每个电极的直径为 25mm。电极水平间距为 30mm，垂直间距为 16mm，电极分布如图 3-5（b）所示。可采集 16 个采集通道的肌电数据，剩余两个电极为偏置电极。16 个采集通道依次编号为 1、2、…、16，因此总共可以采集 16 个采集通道的数据，整个电极排布呈现"之"字形。

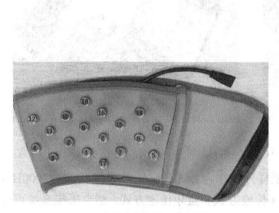
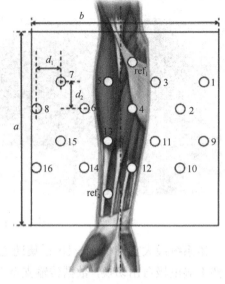

（a）电极袖套 （b）电极分布

图 3-5 电极袖套与电极分布

3.5.4 表面肌电信号实验方案设计

本书采用的表面肌电信号数据是由英国朴茨茅斯大学智能系统和生物医学机器人研究团队定制的表面肌电信号采集系统[190-200]采集得到的。选择 6 名身体健全的受试者参加实验，其中 2 名女性，4 名男性；年龄范围：22～31 岁。受试者通常都没有神经或肌肉疾病。数据采集实验获得了所有受试者的书面知情同意书，并得到了英国朴茨茅斯大学伦理委员会的批准。

在实验中，所有受试者被告知佩戴具有粗略校准的电极袖套，即两个接地电极放置在前臂的凸起侧并将袖子拉在肘部上方，而不使用电极位置标记。在第一次采集时，以面对面的教学方式给受试者介绍实验过程。在数据采集过程中，受试者舒适地坐在办公椅上，将右肘放在桌面上。肘关节角度或手势上的力量不受限制。

每名受试者被要求每天进行两次实验，间隔约半小时。对于每次实验，要求受试者按照随机顺序的提示信号依次进行 13 种手部动作，并且每种动作持续 10s。这 13 种手部动作为球形抓握（Spherical Grasp，SG）、捏指（Finger Pinch，FP）、手腕弯曲（Wrist Flexion，WF）、手腕后旋（Wrist Supination，WS）、手腕扩展（Wrist Extension，WE）、尺侧弯曲（Ulnar Flexion，UF）、手腕内翻（Wrist Pronation，WP）、径向弯曲（Radial Flexion，RF）、握拳（Hand Close，HC）、手休息（Hand Rest，HR）、按键（Key Pitch，KP）、圆柱形抓握（Cylindrical Grasp，CG）、伸掌（Hand Open，HO）。

整个肌电信号数据集包含十天内 6 名受试者的记录。每天要求受试者在粗略地重新布置电极位置之后，记录 13 种手势的数据。

图 3-6 所示为在 140s 记录周期（即实验）内的 16 个采集通道的表面肌电信号。

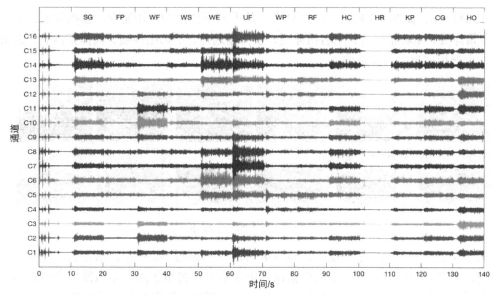

图 3-6　在 140s 记录周期（即实验）内的 16 个采集通道的表面肌电信号

图 3-6 的彩图

3.6　表面肌电信号的实验数据集

3.6.1　Ninapro DB 数据集

Ninapro DB 数据集[48]是一个公开的且使用广泛的数据集，出于支持基于表面肌电信号的手势识别先进研究的目的而选择公开，包括了 Ninapro DB1 数据集、Ninapro DB2 数据集和 Ninapro DB5 数据集，简称为 DB1 数据集、DB2 数据集和 DB5 数据集。在受试者执行一些手腕和手指动作并且每一种动作重复 10 次的过程中，采集设备以 100Hz 的采样频率收集记录来自于受试者在进行一些重复的手腕与手指动作时，前臂肌肉的表面肌电信号的数据。

此数据集使用 Otto Bock 电极采集肌电数据，在采集设备中有 10 个电极，其中 8 个电极以均匀间隔放置在肘部正下方，另外两个电极放置在屈肌与伸肌上。采样频率是 100Hz。27 名身体健全的受试者参与了该数据库的采集过程，表面肌电信号也经过了采集设备的过滤与平滑处理。

DB1 数据集包括了 27 名身体健全的受试者（20 名男性，7 名女性；25 人使用右手，2人使用左手；平均年龄为 28 岁）的数据，分别在身高、体重、性别、惯用手方面存在差异。采集到的表面肌电信号也经过了采集设备的过滤、放大与平滑预处理。采集的 52 种动作，每种动作重复 10 次，采用 10 采集通道的 Otto Bock 干电极片作为采集设备，采样频率为 100Hz。

采集数据时，受试者坐在可调节的椅子上，观察大屏幕上的照片，先经历一个训练阶段以熟悉采集过程，即对每种动作进行三次练习。训练过后，受试者将每种动作进行十次重复，动作保持 5s 后休息 3s。上述动作都是生活中具有代表性的动作，并且有较多的手势。

除放松状态的动作外，Ninapro DB1 数据集还采集记录了日常生产生活中常用的一些动作，一共由 52 种动作组成，可以分为 4 个主要的类别。第 1 个类别为基本的手指动作，包含 12 种动作，如图 3-7 所示，从左到右、从上到下分别为食指屈弯、食指伸展、中指曲弯、中指伸展、无名指屈弯、无名指伸展、小拇指屈弯、小拇指伸展、大拇指内收、大拇指外展、大拇指屈弯、大拇指伸展。

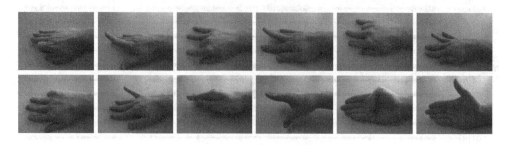

图 3-7   基本的手指动作

第 2 个类别为复杂的手指动作，包含 8 种动作，如图 3-8 所示，从左到右分别是大拇指竖起、无名指和小拇指屈弯而大拇指屈弯于中指与小拇指之间、无名指与小拇指屈弯、大拇指抵住小拇指底部、所有手指外展、五指一起屈弯、伸出食指、五指合拢。

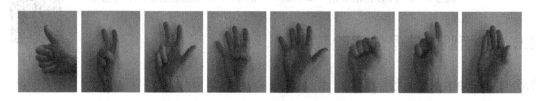

图 3-8   复杂的手指动作

第 3 个类别为基本的手腕动作，包含 9 种动作，如图 3-9 所示，从左到右、从上到下分别为手腕旋前（以中指为旋转轴）、手腕旋后（以中指为旋转轴）、手腕旋前（以小拇指为旋转轴）、手腕旋后（以小拇指为旋转轴）、腕部屈弯、腕部伸展、腕部向外偏移、腕部向内偏移、手腕伸展并五指闭合。

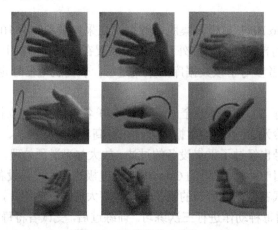

图 3-9   基本的手腕动作

第 4 个类别是抓取与功能性动作，包含 23 种动作，如图 3-10 所示，从左到右、从上到下分别为抓握大口径物体、抓握小口径物体、抓握固定、食指伸握、握中尺寸物体、环抓、四指抓握、用力抓握、书写握笔、用力握球、三指握球、四指握球、三脚架式握球、捏硬币、丢硬币、四指扣、横向抓、平行抓握、延展物抓握、握光盘、三指拧瓶盖、拧螺丝（握螺丝起子）、切物体（食指伸握刀）。

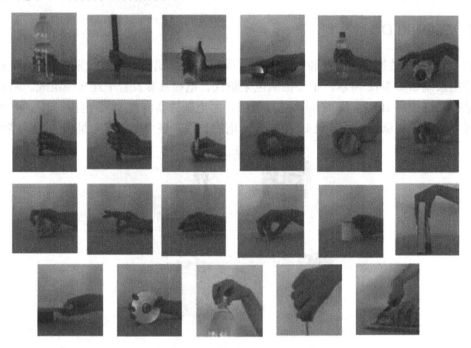

图 3-10　抓取与功能性动作

DB2 数据集包括了 40 名身体健全的受试者（28 名男性，12 名女性；34 人使用右手，6 人使用左手；平均年龄为 29.9 岁）的 50 种动作，每种动作重复 6 次，采用 12 采集通道的 Delsys 电极，采样频率为 2000Hz。

DB5 数据集包括了 10 名身体健全的受试者（8 名男性，2 名女性；10 人均采用右手；平均年龄为 28 岁）的 52 种动作，采用了两台 MYO 肌电采集仪，两台 MYO 肌电采集仪精密贴合于小臂偏上部位，Ninapro DB5 采集部位如图 3-11 所示，采样频率为 200Hz。

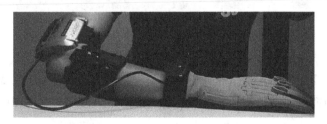

图 3-11　Ninapro DB5 采集部位

在进行动作采集时，每位受试者被要求维持 5s 的动作，并随之放松 3s，以此往复，以确保不会产生肌肉疲劳的影响。此外，受试者还被要求尽量专注于动作而不是使力做动作。在数据采集完成后，仍然需要三步预处理才能完成数据处理：首先需要对数据进行同步矫正，使用线性插值（DB2）法与最近邻插值（DB1）法对数据进行超采样到最高频率；然后进行重标签，由于受试者的动作可能与真实动作不完全匹配，数据集制作者采用了离线的广义似然比算法来纠正错误标签；最后，对于 DB2 数据集而言，其使用的 Delsys 电极并没有屏蔽电源线干扰，在特定情况下会影响采集的表面肌电信号。因此在数据同步校准之前，需要先使用 Hampel 滤波器从表面肌电信号中清除 50Hz 的电源线干扰。

3.6.2 ELONXI DB 数据集

ELONXI DB 数据集的数据通过多采集通道 ELONXI 肌电采集系统采集获得，ELONXI 肌电采集系统如图 3-12 所示，主要由肌电采集仪、电极袖套及若干连接线组成。ELONXI 肌电采集系统使用 1kHz 的采样频率进行采样，而电极袖套内置 18 个电极，其中两个电极为偏置电极，因此总共可以采集 16 个采集通道的数据，整个电极排布呈现"之"字形。

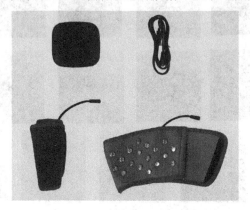

图 3-12　ELONXI 肌电采集系统

ELONXI DB 数据集采集的动作数据可以分为两个类别。第 1 个类别为手腕动作，包含 5 种动作，如图 3-13[66]所示，从左到右分别为握拳、手部伸展、腕关节桡偏、伸腕、曲腕。

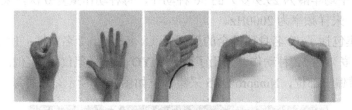

图 3-13　手腕动作

第 2 个类别为手指动作，同样包含 5 种动作，如图 3-14[199]所示，从左到右分别为指尖捏，无名指和小拇指屈弯而大拇指屈弯于无名指与小拇指之间、中指、无名指和小拇指屈弯而大拇指和食指伸展，中指和无名指屈弯而大拇指、小拇指和食指伸展，大拇指竖起。

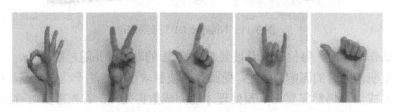

图 3-14　手指动作

ELONXI DB 数据集总共采集了 8 名受试者每种动作重复 6 次的数据，每种动作数据的中间 10s 被认为是可信的稳态数据。

3.7　表面肌电信号的数学模型

在对表面肌电信号进行研究分析时，为了更好地了解表面肌电信号产生的机理，我们需要对其进行数学建模，使用一定的数学模型对其进行分析。虽然表面肌电信号的随机性使其难以使用数学模型进行表达，但是其也具有一定的规律性，使用数学模型也可以在一定程度上对表面肌电信号进行描述。表面肌电信号的数学模型需要满足以下两个基本要求：一是能够适当表达和反映表面肌电信号的产生机理；二是能够使用尽量少的参数表现出尽可能多的表面肌电信号的信息。

下面根据表面肌电信号的产生机理建立其数学模型。

3.7.1　表面肌电信号产生机理的数学抽象

表面肌电信号通常在数学上被视为一系列具有延迟的脉冲序列来进行处理，将其看成脉冲序列的原因是肌肉纤维的动作电位十分尖锐，可以被近似地简化为脉冲信号。表面肌电信号产生机理的数学抽象过程如图 3-15 所示[201]。

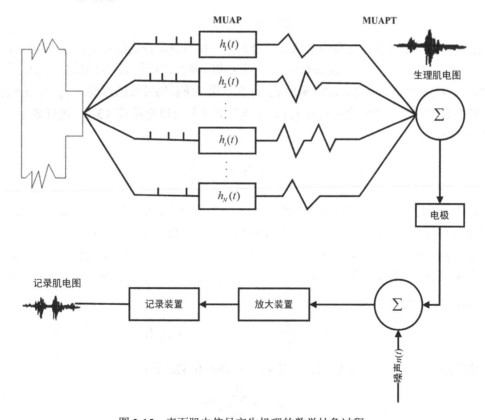

图 3-15　表面肌电信号产生机理的数学抽象过程

根据表面肌电信号产生的生理学机理，我们使用不同数学方法对其进行高度抽象和简化，一般来说可以得到四种常见的但不同的数学模型[200]来对表面肌电信号进行表示说明，分别为线性模型、集中参数模型、非稳态模型及双极型模型，四种模型的详情如下所述。

3.7.2 线性模型

由于表面肌电信号的规律性，可以用线性模型对其进行简单的数学描述，线性模型如图 3-16 所示。其中，延迟 τ_i（$i=1,2,\cdots,N$）产生的主要原因在于轴突的长度不同、终板的空间位置差异及传播速度的限制，它反映的是第 i 条肌肉纤维的兴奋激发时刻相对于参考时刻的延迟。

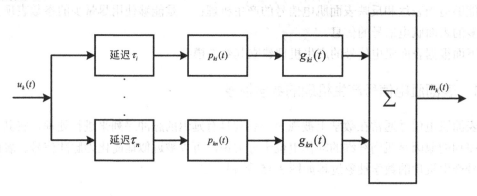

图 3-16　线性模型

沿着神经元轴突传递而来的电脉冲信号在图中使用驱动控制信号 $u_k(t)$ 来表示。信号输入端后的每一个分支表示一条肌肉纤维，τ_i 表示第 i 条肌肉纤维的传递延迟，$p_{ki}(t)$ 表示第 i 条肌肉纤维上的动作电位，冲激响应 $g_{ki}(t)$ 表示第 i 条肌肉纤维的深度，$p_{ki}(t)$ 与 $g_{ki}(t)$ 的大小最终会影响线性模型的输出 $m_k(t)$。驱动控制信号可以使用式（3-1）进行表示，其中 t_j 是随机变量。

$$u_k(t) = \sum_{j=1}^{\infty} \delta(t-t_j) \tag{3-1}$$

首先可以使用一个线性时不变系统来表示肌肉纤维的动作电位产生的过程，该系统的冲激响应为 $h_{ki}(t) = p_{ki}(t)$。而另一个冲激响应为 $g_{ki}(t)$ 的线性时不变系统则可以用来有针对性地刻画肌肉纤维深度所产生的影响。因此每个子系统均由两个线性时不变系统和一个延迟构成，动作电位则由模型的输出 $m_k(t)$ 表示，是这些线性子系统所共同作用的最终结果，动作电位可以表示为

$$m_k(t) = \sum_{i=1}^{N} u_k(t)\delta(t-\tau_i)p_{ki}(t)g_{ki}(t) \tag{3-2}$$

这样最终的表面肌电信号 $y(t)$ 就是 M 个动作电位的总和：

$$y(t) = \sum_{k=1}^{M} m_k(t) \tag{3-3}$$

3.7.3　集中参数模型

对于一块给定的肌肉，其内在虽然由多条相互独立的肌纤维构成，但是表面动作电位与肌肉部位不相干，可以近似地认为各条肌肉纤维的动作电位 $p_{ki}(t)$ 与 k 是无关的，故可以使用平均深度滤波器 $\bar{g}(t)$ 替代线性模型中的冲激响应 $g_{ki}(t)$，由此线性模型就被转化为集中参数模型，如图 3-17 所示。对于之前所有的 $p_{ki}(t)$ 都可以用 $p(t)$ 来进行替换。同时，如果运动单元内各条肌肉纤维的深度基本相同，则可以考虑使用平均深度滤波器 $\bar{g}(t)$ 来替代冲激响应 $g_{ki}(t)$，那么式（3-3）就可以改写成以下形式：

$$y(t)=p(t)\bar{g}(t)\sum_{k=1}^{M}\left[u_k(t)\sum_{i=1}^{N}\delta(t-\tau_i)\right] \tag{3-4}$$

其中，$\displaystyle\sum_{k=1}^{M}\left[u_k(t)\sum_{i=1}^{N}\delta(t-\tau_i)\right]$ 代表若干互相交错开的更新过程的总和，令

$$u_p(t)=\sum_{k=1}^{M}\left[\sum_{i=1}^{\infty}\delta(t-t_{ki})\right],\ t_{ki}=t_k+t_i \tag{3-5}$$

则整个过程可视为一个集中参数模型。

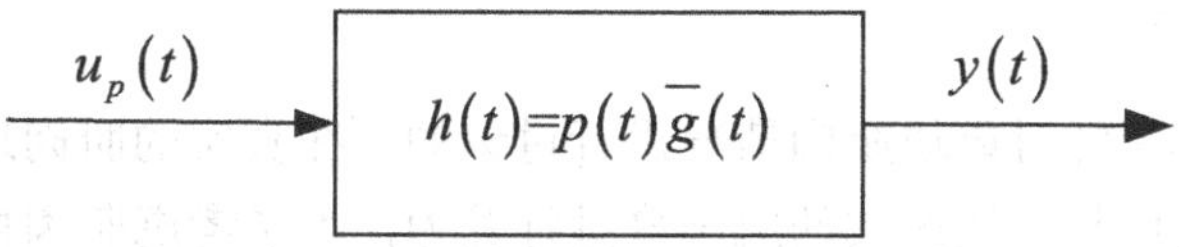

$u_p(t)$　　　$h(t)=p(t)\bar{g}(t)$　　　$y(t)$

图 3-17　集中参数模型

3.7.4　非稳态模型

上述的线性模型和集中参数模型都是针对稳态进行建模的，都属于稳态模型的范畴，而稳态模型只适用于描述肌肉力保持不变的情况，即适用于描述稳态分析的过程。然而实际上，人体肌肉在运动收缩的过程中，肌肉力是会不断调整和发生变化的。当肌肉力发生变化时，表面肌电信号的均方也会随时间发生变化，因此表面肌电信号是非稳态的信号，即在具体运动时，参与的肌纤维及运动单元的数目都是在动态变化的。非稳态模型通过调幅噪声的形式，来模拟非稳态的肌电信号，其模型如图 3-18 所示。在应用中，非稳态模型在分析时域数据时使用较多，而在频域或者时频域中使用较少。

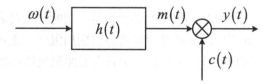

$\omega(t)$　　　$h(t)$　　　$m(t)$　　$y(t)$

$c(t)$

图 3-18　非稳态模型

我们可以用调幅噪声形式来描述非稳态的表面肌电信号：

$$y(t)=c(t)m(t) \tag{3-6}$$

其中，载波信号 $m(t)$ 反映的是一个高斯过程，平稳的表面肌电信号经过归一化处理后的情况可以由其统计特征进行反映，这个高斯过程的均值为零，方差则为单位方差。肌肉随时间而变化的收缩程度情况则由调制信号 $c(t)$ 反映。

相关实验表明，参与神经肌肉过程的运动神经单元总数 M 随着肌肉力的变化而发生变化，即一个固定值 M 变为随时间而变化的动态值 $M(t)$，式（3-3）中的求和总项数也是随时间而动态变化的。如果假定各运动单元之间的发放过程是相互独立且无关的，事实上也确实可以这么简化，那么各运动单元表面肌电信号均方的总和就是表面肌电信号 $y(t)$ 的均方：

$$E\left[y^2(t)\right] = M(t)E\left[m^2(t)\right] \tag{3-7}$$

如果令

$$\sqrt{M(t)} = c(t) \tag{3-8}$$

则

$$y(t) = c(t)m(t) \tag{3-9}$$

一般在使用时域特征来对表面肌电信号进行分析处理时，会使用非稳态模型。

3.7.5 双极型模型

以上三种模型都是针对单块肌肉情况进行讨论的。在真实的肌肉运动过程中，往往不只是单块肌肉的发力而是一块区域的肌肉群进行发力，为了考虑肌肉群带来的影响，可以使用双极型模型来仿真表面肌电信号，防止无关肌肉干扰目标表面肌电信号的提取。双极型模型在实际的研究工作中更为常用，因为它对表面肌电信号进行微分处理，具有更加强大的局部信息提取能力，可以有效地防止其他无关肌肉对于目标肌肉的表面肌电信号获取的干扰现象。通过电极距离与传导距离计算电极之间传播的时间差，从而计算功率谱与动作电位的传导速度。当两个电极之间的距离不大且其连线平行于肌肉纤维时，双极型模型信号可以表示为

$$z(t) = y(t) - y(t - \Delta) \tag{3-10}$$

式中，Δ 为动作电位在两个电极之间传导的时间差，$\Delta = d/v$，d 表示电极之间的距离，v 表示传导速度，即 Δ 表示一个延迟，该延迟表明的是动作电位从前一个电极传导到后一个电极时所存在的时间差。在低频段范围内，双极型模型可以起到对表面肌电信号 $y(t)$ 进行微分的作用。

由于表面肌电信号是一个极其不稳定的随机信号，同时我们对表面肌电信号的认识还不够全面、不够深入，因此不同的模型都存在着各自的局限性。现在人们还在不断地对这些数学模型进行修正、改进和创新，不断提出更符合表面肌电信号特点的数学模型。

功率谱为

$$S_z(\omega) = S_y(\omega)\left[1 - \cos(\omega\Delta)\right] = 4S_y\sin^2\left(\frac{\omega\Delta}{2}\right) \tag{3-11}$$

3.8　本章小结

本章简单介绍了表面肌电信号产生的生理学机理及表面肌电信号的一些特点，总结了表面肌电信号采集电极的研制现状，介绍了作者团队开发的 ELONXI 肌电采集系统及其实验方案设计，还介绍了本书使用到的表面肌电信号数据集 Ninapro DB 和 ELONXI DB 的基本情况。最后，本章介绍了表面肌电信号的常用数学模型。

第4章 表面肌电信号的特征提取与识别方法

4.1 引言

已有基于表面肌电信号进行手势识别的研究，主要有三种思路方法：第一种是基于模式识别的方法，首先对表面肌电信号进行数据预处理，然后进行经典的特征提取以及特征组合，最后使用识别模型对特征进行识别；第二种就是通过深度学习的方法对表面肌电信号进行自动的特征提取并进行识别；第三种结合了上述两种方法，先使用传统的一些方法进行初步的处理，再使用深度学习的方法进行抽象特征的提取，而对于识别过程来说，则有可能使用传统的模式识别方法，也有可能直接使用神经网络进行识别。第三种方法希望能够尽可能地融合前两种方法的优点、长处。

因此，本章介绍一些传统的表面肌电信号特征提取方法以及常见的识别模型。传统模式识别的方法已经被长期的研究和实验证明，在基于表面肌电信号的实际使用中是一种有效的机制，基于时域、频域、时频域等方面的特征提取方法和传统机器学习识别方法结合的模式识别方法在目前仍然是表面肌电信号处理的主流方法。因此，对于该传统方法的介绍有助于我们理解表面肌电信号的本质，进而有针对性地对其进行处理。

4.2 表面肌电信号的窗口分析法

本书使用窗口分析（Window Analysis）法来处理表面肌电信号的原始数据。滑动窗口用于分割表面肌电信号并通过连续识别估计每个窗口的预期运动[190,200]。在每个窗口中，可以从多个表面肌电信号采集通道获得表面肌电信号特征。

如果研究已经采集到表面肌电信号的时域特征，一般先使用窗口分析法对初始数据进行预处理操作，使用滑动窗口分析法将表面肌电信号分割成若干个小窗口，然后在每个小窗口内进行特征提取操作并联结形成特征向量。同样，对于其他类型的特征而言，使用分割窗口的方式对数据进行处理也是很常见的，甚至有些特征的提取本身就已经将分割窗口的方式融于特征提取方法中。因此，这里先介绍对于提取时域特征常见的窗口分析法。当然，这些方法也可以用于其他类型特征提取的分析。

常见的窗口分析法有两种：第一种是分析的小窗口之间无重叠部分的相邻窗口分析法；第二种是小窗口与小窗口之间存在重叠部分的重叠窗口分析法。

相邻窗口分析法的窗口分割过程如图 4-1 所示。

重叠窗口分析法的窗口分割过程如图 4-2 所示。

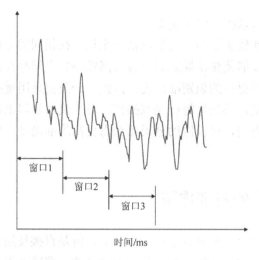

图 4-1　相邻窗口分析法的窗口分割过程

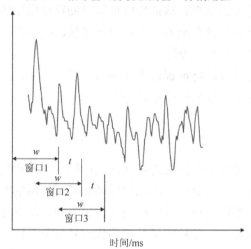

图 4-2　重叠窗口分析法的窗口分割过程

（1）窗口长度（w）：表示分割得到的小时间窗口长度。它决定了特征提取和识别中使用的数据量。数据量大有助于降低特征的统计方差，从而得到更高的识别准确度。但是，数据量大会导致更长的处理时间延迟。

（2）增量间隔（t）：表示分割窗口之间存在的重叠部分的长度。它决定了允许系统提取特征向量以及生成识别的边界。因此，任何算法的计算时间都应该满足这种需求。

（3）处理延迟（τ）：在时间间隔 t 内，需要选取识别决策以满足实时要求 $\tau < t$。

从图 4-1 与图 4-2 能够明显看出，在相邻窗口分析法中，每一个分割得到的时间窗口与两边相邻的窗口之间不存在任何数据部分的重叠。同时，分割所得的时间窗口的长度 w 越长，从表面肌电信号中提取出的特征数量就越少；反之，时间窗口的长度越短，从表面肌电信号中提取出的特征数量就越多。而在重叠窗口分析法中，每一个分割所得的窗口都会与两边相邻的窗口存在部分的数据交集，也就是产生了部分数据重叠现象。相比于相同窗口长度的相邻窗口分析法，重叠窗口分析法能提取出更多的特征，而且由于存在重叠部分，特征与特征之间可以相互印证支撑。

对于本身数据量就比较匮乏的表面肌电信号来说，在相同的分析窗口长度情况下，如果特征量相对更多，更能够使传统模式识别方法降低特征之间存在的统计方差，从而可以更好地辅助识别模型获得更高的识别准确度。因此，一般会采用重叠窗口分析法对表面肌电信号数据进行窗口分割，再进行特征提取操作。对于机器学习来说，显然更大的数据量会帮助降低特征的统计方差，可以协助分类器获得更高的准确度，所以本书选择重叠窗口进行数据分割。

4.3 表面肌电信号的特征提取

在对采集到的表面肌电信号进行数据预处理后，若是直接使用机器学习相关算法进行识别，则许多时候不能达到预期的效果。那么如何高效、准确地提取出存在于原始数据中的特征来代表原始数据进行识别呢？特征提取可以帮助提取出原始数据中的最有效信息并达到降低维度的效果，从而帮助分类器有效减少计算量，缩短训练时间，更好地区分出不同动作的表面肌电信号之间存在的差异。

当前，表面肌电信号涉及的特征提取方法通常有以下几种：时域特征提取、频域特征提取、时频域特征提取和参数模型特征提取等[202]。

4.3.1 时域特征

时域特征是指直接从表面肌电信号的时间序列中提取出的有用信息，不需要花费大量时间进行转换并且可以直接进行处理，因此可以增加分析可用的时间。时域特征更自然，更容易提取，因为它们是根据采样的时间序列计算出来的，没有任何中间变换。时域特征相对于频域特征、时频域特征、参数模型特征的优点是简单、快速、计算量小。在提取时域特征时，一般将表面肌电信号看成一维、均值为 0、方差为高斯分布的随机信号。时域特征也存在许多缺点，主要是表面肌电信号的非稳态特性及具有随时间变化的统计特性，以及信息利用不充分，特别是信号在固定时刻或者固定时间区域内的孤立值本身很少有意义。常用的时域特征如下所述。

1. 平均绝对值

平均绝对值（Mean Absolute Value，MAV）是表面肌电信号在滑动窗口内的绝对值的平均大小。它相对准确地反映了表面肌电信号中绝对值的变化趋势，在一定程度上可以反映出当手势呈现时人体前臂部分肌肉的平均变化幅度，公式表示如下：

$$\text{MAV} = \frac{1}{L}\sum_{i=1}^{L}|x_i| \tag{4-1}$$

式中，L 表示分割处理时的滑动窗口长度；x_i 表示滑动窗口内第 i 个采样点的值。

2. 均方根

均方根（Root Mean Square，RMS）表示表面肌电信号在滑动窗口内的平均幅值大小的

平方根，在一定程度上反映各肌肉组织在关节动作中的参与度，可以用来预测握力的大小，数字越大，代表出力越多，具体可表示为

$$\text{RMS} = \sqrt{\frac{1}{N} \sum_{i=1}^{N} x_i^2} \tag{4-2}$$

式中，N 是滑动窗口长度；x_i 是第 i 个样本点。与其类似，特征积分绝对值 IAV（Integral Absolute Value），平均绝对值 MAV、MAV1、MAV2 等也用来评估表面肌电信号具体采样点（$|x_i|$）的幅值，并且经过实验证明，这些时域特征在手势识别应用中具有相似的效果，因此选择 RMS 作为代表。

RMS 的大小决定于表面肌电信号振幅的高低，可通过比较不同时期的 RMS，确定疲劳发生的时间和程度。一般而言，无论是静力性运动还是动力性运动，从初始态到疲劳态的过程中，表面肌电信号的振幅均会增加，即随着疲劳的增加，RMS 增大。

3. 波形长度

波形长度（Waveform Length，WL）表示表面肌电信号波形的累加长度之和，即相邻两个幅度值之差的总和，在一定程度上反映了表面肌电信号的复杂度。统计的是表面肌电信号在滑动窗口内的波形累计变化的长度，该特征在一定程度上能够呈现出信号的复杂程度，公式表示如下：

$$\text{WL} = \sum_{i=1}^{N-1} |x_{i+1} - x_i| \tag{4-3}$$

式中，N 表示采样窗口长度；x_i 和 x_{i+1} 分别表示两个相邻采样点的幅值。

4. 过零点数

过零（Zero Crossing，ZC）点数用于统计表面肌电信号在滑动窗口内穿过参考零点的次数，反映表面肌电信号波动的程度，过零点数变大则意味着表面肌电信号的高频分量在增加，过零点数变小则意味着低频分量在增加，过零点数能够反映表面肌电信号中不同频率成分的变化情况。此特征虽然是时域特征，但在一定程度上却可以反映出表面肌电信号中不同频率成分的变化情况，公式表示如下：

$$\text{ZC} = \sum_{i=1}^{N-1} \left[\text{sgn}(x_i \cdot x_{i+1}) \cap |x_i - x_{i+1}| \geq \varepsilon \right], \quad \text{sgn}(x) = \begin{cases} 1, & x \geq \varepsilon \\ 0, & \text{其他} \end{cases} \tag{4-4}$$

式中，N 表示采样窗口长度；x_i 和 x_{i+1} 分别表示两个相邻采样点的幅值；$\text{sgn}(x)$ 表示相邻两个采样点是否位于零幅值的两侧；ε 是为了避免低阶噪声设置的阈值，可设置阈值 ε（$\varepsilon > 0$），使 $x > \varepsilon$ 时，$\text{sgn}(x) = 1$，$x \leq \varepsilon$ 时，$\text{sgn}(x) = 0$。

5. 斜率符号变化次数

斜率符号变化（Slope Sign Changes，SSC）次数统计的是在滑动窗口内表面肌电信号斜率符号发生改变的次数，虽然是时域特征但却可以反映出部分与频率相关的信息，公式表示如下：

$$\text{SSC} = \sum_{i=2}^{L-1} \text{sgn}\left[(x_i - x_{i-1})(x_i - x_{i+1})\right], \quad \text{sgn}(x) = \begin{cases} 1, & x > 0 \\ 0, & x \leqslant 0 \end{cases} \tag{4-5}$$

对于给定的样本 x_{i-1}、x_i、x_{i+1}，若样本满足 $(x_i - x_{i-1})(x_i - x_{i+1}) \geqslant \varepsilon$，则 SSC 次数加一，其中 ε 是为避免噪声而设置的阈值。同过零点数特征一样可以通过设置阈值 ε（$\varepsilon > 0$）来减弱或消除背景噪声所造成的影响。

6．方差

方差（Variance，VAR）是表面肌电信号的一种能量指标，该特征可以用来表示表面肌电信号中蕴含的能量。把表面肌电信号的幅值看作平稳正态过程，其方差是表面肌电信号偏离零均值的一种估计，它是基于极大似然的最优估计。可以证明，当表面肌电信号被近似看成服从零均值高斯分布时，可以用数学方法精确地推出方差与肌肉收缩程度成正比关系，这也是目前大多数阈值和比例肌电假手控制电路设计的理论依据。通常，方差定义为该变量偏差平方值的平均值，然而表面肌电信号的平均值接近于零（$\sim 10^{-10}$），可近似看成均值为零的随机信号，因此，表面肌电信号的方差也可以定义为

$$\text{VAR} = \frac{1}{N-1} \sum_{i=1}^{N} x_i^2 \tag{4-6}$$

VAR 记录的是特定采样点值的平方，相似的特征还有简单平方积分（Simple Square Integral，SSI）、平均功率（Mean Power）和总功率（Total Power）。

7．Willison 幅值

Willison 幅值（Willison Amplitude，WAMP）是由 Willison 提出的对表面肌电信号的幅值变化数量进行计算的值。经过后人研究，对 Willison 幅值的阈值有了明确的范围界定，目前认为 $50 \sim 100 \mu V$ 是最合适的范围。其数学公式表示为

$$\text{WAMP} = \sum_{i=1}^{N} f\left(|x_i - x_{i+1}|\right), \quad f(x) = \begin{cases} 1, & x > a \\ 0, & \text{其他} \end{cases} \tag{4-7}$$

式中，a 为阈值。

8．积分肌电值

积分肌电值是指所测得的表面肌电信号经整流平滑后，单位时间内曲线所包围的面积总和，表示在一定时间内肌肉参与活动时运动单位的放电总量，反映一段时间内肌肉的肌电活动强弱，是评价肌肉疲劳的重要指标。积分肌电值的高低反映运动时参与肌肉收缩的每个运动单位的放电大小和肌纤维数目的多少。通常其幅值越大，疲劳程度越重。

4.3.2　频域特征

频域分析是对生物实时信号的频率特性进行分析，也称为功率谱分析。传统的频域分析方法通过傅里叶变换（FT）将时域信号转换为频域信号，从而对信号的频谱或者功率谱进行分析。由于傅里叶变换的计算量非常大，1965 年，Cooley 和 Tukey 提出了快速傅里叶变换，为信号处理提供了新的方法。时域信号通过快速傅里叶变换（FFT）得出的频域信号，

可反映表面肌电信号在不同频率范围内的强度，得到肌电信号有关频率特征的信息。

时域信号经过傅里叶变换转换为频域信号得到的特征称为频域特征。同一个个体在一种动作下的信号频域特征几乎相同。实验中受试者做动作的时候，很难保证动作的用力程度全程保持统一，会导致时域的幅值发生较大的改变，所以可以增加频域特征来弥补时域特征的短板。频域特征的参数有频率范围、功率谱最大值、功率谱最大值频率、中值频率以及平均功率频率等。对频域特性进行分析的主要理论依据：将信号看成短时平稳信号。

1．中值频率

中值频率（Median Frequency，MDF）指放电频率的中间值，即肌肉收缩过程中放电频率的中间值，一般随着运动时间段增大而呈递减的趋势。骨骼肌中快、慢肌纤维组成的比例不同，导致不同部位骨骼肌之间的 MDF 值不同。快肌纤维兴奋表现为在高频放电，慢肌纤维兴奋则在低频放电。MDF 是表面肌电信号的一种经典的频域特征，其表示能够将频谱划分成前面与后面两个幅度相等区域的频率。中值频率的定义表示如下：

$$\sum_{j=1}^{MDF} p_j = \sum_{j=MDF}^{M} p_j = \frac{1}{2} \sum_{j=1}^{M} p_j \tag{4-8a}$$

$$\int_0^{f_{MDF}} P_f \mathrm{d}f = \int_{f_{MDF}}^{+\infty} P_f \mathrm{d}f = \frac{1}{2} \int_0^{+\infty} P_f \mathrm{d}f \tag{4-8b}$$

式中，p_j 是在频率 j 处的表面肌电信号功率谱；f_{MDF} 为中值频率。

2．均值频率

均值频率（Mean Frequency，MNF）表示功率谱与频率的乘积之和与频谱强度总和的比值，也是表面肌电信号的一种经典的频域特征。均值频率的定义表示如下：

$$f_{MNF} = \frac{\int_0^{+\infty} f P_f \mathrm{d}f}{\int_0^{+\infty} P_f \mathrm{d}f} \tag{4-9a}$$

$$f_{MNF} = \frac{\sum_{j=1}^{M} f_j p_j}{\sum_{j=1}^{M} p_j} \tag{4-9b}$$

式中，f_j 表示频段上的频谱；p_j 表示该频段上的功率谱强度；M 是整个频段长度。

3．频率比

频率比（Frequency Ratio，FR）使用表面肌电信号的低频分量与高频分量之比来区分动作时相关肌肉的收缩与松弛，具体表示如下：

$$FR = \frac{\sum_{j=LLC}^{ULC} P_j}{\sum_{j=LHC}^{UHC} P_j} \tag{4-10}$$

式中，ULC 和 LLC 是低频段的上位截断频率和下位截断频率；UHC 和 LHC 则是高频段的上位截断频率和下位截断频率。高频与低频的分隔阈值，则可通过实验获得，或者由上述提及的 MNF 决定。

4.3.3　时频域特征

通过上述分析可知，表面肌电信号既有时域特性也有频域特性，因此，为了提高对信号的利用程度，可以用小波变换等方法实现对时频域共同提取特征值[56]。时频域特征比时域特征在计算上更加复杂，但是，可以在时频域特征中使用快速算法，以便满足表面肌电信号识别所需的实时要求。

1.　短时傅里叶变换

短时傅里叶变换（Short-Time Fourier Transform，STFT）的基本思想是将非稳态信号视为一系列短时平稳信号的叠加，其公式表示如下：

$$X(\omega,\tau) = \int_{-\infty}^{\infty} x(t)g(t-\tau)e^{-j\omega t}dt \tag{4-11}$$

式中，$g(t)$ 为窗口函数。通过窗口函数在时间轴上的变化不断对表面肌电信号进行处理和平移，从而既能够保存表面肌电信号的时域特征，又可以体现出数据中的频域特征。

2.　小波变换

小波变换（Wavelet Transform，WT）在选择适当的小波后，能够经过不同的位移和尺度变换来产生小波，最终实现在高频时使用短窗口，在低频时使用长窗口，从而反映出表面肌电信号在局部区域内的丰富信息，其公式表示如下：

$$X(a,b) = \frac{1}{\sqrt{|a|}} \int_{-\infty}^{\infty} x(t)\psi\left(\frac{t-b}{a}\right)dt \tag{4-12}$$

式中，$\psi(\ )$ 表示母小波，b 是缩放因子，当 b 的绝对值大于 1 时，对应信号中的高频部分；当 b 的绝对值小于 1 时，对应信号中的低频部分。该特征既可以保存表面肌电信号的时域特征，还可以体现数据的频域特征。先将时域信息转换为频域信息，再将一个随着频率改变的时限函数乘以基本变换函数，通过这种变换可以对时间、频率进行局部优化。

4.3.4　参数模型特征

参数模型特征是采用参数模型法从表面肌电信号中提取的特征。参数模型法因为具有频率分辨率高的优点，成了表面肌电信号分析的重要途径，其中典型的是 AR 模型法。参数模型法[60]将表面肌电信号看成白噪声激励一个确定的系统产生的信号。它的适用条件是信号在短时间内平稳，表面肌电信号满足这一条件。

参数模型法最早是由 Graupe 在 20 世纪 70 年代引入到表面肌电信号的处理中的。它可以对表面肌电信号建立自回归滑动平均模型，后来经过改进成了自回归（AR）模型。AR 模型是一个线性、二阶矩稳定的模型，因此比较适合短时间的数据处理和生物信号，特别是表面肌电信号的实时处理。当肌肉的收缩状态发生变化时，表面肌电信号的频谱随之变化，

AR 模型系数也发生变化。可以通过监视 AR 模型系数来估计肌肉的收缩运动状态，由于有序的 AR 模型具有不同的模型系数，因此，如果按照特征参数进行识别，识别结果将有所不同。我们通过使用各种不同的 AR 模型来验证识别准确度，并找到了具有最优识别性能的 AR 模型阶次。经验表明，AR 模型的最优阶次是 4~6，在这一范围内可以取得识别准确度和计算量之间的平衡。

1．自回归系数

自回归（AR）系数通常用作表面肌电信号的特征。它的核心思想是使用之前部分的表面肌电信号数据的加权平均值与白噪声误差共同来对后续的表面肌电信号数据进行预测，公式表示如下：

$$x_k = \sum_{i}^{p} a_i x_{k-i} + e_k \tag{4-13}$$

式中，p 表示 AR 模型阶次，即规定使用多少之前的数据来预测后续的数据；a_i 是 AR 模型关于表面肌电信号的系数；e_k 代表残差白噪声；x_k 是表面肌电信号序列的第 k 个采样点。AR 模型是一个线性的二阶矩稳定模型，表明表面肌电信号可以被认为是先前的表面肌电信号（x_{k-i}）加上白噪声误差项（e_i）的线性组合。

2．样本熵

样本熵（SampEn）是从动态系统随机性的角度出发，通过度量信号中产生新模式的概率大小来衡量时间序列复杂性的，产生新模式的概率越大，序列的复杂性就越大。公式表示如下：

$$\text{SampEn}(x_i, m, r) = -\ln\left(\frac{A^m(r)}{B^m(r)}\right) \tag{4-14}$$

式中，m 为新组成的向量序列的维度，新的向量序列为 $\boldsymbol{X}_i(m) = \{x_i, x_{i+1}, \cdots, x_{i+m-1}\}$，$\boldsymbol{X}_i(m+1) = \{x_i, x_{i+1}, \cdots, x_{i+m}\}$；$r$ 表示相似度的度量值；$A^m(r)$ 是两序列匹配 $m+1$ 个点的概率；$B^m(r)$ 表示两序列在相似度 r 下匹配 m 个点的概率。

通过定义切比雪夫向量距离 $d\left[\boldsymbol{X}_i(m), \boldsymbol{X}_j(m)\right] = \max_{k=0,1,\cdots,m-1}\left(\left|x_{i+k} - x_{j+k}\right|\right)$，从而求取两序列在相似度 r（即 $d < r$）条件约束下匹配 $m+1$ 个点的平均概率 $A^m(r)$，以及两序列在相似度 r 条件约束下匹配 m 个点的概率 $B^m(r)$，最终获得样本熵特征。

样本熵作为表面肌电信号的一种特征，测量由时间序列表示的动态系统随机性的复杂程度。

在本书中，w 和 t 的参数分别设置为 256ms 和 64ms。由于以 1000Hz 的采样频率捕获表面肌电信号，因此，256ms 表面肌电信号包含 256 个采样点（即 $N = 256$）。用于计算过零点数和斜率符号变化次数的阈值 ε 设定为 8mV。每个手势保持 10s，在这 10s 内包含表面肌电信号的瞬时信号和稳定信号，通过移除前 5s 的信号来排除瞬时信号。在移除瞬时信号之后，通过滑动窗口分割处理来提取表面肌电信号特征（128 维）。最终，在一天内获得 1950

个样本，每个手势含有 150 个样本。其中来自 10 天中 1 天的样本被选择用于测试，其余用于识别训练。

4.4 表面肌电信号的经典识别模型

只有经过识别模型的识别才能真正实现不同手势之间的识别，从而实现对假肢手的驱动控制，实现新颖的人机交互方式，进而为人们的生活带来便利。下面简单介绍模式识别中常用的几种识别模型的原理及其实现。

4.4.1 K 最近邻算法

K 最近邻（K-Nearest Neighbor，KNN）算法是机器学习识别技术中原理较为简单的算法。K 最近邻算法在模式识别的模型中在原理层面算是比较简单的一种算法。其核心思想是对于样本空间内的某样本，基于某种距离度量来选择与此样本距离最近的 K 个实例，而后根据 K 个实例的类按照识别规则来判别此样本点的类别。

影响 K 最近邻算法效果的因素主要有三个：距离度量、K 值的选择、识别规则。

K 最近邻算法是以样本之间的距离来决定相似程度的，所以度量距离的选择对样本间相似程度的判断有很大的影响。常用的度量距离有欧几里得距离、汉明距离、曼哈顿距离、切比雪夫距离、弦距离与平均距离等。

K 值的大小也是影响分类器性能的主要因素。当 K 选择比较小的值时，待测样本只依赖周围距离较近的几个样本类别，最终的判定结果对临近样本比较敏感，使算法的近似误差小，估计误差大，模型会变得比较复杂，很容易导致过拟合现象；而当 K 选择比较大的值时，不仅较近的样本点对待测样本产生影响，而且较远的样本点也会影响对待测样本的判别，随着 K 值的不断增大，模型会得较为简单。过大的 K 值极有可能导致识别发生错误。因此，较小的 K 值与较大的 K 值都不合适，如何选取一个合适的 K 值是非常重要的。挑选合适的 K 值的方法：先选择一个较小的 K 值，再使用交叉验证的方法来决定最合适的 K 值。

识别规则往往使用最大投票法，但是该规则没有考虑距离远近对识别决策的影响，通常来说距离更近的邻近实例更能决定最终的识别，所以加权投票法一般更加合适。加权投票法中的权重对于最终的识别结果具有很大的影响，因为一般而言，两个实例距离越近就代表着这两个实例更为相似，因此加权投票法也许是更为合适的识别规则。

4.4.2 线性判别分析

线性判别分析（LDA）的基本原理是使投影后的类内方差最小，类间方差最大。也就是说，先执行投影映射操作，将数据投影映射到低维空间上进行表示，然后使投影后不同类别间的距离尽可能远，同一类别内部的样本点的投影距离尽可能近，二识别的线性判别分析如图 4-3 所示[203]。在对新的输入样本进行识别预测时，首先使用同样的投影规则将新输入的待测样本点映射投影到低维空间中，再依据其投影的位置与其他类别对应的位置来判断决定待测样本的类别归属。

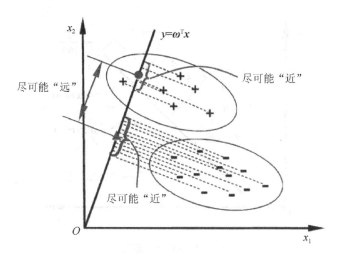

图 4-3   二识别的线性判别分析

对于多识别问题，线性判别分析方法首先同样需要将样本标签为 $y_i \in \{C_1, C_1, \cdots, C_k\}$ 的数据集 $D = \{(x_1, y_1), (x_2, y_2), \cdots, (x_n, y_n)\}$ 投影映射到一个低维空间中。假设低维空间的维度为 d，则其相对应的基向量矩阵是 $\boldsymbol{W} = \{\boldsymbol{\omega}_1, \boldsymbol{\omega}_2, \cdots, \boldsymbol{\omega}_d\}$。那么多识别线性判别分析算法的目标优化函数是使 $J(\boldsymbol{\omega})$ 最大化：

$$J(\boldsymbol{\omega}) = \frac{\boldsymbol{W}^{\mathrm{T}} \boldsymbol{S}_{\mathrm{b}} \boldsymbol{W}}{\boldsymbol{W}^{\mathrm{T}} \boldsymbol{S}_{\mathrm{w}} \boldsymbol{W}} \tag{4-15}$$

其中，$\boldsymbol{S}_{\mathrm{w}}$ 是类内散度矩阵：

$$\boldsymbol{S}_{\mathrm{w}} = \sum_{j=1}^{k} \sum_{i \in j} (x_i - \boldsymbol{u}_j)(x_i - \boldsymbol{u}_j)^{\mathrm{T}} \tag{4-16}$$

$\boldsymbol{S}_{\mathrm{b}}$ 表示类间散度矩阵：

$$\boldsymbol{S}_{\mathrm{b}} = \sum_{j=1}^{k} N_j (\boldsymbol{u}_j - \boldsymbol{u})(\boldsymbol{u}_j - \boldsymbol{u})^{\mathrm{T}} \tag{4-17}$$

式中，$\boldsymbol{u}_j$ 为同类样本的均值向量；$\boldsymbol{u}$ 是全体样本的均值向量；最终优化目标是使 $J(\boldsymbol{\omega})$ 最大化，在达到类间散度最大化目标的同时实现类内散度最小化。通过优化和求解目标函数，并且使用拉格朗日乘子法可以得到以下结果：

$$\boldsymbol{S}_{\mathrm{w}}^{-1} \boldsymbol{S}_{\mathrm{b}} \boldsymbol{W} = \lambda \boldsymbol{W} \tag{4-18}$$

也就是说，多识别线性判别分析算法的最优投影空间矩阵为 $\boldsymbol{S}_{\mathrm{w}}^{-1} \boldsymbol{S}_{\mathrm{b}}$。

4.4.3   支持向量机

支持向量机[204]（SVM）是一个经典的识别模型，目的是寻找一个超平面来分隔样本，分隔的原则是使支持向量间隔最大化。支持向量机[204]在模式识别中是一种非常经典的模型算法，对于二识别问题，其目标在于寻找到一个最大边距超平面来对样本数据进行分隔，从而将样本分为正类与负类，SVM 示意图如图 4-4 所示[203]。

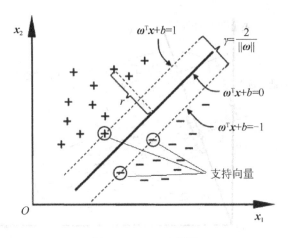

图 4-4　SVM 示意图

如果在原始空间中数据呈现出线性不可分的情况，那么可以通过核函数的方式将原始低维空间映射到更高维度的希尔伯特空间，寻找到一个超平面使数据在高维空间中线性可分。对于二识别问题，给定数据集为 $D = \{(x_1,y_1),(x_2,y_2),\cdots,(x_n,y_n)\}$，$n$ 个样本，每个样本的维度是 m，给定数据集 D 与超平面 $\boldsymbol{\omega}^\mathrm{T}\boldsymbol{x}+\boldsymbol{b}=0$，根据支持向量机的定义支持向量 $\boldsymbol{x}_i$ 满足 $\left|\boldsymbol{\omega}^\mathrm{T}\boldsymbol{x}_i+\boldsymbol{b}\right|=1$，就可以得到识别间隔，识别间隔的距离也就是正、负类支持向量到超平面的距离之和，识别间隔表示如下：

$$\gamma = \frac{2}{\|\boldsymbol{\omega}\|} \tag{4-19}$$

支持向量机模型就是要使所有样本点在满足 $y_i[\boldsymbol{\omega}^\mathrm{T}\boldsymbol{x}_i+\boldsymbol{b}] \geqslant 0, i=1,2,\cdots,n$ 条件下，使识别间隔 γ 最大化。但是支持向量机在实际使用中往往很难实现并保证所有样本点均满足约束条件的限制，为了解决这一约束的限制，可以通过对每个样本点引入一个松弛变量 δ_i 的操作，将硬间隔的支持向量机模型转变为软间隔的支持向量机模型。

前面提到过，当训练样本在原始空间线性不可分时，可以通过选择核函数的方式将低维空间映射到更高维度的空间，从而能够获得一个非线性的支持向量机的算法模型，在这个转换的过程中也能够降低整个算法模型运算的复杂度。在支持向量机模型中常常被使用的核函数如下所述。

线性核函数的解析式表示如下：

$$K\left(\boldsymbol{x}_i,\boldsymbol{x}_j\right) = \boldsymbol{x}_i^\mathrm{T}\boldsymbol{x}_j \tag{4-20}$$

多项式核函数的解析式表示如下：

$$K\left(\boldsymbol{x}_i,\boldsymbol{x}_j\right) = \left(\boldsymbol{x}_i^\mathrm{T}\boldsymbol{x}_j\right)^d \tag{4-21}$$

径向基核函数的解析式表示如下：

$$K\left(\boldsymbol{x}_i, \boldsymbol{x}_j\right) = \exp\left(-\frac{\|\boldsymbol{x}_i - \boldsymbol{x}_j\|^2}{2\sigma^2}\right) \qquad (4\text{-}22)$$

拉普拉斯核函数的解析式表示如下：

$$K\left(\boldsymbol{x}_i, \boldsymbol{x}_j\right) = \exp\left(-\frac{\|\boldsymbol{x}_i - \boldsymbol{x}_j\|}{\sigma}\right) \qquad (4\text{-}23)$$

此外，核函数的组合也是核函数。

支持向量机是基于使几何间隔最大化的原理实现的，由于仅仅考虑处于边界点的局部点，因此对异常值不太敏感，有比较强大的抗噪能力。同时，支持向量机属于结构风险最小化算法中的一种，自身带有正则化效果，所以在一定程度上可以缓解过拟合现象。

针对解决如基于表面肌电信号的手势识别的多识别问题，支持向量机模型当下主要存在两种解决方案：第一种是直接使用法，直接从修改目标优化函数着手，将多识别问题蕴含的多个识别面的参数求解问题修改整合成一个最优化问题。但是这种方案设计起来非常困难，而且通常涉及非常复杂的数学计算，不适合解决多识别问题。第二种是通过多个二识别支持向量机的组合来构造实现一个多识别的支持向量机模型，通常的实现方法有一对一方法、一对多方法与层次支持向量机。

4.4.4　随机森林

随机森林[205]（Random Forest）是集成学习的一种，通过利用许多棵树对训练集进行训练并对待测样本进行预测，无论是对于识别任务还是对于回归任务，随机森林都可以胜任。对于随机森林的每一棵树，如果训练集的数据量为 N，都会进行随机有放回地从训练数据中抽取出 N 个训练样本，因此每一棵树都具备不同的训练集，而且里面会包含重复的训练样本。由于进行了随机抽样，每一棵训练完成的树的识别结果会各不相同，由于是有放回地抽样，这也使得每一棵树的训练集会有相似的部分，每一棵训练完成的树不会有太大的差异，随机森林示意图如图 4-5 所示。

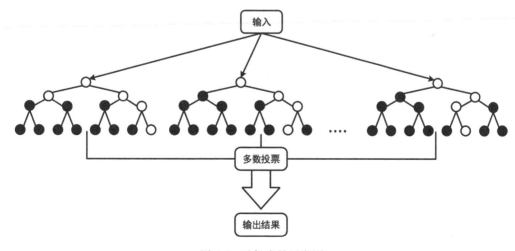

图 4-5　随机森林示意图

4.5 本章小结

本章较为详细地介绍了表面肌电信号的传统模式识别方法，从时间窗口到特征提取方法，再到识别模型原理的介绍。本章还详细介绍了表面肌电信号的时域、频域、时频域、参数模型等方面的特征提取方法，以及 K 最近邻算法、线性判别分析、支持向量机、随机森林等经典识别模型，这些传统模式识别方法已经被长期的研究和实验证明，在基于表面肌电信号的实际使用中是一种有效的机制。

第5章 表面肌电信号采集通道与特征智能优化算法

5.1 引言

随着生物信号传感技术和紧凑型集成电路的发展，高密度肌电图被应用于肌电控制[19,87,206]。理论上，增加表面肌电信号的采集通道数量，所获得的数据也随之增加，表面肌电信号的手势识别准确度一般也会升高。但是，这一方面增加了传感器的制造难度和系统复杂度，需要在准确度和成本之间进行平衡；另一方面，可能存在一个准确度的饱和点，甚至过多的冗余数据使得手势识别准确度下降。显然，人们希望表面肌电信号的人机接口无须精确定位电极和烦琐的重新校准过程，就能进行高准确度的手势识别。

表面肌电信号的采集通道数和电极分布与手势识别的高效性和有效性密切相关。电极配置方法通常可分为三种：肌肉靶向（MT）布局、低密度（LD）布局和高密度（HD）布局[145]。

肌肉靶向布局需要确定肌肉的精确位置，并且将电极黏附在肌肉的凸起部位上，具体需要根据解剖学知识确定。文献[207]～文献[209]中给出了几个肌肉靶向布局的例子。

低密度布局不考虑肌肉的准确位置，而是将电极排列在皮肤表面上，这些电极通常都是均匀地放置在皮肤上的，所以也称为均匀电极定位策略[210]。低密度布局的采集通道数量通常为2～16个。例如，6个双极电极均匀分布在从肘部到腕部距离的1/3处[211]。与肌肉靶向布局相比，低密度布局更适合于实现便携式肌电人机接口，因为佩戴电极麻烦且高密度布局昂贵又复杂。

高密度布局通过许多紧密间隔的电极[212]采集肌电信号，电极间隔一般小于5mm或10mm，这样可以更好地利用肌肉的空间信息，因此更利于研究自由空间中复杂的动态任务以及更多的自由度[213]。便携式高密度肌电设备包含足够多的信息，能够说明使用者在执行每项任务期间哪些电极位置经历了强烈的肌电活动，并且可以确定不同使用者的任务是否产生可区分的肌肉激活模式[214]。近年来应用深度学习方法解码手势[19,87]的方法得到了应用。

事实上，很难确定最适合肌电控制的采集通道数量来平衡成本和性能两个方面。以肌假体为例，尽管增加表面肌电信号采集通道可以提供更自然和可靠的控制[214,215]，但是商业上成功的肌假体仍然在前臂伸肌和屈肌上使用两个双极表面肌电信号电极，因为空间限制、功耗和实时性能限制了大量表面肌电信号采集通道[146,213,216]的使用。因此，如何在不影响准确度的情况下，尽量减少电极数量成为当前重要的研究课题[217]。已有研究结果表明，4～6个采集通道足以进行模式识别控制[218]，而Li等人的研究表明电极袖套使用的12个电极中6个最优放置的电极只将这个准确度降低了1.6%。Huang等人[219]的研究结果表明，与在靶向肌肉再神经支配（TMR）应用中使用整个高密度布局电极相比，12 个选定的双极电极可以获得类似的识别准确度（下降 1.2%）。另外，与物理连接的电极定位策略的采集通道优化相比，相关研究试图找出最有效的表面肌电信号特征。Zhou 等人[220]将细菌模因算法（Bacterial Memetic Algorithm）用于基于表面肌电信号的手部动作识别的特征选择策略，并且在实验中降低了计算成本和提高了识别准确度。Oskoei 和 Hu[51]采用遗传算法搜索了 4 采集通道系统中表面肌电信号特征的子集，并改善了肌电信号的识别效果。

针对表面肌电信号电极配置，一方面研究采集通道数量优化，获得表面肌电信号采集通道数量与其识别准确度之间的关系；另一方面，优化电极分布，即在一定数量的表面肌电信号采集通道下优化电极定位。本章研究在保持可接受的准确度情况下，通过进化与群智能方法同时优化电极数量和定位，有效减少采集通道数量。

针对以上两类问题，本章研究基于遗传算法的表面肌电信号采集通道优化方法，首先将采集通道数量选择归结为最优化问题，将遗传算法应用于采集通道优化问题，不仅研究最优采集通道数量，而且确定采集通道的最优分布，从而减少表面肌电信号采集通道数量，降低信号检测和识别系统的制造复杂度，提高系统的鲁棒性。另外，在表面肌电信号采集通道优化的基础上，引入特征优选，将采集通道选择优化和特征选择优化综合考虑，给出基于差分进化、量子进化、粒子群优化、蚁群优化等智能优化算法的表面肌电信号采集通道与特征组合优化问题的求解方法[190]。

5.2 基于遗传算法的表面肌电信号采集通道优化

5.2.1 表面肌电信号采集通道优化的遗传算法

本节将表面肌电信号采集通道数量选择归结为一个最优化问题，然后将遗传算法应用于采集通道优化问题求解，通过设计遗传编码，确定最优表面肌电信号采集通道数量与采集点位置最优分布。遗传算法中包含了五个基本要素：编码、初始群体的产生、适应度函数的设计、遗传操作设计、控制参数设置[221-224]。

1. 表面肌电信号采集通道优化配置编码与初始化

（1）编码。本书使用二进制编码来表示采集通道组合。0 表示未选择该采集通道，1 表示选择该采集通道，即将 C_i 定义为采集通道 i 的状态。$C_i=1$ 表示选择采集通道 i，而 $C_i=0$ 表示未选择采集通道 i。$\sum_{i=1}^{16} C_i = N$ 表示在整条染色体中选择了 N 个采集通道。例如，选择 2、4、6、8、9、11、12、16 这 8 个采集通道，可以表示为 16 位二进制编码，即 0101010110110001，如图 5-1 所示。这样的编码方式不仅给出了选择的采集通道数量，而且给出了具体采集位置分布。

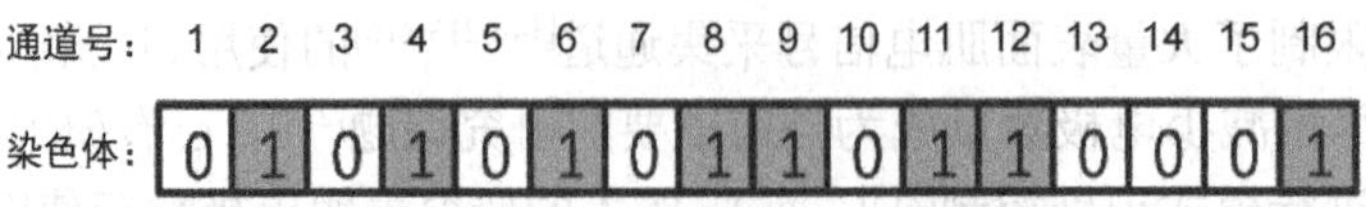

通道号:	1	2	3	4	5	6	7	8	9	10	11	12	13	14	15	16
染色体:	0	1	0	1	0	1	0	1	1	0	1	1	0	0	0	1

图 5-1　选择 2、4、6、8、9、11、12、16 采集通道的二进制编码

（2）初始种群的产生。本节采用随机方法产生遗传算法中的初始群体。具体采用如下策略：先随机产生一定数目的个体，然后从中挑选最好的个体加到初始群体中。这个过程不断迭代，直到初始群体中的个体数目达到了预先确定的规模。

2. 适应度函数的设计

在遗传算法中，适应度函数是用来区分群体中的个体好坏的标准，是算法演化过程的驱动力，解的适应性是进化过程中进行选择的唯一依据。改变种群内部结构的操作都是通过适应度值加以控制的。因此，适应度函数设计非常重要。

本节采用的遗传算法的适应度是线性判别分析（LDA）分类器[28]验证准确度的 10 倍。

采用遗传算子模拟生物基因遗传的操作，从而实现优胜劣汰的进化过程。它主要包括三个基本遗传算子：选择（Selection）、交叉（Crossover）、变异（Mutation）。

1）选择

选择操作也称为复制（Reproduction）操作，是指从当前群体中按照一定概率选出优良的个体，使它们有机会作为父代繁殖下一代。判断个体优良与否的准则是各个个体的适应度值。显然这一操作借用了达尔文适者生存的进化原则，即个体适应度越高，其被选择的机会就越多。选择操作的实现方法很多。优胜劣汰的选择机制使得适应度值大的解有较高的存活概率。这是遗传算法与一般搜索算法的主要区别之一。

在遗传算法中，哪个个体被选择进行交叉是按照概率进行的。适应度值大的个体被选择的概率大，但不是说一定能够被选上。同样，适应度值小的个体被选择的概率小，但也可能被选上。所以，首先要根据个体的适应度值确定被选择的概率。

本节的个体选择概率采用适应度比例方法（Fitness Proportion Method），也叫作蒙特卡罗（Monte Carlo）法，是目前遗传算法中最基本也是最常用的选择方法。在该方法中，各个个体被选择的概率和其适应度值呈比例。设群体规模大小为 M，个体 i 的适应度值为 f_i，则这个个体被选择的概率为

$$p_{si} = \frac{f_i}{\sum_{i=1}^{M} f_i} \tag{5-1}$$

根据个体被选择的概率，采用轮盘赌选择（Roulette Wheel Selection）方法确定哪些个体被选择进行交叉、变异等操作。在轮盘赌选择方法中先按个体被选择的概率产生一个轮盘，轮盘每个区的角度与个体被选择的概率呈比例，然后产生一个随机数，它落入轮盘的哪个区域就选择相应的个体进行交叉操作。显然，被选择概率大的个体被选中的可能性大，获得交叉的机会就多。在实际计算时，可以按照个体顺序求出每个个体的累积概率，然后产生一个随机数，它落入累积概率的哪个区域就选择相应的个体进行交叉操作。为了提高遗传算法的性能，也可以采用锦标赛选择方法、Boltzmann 锦标赛选择方法等。

在采用轮盘赌选择方法的同时，采用最优个体保存方法，使群体中适应度值最大的个体不进行交叉而直接复制到下一代中，保证遗传算法终止时得到的最后结果一定是历代出现过的最大适应度值的个体。使用这种方法能够明显提高遗传算法的收敛速度。

2）交叉和变异

（1）交叉。本节采用单点交叉生成子代。其具体操作：在交叉之前随机生成一个交叉点，实行交叉时，该点前或后的两个个体的部分结构进行互换，并生成两个新的个体。

例如，A 和 B 两个父类染色体产生两个子染色体 A＋B 和子染色体 B＋A。子染色体 A＋B 包含从开始到交叉点的 A 的基因片段，以及从交叉点到结尾的 B 的基因片段。类似地，子染色体 B＋A 包含从开始到交叉点的 B 的基因片段，以及从交叉点到结尾的 A 的基因片段，交叉和变异产生新的染色体如图 5-2 所示。

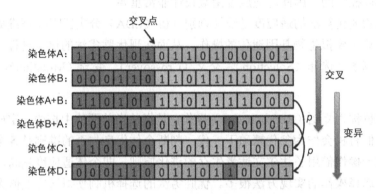

图 5-2　交叉和变异产生新的染色体

为了提高遗传算法的性能，也可以采用多点交叉（Multiple-point Crossover）、均匀交叉（Uniform Crossover）等方法。

（2）变异。为了避免产生非法解，可以采用插入变异、互换变异、移动变异等方法。本节采用逆转变异方法。其具体操作：对群体中的个体码串，随机选择两点（称为逆转点），然后将两个逆转点之间的基因值以逆向排序方式插入到原位置中。

从 16 个采集通道中选择一定数量的采集通道时（即 $\sum_{i=1}^{16} C_i = N$），交叉和变异会产生含有比要求的更多或更少的采集通道的子代（即 $\sum_{i=1}^{16} C_i \neq N$），因此，去除异常染色体且包含正确采集通道数量的染色体才是新的子代。

5.2.2　基于遗传算法的采集通道优化实验结果与分析

1. 实验设计

在本次实验中，群体规模的大小设置为 50，并且选择 10 条最优染色体来生成子代。变异的概率 $p=0.1$。适应度是 LDA 分类器的验证准确度的 10 倍。当所选择的 10 条最优染色体与其父母的染色体相同时，算法结束。根据输入样本和表面肌电信号采集通道的数量，返回最好的 10 条染色体（Chr）以及相应的准确度（Chracc）。其算法伪代码如算法 5-1 所示。

算法 5-1　用于选择采集通道的遗传算法

1.	过程 GenAlg(Samples, N)
2.	随机初始化 50 条染色体
3.	初始化 Previous Chr 为 0 矩阵
4.	根据适应度值选择 10 条最优染色体（Chr）
5.	while Previous Chr = Chr do
6.	Previous Chr ← Chr
7.	将 10 条最优染色体放入下一个子代中
8.	while 下一个子代数目没有超出 50 do
9.	从 Chr 中随机选择两条染色体
10.	通过交叉和变异生成两条子染色体（$p = 0.1$）
11.	if 一条或两条子染色体是正常的 then
12.	将正常的子染色体放入后代子群中
13.	根据适应度值选择 10 条最优染色体（Chr）
14.	return Chr, Chracc　　▷ Chracc is the fitness (i.e. accuracy)

2. 表面肌电信号采集通道数量与识别准确度之间的关系

随着表面肌电信号采集通道数量的增加，分析识别准确度的变化，最优选择采集通道与随机选择采集通道的识别准确度比较如图 5-3 所示。其中，竖线表示误差条，显示与标准之间的偏差。它将遗传算法最优选择采集通道方法的识别准确度与随机选择采集通道方法的识别准确度进行了比较。

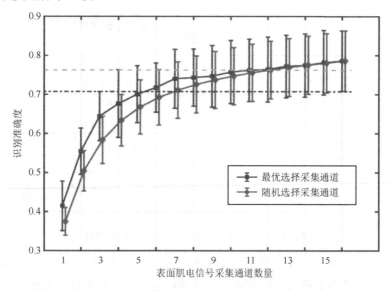

图 5-3　最优选择采集通道与随机选择采集通道的识别准确度比较

通过对 13 种手势的识别不难看出，无论是采用最优选择采集通道方法还是随机选择采集通道方法，其识别准确度都随所选择的采集通道数量增加而提高。根据实验结果，可得到最优选择采集通道方法与随机选择采集通道方法适合的曲线关系式如下：

$$y = 0.12\ln(x) + 0.48 \tag{5-2a}$$

$$y = 0.14\ln(x) + 0.41 \tag{5-2b}$$

从图 5-3 中可以发现，最优选择采集通道方法与随机选择采集通道方法具有确定的系数分别是 0.93 和 0.97，当最优选择 14 个采集通道时，准确度稳定地达到 77.30%。选择 11 个采集通道可以达到 76% 的准确度，其相对准确度为 76%/78.59%≈97%，其中 78.59% 为选择 16 个采集通道的准确度。同样，最优选择 9 个采集通道的相对准确度可达 90%。当随机选择表面肌电信号采集通道时，实验结果也显示了准确度增加的趋势，但总体准确度远低于最优选择采集通道方法。在与最优选择采集通道方法的比较中，随机选择采集通道方法的准确度未能在选择 13 个或 14 个采集通道时达到峰值。

要达到 90% 的相对准确度，采用最优选择采集通道方法至少需要选择 6 个采集通道，但采用随机选择采集通道方法至少需要 7 个采集通道。当只需选择少量采集通道（即 <8 个采集通道）时，最优选择采集通道方法的准确度提高非常明显。统计分析表明，当只需要 3～5 个、7 个或 8 个采集通道时，基于遗传算法的最优选择采集通道方法的效果显著。

3. 不同手势对表面肌电信号采集通道优化的影响分析

选择采集通道方法也在不同手势组的识别中被进行了评估。不同手势组的采集通道优化效果比较如图 5-4 所示。在图 5-4 中，将手势分为三类：基本手势、手腕手势和抓握手势。基本手势包括 HR、HC 和 HO。WF、WE、WP、WS、UF 和 RF 为手腕手势。

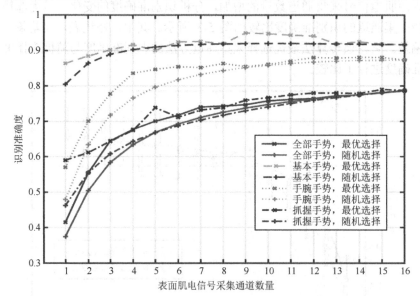

图 5-4　不同手势组的采集通道优化效果比较

3 种基本手势在 16 个采集通道上的识别准确度均在 90% 以上，比 6 种手腕手势的识别准确度高 5% 左右。全部手势的识别准确度与 4 种抓握手势的识别准确度相似，略低于 80%。统计分析表明，在对 3 种基本手势进行识别时，最优选择采集通道方法的解并不明显优于随机选择采集通道方法的解。然而，对于手腕手势的识别，当使用 1～8 个表面肌电信号采集通道时，最优选择通道方法明显优于随机选择采集通道方法。

在对 4 种抓握手势进行识别时，也发现了统计学上的显著改善，但仅选择 1、4、5 个采集通道有显著改善。总之，在对不同手势组进行识别时，可以发现类似的性能，并且最优选择采集通道方法通常优于随机选择采集通道方法，特别是当所需的采集通道数小于 8 个时。

除了研究手部动作识别准确度与采集通道利用率之间的关系，本书还关注是否存在能够持续提供有效表面肌电信号的采集通道。根据前面的实验结果可知，当选择 3~7 个采集通道时，采用最优选择采集通道方法的结果显著优于采用随机选择采集通道方法的结果，因此，在接下来的实验中考虑选择 3~7 个采集通道。首先，没有发现来自不同受试者的所选采集通道是一致的，但确实存在一些采集通道可以提供更好的结果。

6 名受试者所选采集通道的统计结果如图 5-5 所示，涉及 3~7 个采集通道，分别如图 5-5（a）~图 5-5（e）所示。每个条形图的高度表示 6 名受试者首选相应采集通道的概率。其中，图 5-5（f）所示为上述情况的平均概率，图中的误差表示标准偏差。

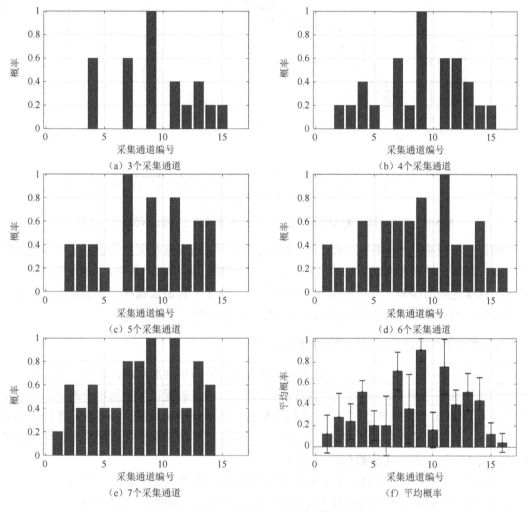

图 5-5   6 名受试者所选采集通道的统计结果

从图 5-5 中可以看出，所有受试者实验均选择采集通道 9，还较多地选择了采集通道 7。如图 5-5（f）所示，通道 9 被选择的概率最高。由图 5-5 可知，若选择 3 个采集通道，最合适组合是采集通道[4、7、9]；若选择 4 个采集通道，最合适组合是采集通道[4、9、11、12]；若选择 5 个采集通道，最合适组合是采集通道[7、9、11、13、14]；其余类推。

4. 最优选择采集通道方法和随机选择采集通道方法识别准确度的比较

最优选择采集通道方法和随机选择采集通道方法识别准确度的比较如图 5-6 所示。对于最优选择采集通道方法和随机选择采集通道方法，识别准确度随所选表面肌电信号采集通道数量的增加呈对数级增长。根据实验结果，可以得到 y 的最优选择曲线。

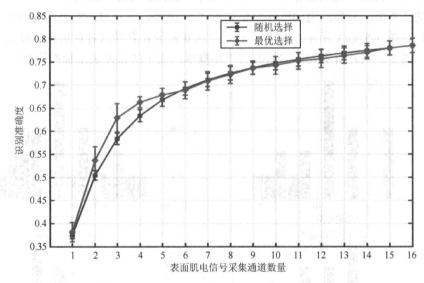

图 5-6　最优选择采集通道方法和随机选择采集通道方法识别准确度的比较

统计分析表明，当只需要选择 2～4 个采集通道时，最优选择采集通道方法可以发挥作用。比较两种选择采集通道方法的统计分析，结果如图 5-6 所示。其中，竖线表示误差条，显示与标准之间的偏差。分析识别准确度的变化，图 5-6 将最优选择采集通道方法的识别准确度与随机选择采集通道方法的识别准确度进行了比较。

5. 通过遗传算法选择采集通道的实验结果

本书进行交叉验证，以评估采集通道选择方法对手势识别准确度的影响。6 名受试者中 5 名的数据通过遗传算法获得最可能的采集通道，剩下的受试者数据用于测试。比较了当需要 9 个和 11 个采集通道时，随机选择采集通道和基于遗传算法选择采集通道的手势识别准确度。其中准确度是通过交叉验证实现的，即通过来自 5 名受试者的数据优化采集通道，用剩下的受试者的实验数据进行测试。

当选择 9 个采集通道时，基于遗传算法选择采集通道方法比随机选择采集通道方法的准确度从 58.60%±4.94% 提高到 61.69%±8.25%，提高了 3.09%；当选择 11 个采集通道时，基于遗传算法选择采集通道方法比随机选择采集通道方法的准确度从 62.64%±5.15% 提高到 67.14%±7.55%，提高了 4.5%。

根据之前的实验结果可知，要达到手势识别相对准确度的峰值 97% 和 90%，应分别选择 11 个采集通道和 9 个采集通道。因此，本书研究了 9 个采集通道和 11 个采集通道最可能的采集通道组合。图 5-7 和图 5-8 所示为选择 9 个、11 个采集通道时各采集通道被选择的概率。

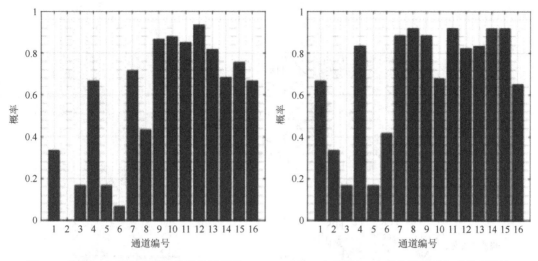

<table>
<tr><td>图 5-7　选择 9 个采集通道时各采集通道被
选择的概率</td><td>图 5-8　选择 11 个采集通道时各采集通道被
选择的概率</td></tr>
</table>

从图 5-7 中可以发现，当选择 9 个采集通道时，最可能选择的采集通道依次是 12（93.33%）、10（87.78%）、9（86.67%）、11（85.00%）、13（81.67%）、15（75.56%）、7（71.67%）、14（68.33%）和 4/16（66.67%）。

从图 5-8 中可以发现，当选择 11 个通道时，最可能选择的通道是 15（91.67%）、14（91.67%）、11（91.67%）、8（88.33%）、9（88.33%）、7（88.33%）、13（83.33%）、4（83.33%）、12（82.22%）、10（67.78%）和 1（66.67%）。

5.2.3　电极位置影响的实验结果与分析

研究结果表明，选择 11 个采集通道可以达到最优性能的 97%，这与文献[219]中的结果一致，说明使用整个高密度肌电设备图时，12 个双极性表面肌电采集通道可以达到最优性能的 98.8%。利用两个表面肌电信号采集通道控制假手的开、关状态，可以保证假手的鲁棒性，但远不能做到直观、智能。因此，本书进一步证实，结合先进的机器学习算法，选择 11 个或 12 个表面肌电信号采集通道可以很好地实现多功能肌电人机接口。

每次佩戴时电极位置都可能会发生较小的变化。许多实验表明，电极移位是影响手势识别准确度的最不利因素。2012 年，Boschmann 和 Platzner[225]指出，使用足够多的表面肌电信号采集通道可以减少小于 1cm 的电极移位带来的影响，但超过 2cm 的电极移位会完全破坏识别系统。优化电极配置可能减小电极移位的影响。遗传算法优先选择较大数量（9～16）的采集通道。这些电极采集通道位于前臂中部。图 5-9 所示为前臂近端和前臂中部水平的横断面解剖，通过比较可以发现，前臂中部可以提供来自不同活动肌肉的更丰富的信息。这是因为从前臂近端捕获的表面肌电信号可能由屈肌和伸肌发出，深度肌肉活动较少被反映出来。

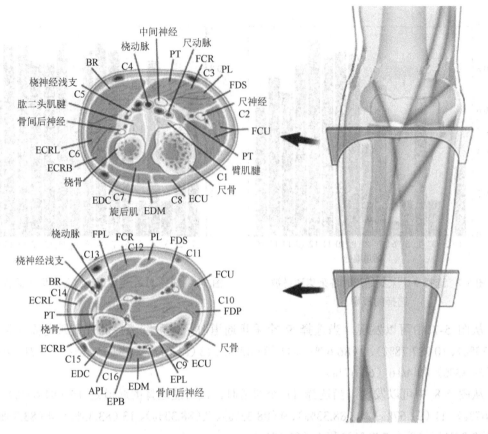

图 5-9　前臂近端和前臂中部水平的横断面解剖

其中，C1～C16 表示对应于前臂肌肉的表面肌电信号采集通道的粗略位置。APL：拇外展肌；BR：肱桡肌；ECRB：桡侧腕短伸肌；ECRL：桡侧腕长伸肌；ECU：尺侧腕伸肌；EDC：指总伸肌；EDM：小指伸肌；EPB：拇短伸肌；EPL：拇长伸肌；FCR：桡侧腕屈肌；FCU：尺侧腕屈肌；FDP：趾深屈肌；FDS：趾浅屈肌；FPL：拇长屈肌；PL：掌长肌；PT：旋前圆肌。

总而言之，在前臂侧面肌肉上定位电极依旧困难，但将电极放置在前臂中部肌肉上更有可能为识别手势提供丰富的信息。

实验结果表明，在 16 个采集通道中最优选择 14 个采集通道可以达到 72.3%的峰值准确度，并且最优选择 9 个和 11 个采集通道分别可以达到 97%和 90%的准确度。交叉验证结果还表明，来自 5 名受试者的最优选择的采集通道对其余受试者也起作用，在 9 个和 11 个采集通道组合中分别提高了 3.09%和 4.5%的准确度。

5.3　基于进化算法的表面肌电信号采集通道与特征组合优化

5.2 节提出将表面肌电信号采集通道数量选择归结为最优化问题，将遗传算法应用于采集通道优化问题求解，确定最优采集通道数量和最优分布。事实上，基于表面肌电信号的手势识别与特征选择有十分重要的关系。本节综合考虑采集通道和特征的同步优化，进一步降低手势识别算法的维度，降低对基于表面肌电信号的手势识别系统的硬件要求。由于同时考虑了 16 个采集通道和 18 个特征，最优化问题的规模显著增大。为此，本书采用进化与群智能算法求解表面肌电信号采集通道与特征组合优化问题。

5.3.1　表面肌电信号采集通道与特征组合优化的差分进化算法

差分进化（Differential Evolution，DE）算法是一种基于实数编码的具有保优思想的贪婪遗传算法。与实数编码的遗传算法相似，也包括选择、交叉和变异等操作，但在产生子代的方式上有所不同，DE 算法在父代个体间的差向量基础上生成变异个体，然后按一定的概率对父代个体与变异个体进行交叉操作，最后采用"贪婪"选择策略产生子代个体。

DE 算法的要素主要有初始种群的产生、适应度函数的设计、差分操作（变异操作、交叉操作、选择操作）设计和控制参数设置[222]。

1. 编码方案设计

DE 利用 NP 个维数为 D 的实数值参数向量作为每一代的种群，每个个体表示为 $\boldsymbol{x}_i^t = \left[x_{i,1}^t, \quad x_{i,2}^t, \quad \cdots \quad , x_{i,D}^t \right]$。NP 表示种群规模，$D$ 表示问题空间维数，t 表示进化代数。

本书使用二进制和十进制两种编码方式同时表示采集通道组合。0 表示未选择该采集通道，1 表示选择该采集通道，即将 C_i 定义为采集通道 i 的状态。$C_i = 1$ 表示选择采集通道 i，而 $C_i = 0$ 表示不选择采集通道 i。$\sum_{i=1}^{16} C_i = N$ 表示在整条染色体中选择了 N 个采集通道。

在编码过程中首先初始化带有 16 个采集通道的个体 k，C_i^k 表示个体 k 的第 i 个采集通道，以十进制编码表示，对于个体 k 的第 i 个采集通道 C_i^k 取小数部分为 d，如果 $d > 0.5$，则 C_i^k 对应的二进制编码 $D_i^k = 1$，否则 $D_i^k = 0$。

为了更加清晰地说明采用的编码方案，这里以个体 individual_k 为例说明其编码方案。DE 算法 individual_k 编码方案如表 5-1 所示。

表 5-1　DE 算法 individual_k 编码方案

individual_k	C_1^k	C_2^k	C_3^k	C_4^k	C_5^k	C_6^k	$\cdots$	C_{15}^k	C_{16}^k
十进制	0.42	0.87	1.28	0.65	0.42	0.77	$\cdots$	0.23	0.91
D_i^k	0	1	0	1	0	1	$\cdots$	0	1

同理，可采用相同的方案对 18 个特征（$C_{17}^k, C_{18}^k, \cdots, C_{34}^k$）进行编码，同时获取 18 个特征的二进制编码方案 $D_{17}^k, D_{18}^k, \cdots, D_{34}^k$。这样一条染色体的编码长度为 34 位。

2. 初始种群的产生

寻找初始种群的一种方法是从给定边界约束内的值中随机选择。在 DE 研究中，一般假定所有随机初始化种群均符合均匀概率分布。设参数变量的界限为 $x_j^{(L)} < x_j < x_j^{(U)}$，则

$$x_{i,j}^0 = \left(x_j^{(U)} - x_j^{(L)} \right) \text{rand}[0,1] + x_j^{(L)}, \quad i = 1, 2, \cdots, \text{NP}, \quad j = 1, 2, \cdots, D \quad (5\text{-}3)$$

式中，$\text{rand}[0,1]$ 表示在 $[0,1]$ 之间产生的均匀随机数。

如果预先可以得到问题的初始解，初始种群也可以通过对初始解加入正态分布随机偏差来产生。

依据表 5-1 所示的编码方案初始化种群，并找出种群中适应度值最大的个体作为第一代最优解。在初始化种群时，同时保存个体的十进制编码和二进制编码。

3. 适应度函数的设计

在 DE 算法中，差分操作主要通过适应度函数的导向来实现。通常根据具体问题定义适应度函数。最直观的方法是直接将待求解优化问题的目标函数作为适应度函数。具体适应度函数与遗传算法的适应度函数相似。

4. 变异操作

对于每个目标个体 x_i^t，$i = 1, 2, \cdots, NP$，它的变异个体 v_i^{t+1} 的产生方式根据差向量的个数以及父代基向量的选取方式的不同分为如下几种。

（1）以随机选择的个体作为父代基向量，采用一个差向量来生成变异个体：

$$v_i^{t+1} = x_{r_1}^t + F\left(x_{r_2}^t - x_{r_3}^t\right) \tag{5-4a}$$

（2）以当前种群最优个体作为父代基向量，采用一个差向量来生成变异个体：

$$v_i^{t+1} = x_{\text{best}}^t + F\left(x_{r_1}^t - x_{r_2}^t\right) \tag{5-4b}$$

（3）以随机选择的个体作为父代基向量，采用两个差向量来生成变异个体：

$$v_i^{t+1} = x_{r_1}^t + F\left[\left(x_{r_2}^t - x_{r_3}^t\right) + \left(x_{r_4}^t - x_{r_5}^t\right)\right] \tag{5-4c}$$

（4）以当前种群最优个体作为父代基向量，采用两个差向量来生成变异个体：

$$v_i^{t+1} = x_{\text{best}}^t + F\left[\left(x_{r_1}^t - x_{r_2}^t\right) + \left(x_{r_3}^t - x_{r_4}^t\right)\right] \tag{5-4d}$$

（5）以当前种群最优个体与目标个体的差向量加权后与目标个体的求和作为父代基向量，采用一个差向量来生成变异个体：

$$v_i^{t+1} = x_i^t + \lambda\left(x_{\text{best}}^t - x_i^t\right) + F\left(x_{r_1}^t - x_{r_2}^t\right) \tag{5-4e}$$

在式（5-4）中，$r_1 \sim r_5$ 表示随机产生的 $[1, NP]$ 之间互异且不等于目标个体序号 i 的自然数。λ 表示加权因子，控制父代基向量的加权方式。$F \in [0, 2]$ 表示缩放比例因子，是一个实常数因数，控制偏差变量的放大作用。

5. 交叉操作

对目标个体 x_i^t 和变异个体 v_i^{t+1} 实施交叉操作生成实验个体 $u_i^{t+1} = [u_{i,1}^{t+1}, u_{i,2}^{t+1}, \cdots, u_{i,D}^{t+1}]$。DE 交叉操作分为二项式交叉和指数交叉两种交叉方式。

1）二项式交叉

随机产生 $[1, D]$ 之间的自然数 rnbr_i。对于第 j 位参数，若 $j = \text{rnbr}\_i$，取变异个体 v_i^{t+1} 中的第 j 位参数作为实验个体 u_i^{t+1} 中的第 j 位参数；若 $j \neq \text{rnbr}\_i$，随机产生 $[0,1]$ 之间的随机实数 r_j，若 $r_j \leq CR$，取变异个体 v_i^{t+1} 中的第 j 位参数作为实验个体 u_i^{t+1} 中的第 j 位参数，否则，取目标个体 x_i^t 中的第 j 位参数作为实验个体 u_i^{t+1} 中的第 j 位参数。二项式交叉表示为

$$u_{i,j}^{t+1} = \begin{cases} v_{i,j}^{t+1}, & r_j \leqslant \mathrm{CR} \text{ 或者} j = \mathrm{rnbr}\_i \\ x_{i,j}^t, & \text{其他} \end{cases} \tag{5-5}$$

式中，r_j 为第 j 个 $[0,1]$ 之间的随机数；rnbr_i 为 $[1,D]$ 之间的随机自然数，它确保了 u_i^{t+1} 至少从 v_i^{t+1} 中获得一个参数；CR 为交叉概率，取值范围为 $[0,1]$。

二项式交叉的实例如图 5-10 所示，其交叉方式类似于遗传算法中的均匀交叉。

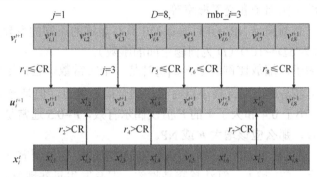

图 5-10　二项式交叉的实例

2）指数交叉

随机产生 $[1,D]$ 之间的自然数 rnbr_i。对于第 j 位参数，若 $j < \mathrm{rnbr}\_i$，取目标个体 x_i^t 中的第 j 位参数作为实验个体 u_i^{t+1} 中的第 j 位参数；若 $j = \mathrm{rnbr}\_i$，取变异个体 v_i^{t+1} 中的第 j 位参数作为实验个体 u_i^{t+1} 中的第 j 位参数；若 $j > \mathrm{rnbr}\_i$，随机产生 $[0,1]$ 之间的随机实数 r_j，若 $r_j \leqslant \mathrm{CR}$，取变异个体 v_i^{t+1} 中的第 j 位参数作为实验个体 u_i^{t+1} 中的第 j 位参数，否则，实验个体 u_i^{t+1} 中剩下的所有参数都从目标个体 x_i^t 中继承。

指数交叉的实例如图 5-11 所示，其交叉方式类似于遗传算法中的二点交叉。

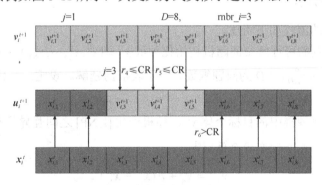

图 5-11　指数交叉的实例

6. 选择操作

DE 采用贪婪准则在 x_i^t 和 u_i^{t+1} 之间进行选择，产生下一代个体 x_i^{t+1}：

$$x_i^{t+1} = \begin{cases} u_i^{t+1}, & f(u_i^{t+1}) > f(x_i^t) \\ x_i^t, & \text{其他} \end{cases} \tag{5-6}$$

式中，$f(\cdot)$ 表示目标函数。式（5-6）是针对最大化问题而言的，若是最小化问题，那么选择实验个体作为子代个体的条件是 $f(\boldsymbol{u}_i^{t+1}) < f(\boldsymbol{x}_i^t)$。

7．控制参数设置

DE 算法的搜索性能取决于算法全局探索和局部开发能力的平衡，而这在很大程度上依赖于算法的控制参数的选取。相对其他进化算法而言，DE 算法所需调节的参数较少，主要包括种群规模、缩放比例因子和交叉概率等。

（1）种群规模。必须满足 NP ≥ 4 以确保 DE 具有足够的不同的变异向量，根据经验，NP 的合理选择范围为 $5D \sim 10D$（D 为问题空间的维数）。

（2）缩放比例因子。缩放比例因子 $F \in [0,2]$ 是一个实常数，它决定偏差向量的放大比例。F 越大，算法越容易逃出局部极小点而收敛到全局最优点，但是当 $F>1$ 时，收敛速度将变慢。研究表明，小于 0.4 和大于 1 的 F 值仅偶尔有效，$F=0.5$ 通常是一个较好的初始选择。若种群过早收敛，那么应该增大 F 或 NP。

（3）交叉概率。交叉概率 CR 是一个范围在[0,1]的实数，它控制着一个实验向量参数来自于变异向量的概率。CR 越大，算法越容易收敛，但易发生早熟现象。CR 的一个较好的选择是 0.3 左右。

（4）最大迭代数。一般而言，最大迭代数越大，最优解越精确，但计算时间越长，要根据具体问题进行设定。一般范围为 100～200 代。

（5）终止条件。除最大迭代数可作为 DE 的终止条件外，有时还需要其他判定准则，一般当目标函数值在连续若干代的变化量小于阈值时程序终止，阈值常选为 10^{-6}。

在上述参数中，F、CR 与 NP 一样，在搜索过程中是常数，一般 F 和 CR 影响搜索过程的收敛速度和鲁棒性，它们的优化值不仅依赖于目标函数的特性，还与 NP 有关。通常可通过在对不同值做一些实验之后利用实验结果找到 F、CR 和 NP 的合适值。

8．DE 算法的流程

基本 DE 算法的流程如下所述。

步骤 1：在问题的可行解空间随机初始化种群 $\boldsymbol{x}^0 = [x_1^0, x_2^0, \cdots, x_{NP}^0]$（NP 为种群规模），个体 $\boldsymbol{x}_i^0 = [x_{i,1}^0, x_{i,2}^0, \cdots, x_{i,D}^0]$（$D$ 为问题维数）用于表征问题解。设定运行代数 $t = 0$。

步骤 2：设置 $j=1$。

步骤 3：对当前种群中的目标个体 $\boldsymbol{x}_j^t$，随机产生 $[1, NP]$ 之间互异且不等于 j 的自然数 $r_1 \sim r_3$，进行变异操作产生变异个体 $\boldsymbol{v}_j^{t+1}$：

$$\boldsymbol{v}_j^{t+1} = \boldsymbol{x}_{r_1}^t + F(\boldsymbol{x}_{r_2}^t - \boldsymbol{x}_{r_3}^t)$$

式中，$\boldsymbol{x}_{r_1}^t$ 为父代基向量；$\boldsymbol{x}_{r_2}^t - \boldsymbol{x}_{r_3}^t$ 称作父代差分向量；F 为缩放比例因子。

步骤 4：对目标个体 $\boldsymbol{x}_j^t$ 和变异个体 $\boldsymbol{v}_j^{t+1}$ 实施交叉操作生成实验个体 $\boldsymbol{u}_j^{t+1}$

$$\boldsymbol{u}_j^{t+1} = [u_{j,1}^{t+1}, u_{j,2}^{t+1}, \cdots, u_{j,D}^{t+1}]$$

$$u_{j,k}^{t+1} = \begin{cases} v_{j,k}^{t+1}, & [\mathrm{rand}b(k) \leqslant CR] \text{ 或者 } k = \mathrm{rnbr}(j) \\ x_{j,k}^t, & \text{其他} \end{cases}$$

式中，$\text{rand}b(k)$ 为[0,1]之间随机数发生器的第 k 个估计值；$\text{rnbr}(j)$ 为 $[1, D]$ 之间的随机自然数，它确保了 u_j^{t+1} 至少从 v_j^{t+1} 中获得一个参数；CR 为交叉概率，取值范围为[0,1]。

步骤 5：采用贪婪准则在 x_j^t 和 u_j^{t+1} 之间进行选择，产生下一代个体 x_j^{t+1}：

$$x_j^{t+1} = \begin{cases} u_j^{t+1}, & f(u_j^{t+1}) > f(x_j^t) \\ x_j^t, & \text{其他} \end{cases}$$

若是最小化问题，那么选择实验个体作为子代个体的条件是 $f(u_j^{t+1}) < f(x_j^t)$。

步骤 6：$j = j+1$，若 $j \leqslant \text{NP}$，则转至步骤 3；否则，执行步骤 7。

步骤 7：$t = t+1$，判断是否满足终止条件，若满足，则输出最优解并终止迭代过程；否则，转至步骤 2。

5.3.2　表面肌电信号采集通道与特征组合优化的量子进化算法

量子计算（Quantum Computing）是物理学中的量子力学和计算机科学相结合形成的一种新的计算理论。自 20 世纪 80 年代初 Benioff 和 Feynman 提出了量子计算的概念后，量子计算以其独特的计算性能迅速成为研究的热点。量子计算理论利用量子叠加（Superposition）、纠缠（Entangle）和干涉（Interference）等量子态所特有的特性，并通过量子并行（Quantum Parallelism）计算求解问题。

21 世纪初由 Narayanan 等人提出的量子进化算法（Quantum Evolutionary Algorithm，QEA）是一种基于自然生物机制启发的随机搜索和优化方法，由于该进化算法采用量子编码，增加了种群进化过程中的多样性，具有较好的鲁棒性以及通用性，所以比其他的智能算法具有更强的优势，目前已得到广泛的应用。

1．量子染色体编码

量子进化算法把量子计算引入到了经典的进化算法中，利用量子比特编码方式使一条染色体可以表达多个态的叠加，从而实现了种群的多样性[222]。

量子比特是量子进化算法中的信息存储单元，一个量子比特的状态可表示为

$$|\psi\rangle = \alpha|0\rangle + \beta|1\rangle \tag{5-7a}$$
$$|\alpha|^2 + |\beta|^2 = 1 \tag{5-7b}$$

式中，α 与 β 表示 $|0\rangle$ 和 $|1\rangle$ 的概率幅；$|\alpha|$ 为观察值 0 的概率；$|\beta|$ 为观察值 1 的概率。可以应用此方法表征任意的线性叠加态。

在量子进化算法中，不再使用确定性编码方式，而是根据量子的叠加性，使用一种不确定性的基于量子比特的概率编码方式。每一个量子个体有两条染色体，每一条染色体分别采用上述编码方式并转化为二进制编码。使用量子比特编码的个体称为量子个体。二进制量子进化算法具有高度并行性，在解决优化问题时表现出优良的性能。

1）二进制编码

二进制编码的种群 $P(t) = \left\{ p_1^t, \cdots, p_n^t \right\}$，$p_j^t$ 为第 t 代种群中的第 j 个个体，且

$$p_j^t = \begin{bmatrix} \alpha_1^t & \alpha_2^t & \cdots & \alpha_m^t \\ \beta_1^t & \beta_2^t & & \beta_m^t \end{bmatrix}$$ 表示一条具有 m 个量子比特位的量子染色体，m 为量子染色体的长度，

即个体中量子比特位的个数。

根据二进制编码的特点，可以用两个量子比特位表示 4 个状态，以此类推，用 n 个量子比特位表示 2^n 个状态。在二进制编码中，一个量子比特位表示两种状态，实现简单，但是只适用于能用二进制编码解决的问题，有一定局限性。

2）多进制编码

多进制编码将二进制编码扩展到了 n 维，每一维都代表一个量子比特，通常用一个量子矩阵表示。矩阵的每一行用一个二进制编码表示，矩阵由 n 列这样的二进制编码组成，采用多个量子比特位表示一个多状态基因，对实际问题的编码设计通用性好且实现简单。

3）概率复合位表示

概率复合位表示从另一个角度提出了一种多状态表示方法。一条 n 个状态的染色体可表示为

$$[p_0, p_1, \cdots, p_{n-1}]^T \tag{5-8a}$$
$$p_0 + p_1 + \cdots + p_{n-1} = 1 \tag{5-8b}$$

式中，$p_0, p_1, \cdots, p_{n-1}$ 分别表示取 $0, 1, \cdots, n-1$ 的概率。在这种编码方式下，通过产生一个均匀随机数 $r \in [0,1]$，以轮赌盘方式确定观测值，并采用一种基于概率值的特有方法进行更新操作。

用量子比特表示的量子染色体的特点就是群体的多样性，因为它可以概率地表示线性叠加态。例如，一条长度为 3 的量子染色体可以表示为

$$\begin{bmatrix} \dfrac{1}{\sqrt{2}} & -\dfrac{1}{\sqrt{2}} & \dfrac{1}{2} \\ \dfrac{1}{\sqrt{2}} & \dfrac{1}{\sqrt{2}} & \dfrac{\sqrt{3}}{2} \end{bmatrix}$$

根据上面的染色体，可以得到二进制串，例如

$$\frac{1}{4}|000\rangle + \frac{\sqrt{3}}{4}|001\rangle - \frac{1}{4}|010\rangle - \frac{\sqrt{3}}{4}|011\rangle + \frac{1}{4}|100\rangle + \frac{\sqrt{3}}{4}|101\rangle - \frac{1}{4}|110\rangle - \frac{\sqrt{3}}{4}|111\rangle$$

上述结果的意思是状态 $|000\rangle$, $|001\rangle$, $|010\rangle$, $|011\rangle$, $|100\rangle$, $|101\rangle$, $|110\rangle$ 和 $|111\rangle$ 的概率分别为 $\frac{1}{16}, \frac{3}{16}, \frac{1}{16}, \frac{3}{16}, \frac{1}{16}, \frac{3}{16}, \frac{1}{16}$ 和 $\frac{3}{16}$，因此，3 个量子比特的量子染色体可以包含 8 个状态的信息。那么，长度为 m 的量子染色体可以包含 $2m$ 个状态的信息。

一个量子个体代表任意线性叠加状态，因此能够表示大量的信息，作用在个体上的操作就具有了并行性，而一般的编码方式只能表示一个具体状态，所以量子进化更容易保持种群的多样性。这个特点使得量子进化算法能够用较小的种群取得较好的寻优结果。随着 $|\alpha|^2$ 和 $|\beta|^2$ 趋于 0，或者 1，多样性消失，量子个体也收敛到单一状态。

2．量子种群规模

在传统的遗传算法中染色体与解之间是一对一的关系，而量子进化算法则可以采用一条染色体表示多解，因此，算法可以用较小的种群规模表示多个问题解。对多种不同规模种群采用量子进化算法的实验证明，量子染色体种群越大，算法解的鲁棒性就越好。

1）固定种群规模

在量子进化算法中，固定种群规模的设定依赖于具体的应用问题，量子染色体规模一般设定在 $10\sim100$。

2）可变种群规模

可变种群规模就是在算法迭代过程中，按照一定原则或者随机选择其中的优良种群进行下一次迭代。在该算法中，初始种群仅包含 n 个路径生成矩阵，且每个矩阵的每个元素均用量子比特位表示。在算法运行中，量子比特位表示矩阵生成若干个可行路径矩阵，进行交叉、变异、矩阵内各行随机移动等操作，生成新的个体。种群更新时，选取若干个最优个体，并随机选择一个个体以保持种群的多样性。该算法充分利用了量子比特位表示方法可以表示多个解的特性，来保持解种群的分散特性。

在量子进化算法中，种群规模的设定依赖于具体的应用问题，量子染色体规模一般设定在 $10\sim100$。在该实验中，种群规模设置为 40，迭代数设置为 20。

令 $t=0$，随机初始化种群 $P(t)=\left\{p_1^t,\cdots,p_n^t\right\}$，$p_j^t$ 为第 t 代种群中的第 j 个个体，且 $p_j^t=\begin{bmatrix}\alpha_1^t & \alpha_2^t & \dots & \alpha_m^t\\ \beta_1^t & \beta_2^t & & \beta_m^t\end{bmatrix}$ 表示一条具有 m 个量子比特位的量子染色体，m 为量子染色体的长度，即个体中量子比特位的个数。

为简单起见，本实验中所有量子比特位的初始值均设为 $\begin{bmatrix}\dfrac{1}{\sqrt{2}} & \dfrac{1}{\sqrt{2}}\end{bmatrix}$。

3．初始化量子种群

1）基本染色体初始化方法

在基本量子进化算法中，量子染色体由量子比特位组成，并且所有的量子比特位的初始值均设为 $\begin{bmatrix}\dfrac{1}{\sqrt{2}} & \dfrac{1}{\sqrt{2}}\end{bmatrix}$。这种初始化方法十分简单，但是量子染色体的初始化没有考虑到具体的应用问题，因此优化效果有一定的局限性。

2）两阶段初始化

量子比特位的初始值对量子进化算法的性能有着显著的影响，由此提出了一种两阶段的复合量子遗传算法框架。在第一阶段中随机初始化量子比特位，经过若干次量子进化搜索后，将得到的优良结果用于第二阶段量子遗传算法的初始化，进行进一步的解空间的全局搜索。这里初始解空间的设计主要依靠对问题解决方案的正确把握，并总结出相应的先验知识。

4. 量子观测

量子观测是指模拟量子的坍塌对种群中的各个个体进行一次测量，使个体从叠加状态转化到单一的确定状态，将量子染色体转变成一般的实数染色体。

在基本量子进化算法中，量子观测一般采用如下方法：根据 p_j^t 中概率幅的取值情况构造长度为 m 的二进制串 r_j^t。构造方法：产生 $[0,1]$ 中的一个随机数 s，若 $\left|\alpha_i^t\right|^2 > s$，则二进制串 r_j^t 第 i 位上取值为 0，否则为 1。由此得到二进制串种群 $R(t)$。

通过量子观测将只有在量子计算机中才能观测的信息，转换成了能在二进制计算机中表示的信息。这一过程将导致具有 2^m 个状态的量子染色体退变成一个确定的状态，这在量子理论中被称为量子坍塌（Collapse）。

其中常用的量子观测过程伪代码如下。

```
procedure observe (x)
begin
    i←0
    while (i <m) do
    begin
        i←i + 1
        if random[0,1] > |αi|² or |βi|²
        then xi←1
        else xi ←0
    end
end
```

5. 量子进化

基本的量子进化操作主要是量子交叉和量子变异。

在基本量子进化算法中，由于量子旋转门（Quantum Rotating Gate）更新实际上就相当于对量子染色体进行相应的进化操作，因此一般认为这些操作可以采用，也可以省略。但是，只采用量子旋转门而没有交叉、变异等遗传操作，仍然可能陷于局部极小。基本的量子进化操作主要是量子交叉和量子变异。量子交叉和量子变异的基本思想和进化算法中交叉和变异的基本思想相同，不同的只是操作的对象是量子染色体。

量子进化操作设计：对通过量子观测得到的种群中的个体进行交叉、变异进化操作，生成新的种群 $R(t)$。

量子交叉设计：随机产生一个数 i（i 小于等于染色体长度），然后交换量子染色体位于位置 i 之后的量子比特位 $\alpha_i,\cdots,\alpha_m$。

量子变异设计：随机产生一个数 i（i 小于等于染色体长度），然后交换量子染色体位于位置 i 的 α_i、β_i 的位置。

6. 量子评价

根据目标函数计算适应度值，评价 $R(t)$ 中的各个个体，保留最优个体 b。该过程与遗传算法等进化算法中的适应度函数评价过程相同。

根据量子进化操作采用量子旋转门更新每个个体并计算新的适应度值，同时更新个体对应的二进制编码。对每个个体更新每个个体的染色体及其适应度值，并保存种群中最优个体的适应度值。

7. 量子更新与量子门

可以采用很多种方法进行量子更新，如量子异或门、量子 Hadamard 变换门等各种量子门。本书采用目前应用最多的量子旋转门更新种群，称为基于量子旋转门的进化算法。

在量子计算过程中，都是通过量子态的幺正变换来演化的，从而保持了量子态的归一化特点。这里量子计算的主要方式就是对量子比特位进行最基本的幺正操作。这种算符通常称为量子门。这种通过改进更新量子门的方法来操作量子门的方式，也可以应用在量子进化算法中。

在量子更新过程中，量子门是最终实现进化操作的执行机构，最常用的为量子旋转门。量子旋转门矩阵表示为

$$U = \begin{bmatrix} \cos\theta & -\sin\theta \\ \sin\theta & \cos\theta \end{bmatrix} \tag{5-9}$$

进化过程由量子旋转门更新量子比特位概率幅来实现：

$$\begin{bmatrix} \alpha_i' \\ \beta_i' \end{bmatrix} = U(\theta_i)\begin{bmatrix} \alpha_i \\ \beta_i \end{bmatrix} = \begin{bmatrix} \cos(\theta_i) & -\sin(\theta_i) \\ \sin(\theta_i) & \cos(\theta_i) \end{bmatrix}\begin{bmatrix} \alpha_i \\ \beta_i \end{bmatrix} \tag{5-10}$$

式中，$\begin{bmatrix} \alpha_i \\ \beta_i \end{bmatrix}$ 为第 i 个量子比特位概率幅，且满足 $\theta_i = s(\alpha_i, \beta_i)\Delta\theta_i$。这里的 θ_i 为旋转角，控制着当前解收敛到最优解的速度。量子门中的角度 θ 在更新量子比特的过程中起着至关重要的作用。θ 的大小影响着搜索精度，其符号则决定量子门旋转的方向。θ_i 根据具体问题设定，通常由 r_j^t 及其对应的函数值与 b 及其对应的函数值的相对关系进行设计。

$s(\alpha_i, \beta_i)$ 控制着旋转的方向。这里查 Lookup 表确定 $\theta_i = s(\alpha_i, \beta_i)\Delta\theta_i$。

Lookup 表如表 5-2 所示。在 Lookup 表中，x_i 和 b_i 分别代表当前二进制解决方案和最优解决方案的第 i 位，$f(x)$ 是 x 的适应度值。

表 5-2　Lookup 表

x_i	b_i	$f(x) \geq f(b)$	$\Delta\theta_i$	$s(\alpha_i\beta_i)$			
				$\alpha_i\beta_i > 0$	$\alpha_i\beta_i < 0$	$\alpha_i = 0$	$\beta_i = 0$
0	0	false	0	0	0	0	0
0	0	true	0	0	0	0	0
0	1	false	0	0	0	0	0
0	1	true	0.05π	0	+1	±1	0
1	0	false	0.01π	−1	+1	±1	0
1	0	true	0.025π	+1	−1	0	±1
1	1	false	0.005π	+1	−1	0	±1
1	1	true	0.025π	+1	−1	0	±1

借助于 Lookup 表，上述过程可用伪代码表示如下。

```
procedure update (q)
begin
    i←0
    while (i <m) do
    begin
        i←i + 1
        determine θᵢ with the lookup table
        obtain (αᵢ′,βᵢ′) as [αᵢ′,βᵢ′]ᵀ = U(θ)[αᵢ,βᵢ]ᵀ
    end
    q ←q′
end
```

通过上述更新操作，量子进化算法完成了一次量子更新，相当于经典算法进行了一次交叉、变异等的进化操作。

（1）量子进化更新机制。为什么更新操作能引导当前解收敛到最优解呢？由于 $|\alpha|^2+|\beta|^2=1$，我们可以想象它们位于一个单位圆中。如果当前条件为 $x_i=0$，$b_i=1$，$f(x)>f(b)$，那么为了获取一个更好的量子染色体，x_i 取 0 的概率应该增大，也就是说 random[0,1]> $|\alpha_i|^2$ 的概率应该减小，即 $|\alpha_i|^2$ 的值应该增大。因此，如果 (α_i,β_i) 在第一、三象限，θ_i 应该顺时针转动，反之，应当逆时针转动，这样当前解就会更进一步接近最优解。

这里的 Lookup 表实际上就是一种收敛策略，关于 Lookup 表中的 $\Delta\theta_i$ 值的大小，有如下规律：如果 $\Delta\theta_i$ 值过大，则容易产生发散，导致当前解不易收敛到最优解或早熟收敛到局部最优解；而 $\Delta\theta_i$ 值过小又会产生收敛时间长、算法效率低等问题。

各种文献中对具体的 $\Delta\theta_i$ 值也有不同的表述，应该根据具体的应用问题对 $\Delta\theta_i$ 值进行合理的设计。

（2）量子更新迭代。进化算法的迭代主要集中在如何判断算法的终止条件上，但是也可以通过判断其他条件来满足算法的终止条件。量子进化算法开始于一种全局搜索并自动收敛于一种局部搜索，这主要是量子算法内在的概率机制。基于这一点，判断算法终止条件可以用最优解中各个量子比特位出现的概率满足某个规定的上限这一条件来取代基本量子进化算法中的算法终止条件 t<MAX_GEN。

8. 改进量子进化算法

为了改进量子进化算法的优化性能，人们提出了许多改进算法，主要有并行量子进化算法、混合量子进化算法等。

量子进化算法的表示形式决定了种群中的每个个体可以同时表示多个状态，但在基本的量子进化算法中，种群中的每个个体仅由其本身概率幅和当前最优解个体决定，个体与个体之间的联系不紧密。因此，类似于多种群遗传算法，并行量子进化算法将整个种群划分为若干个子种群，每个子种群独立进行进化操作，并在一定的进化代数之后进行个体的交换，即所谓的"移民"（Migration）操作以传递信息，如此可实现并行算法。

混合量子进化算法将不同的优化算法互相结合，综合了不同优化算法的优点，可以显著提高算法的性能。例如，将量子进化算法与粒子群算法混合、量子进化算法与免疫算法混合等。

9. 基本量子进化算法的流程

步骤 1：初始化种群。令 $t=0$，初始化种群 $P(t)=\left\{p_1^t,\cdots,p_n^t\right\}$ 可以采用基本染色体初始化方法，或者两阶段初始化方法。

步骤 2：量子观测。根据 p_j^t 中概率幅的取值情况构造长度为 m 的二进制串 r_j^t，方法是，产生 $[0,1]$ 中的一个随机数 s，若 $\left|\alpha_i^t\right|^2 > s$，则 r_j^t 中该位取值为 0，否则为 1。由此得到二进制串种群 $R(t)$。

步骤 3：进化操作。对 $R(t)$ 中的个体进行交叉、变异进化操作，生成新的 $Q(t)$。

步骤 4：评价。评价 $R(t)$ 中的各个个体，保留最优个体 b。若满足终止条件，算法终止；否则继续。

步骤 5：量子更新。采用量子旋转门 $U(\theta)$ 来更新 $R(t)$。

步骤 6：判断终止条件并迭代。令 $t=t+1$，并返回步骤 2。

量子进化算法的基本流程可以用如下的伪代码表示。

```
procedure QEA
begin
    t←0
    initialize P(t)
    observe P(t) and produce R(t)
    evaluate R(t)
    store the best solution b among R(t)
    while (t <MAX_GEN) do
    begin
        update P(t)
        t←t + 1
        observe P(t) and produce R(t)
        evaluate R(t)
        store the best solution b among R(t)
        end
end
```

量子进化算法的基本流程如图 5-12 所示。

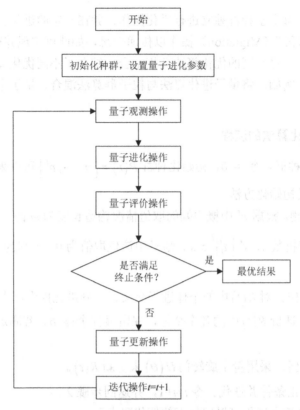

图 5-12　量子进化算法的基本流程

5.4　基于群智能算法的表面肌电信号采集通道与特征组合优化

5.4.1　表面肌电信号采集通道与特征组合优化的粒子群优化算法

粒子群优化（Particle Swarm Optimization，PSO）算法起源于鸟类觅食行为，将粒子移动的方向和速度比拟为鸟类飞行觅食的轨迹，是一种有效的全局搜索算法。

在粒子群优化算法中，粒子移动的方向和位置主要取决于粒子的历史最优位置和全局最优位置。根据粒子移动的速度和当前的位置确定粒子移动后的位置，这种更新粒子速度和位置的粒子群优化算法称为全局模式粒子群优化（Global Version PSO）算法，其速度与位置更新公式如（5-11）、式（5-12）所示[222]。

$$v_i(t+1) = wv_i(t) + c_1 r_1 \left[P_{best}i(t) - x_i(t) \right] + c_2 r_2 \left[G_{best}(t) - x_i(t) \right] \quad (5-11)$$
$$x_i(t+1) = x_i(t) + v_i(t+1) \quad (5-12)$$

式中，$v_i(t)$ 与 $x_i(t)$ 分别表示 t 时刻粒子 i 的速度和位置；$P_{best}i(t)$ 是 t 时刻粒子 i 的历史最优位置；$G_{best}(t)$ 是 t 时刻全局最优粒子；w 是惯性因子；c_1、c_2 是加速常数；r_1、r_2 是在区间[0,1]内产生的均匀随机数。

从式（5-11）、式（5-12）可知：粒子 i 移动的轨迹由 $v_i(t)$、$P_{best}i(t) - x_i(t)$、$G_{best}(t) - x_i(t)$ 三部分决定。其中惯性因子 w 和加速常数 c_1、c_2 决定其相对重要性。

（1）对粒子的位置与速度进行编码。

在利用粒子群优化算法解决表面肌电信号采集通道和特征组合优化问题时，首先对粒子的位置与速度进行编码，第 k 个粒子 particel$_k$ 的编码方案如表 5-3 所示。

表 5-3　第 k 个粒子 particel$_k$ 的编码方案

particel$_k$	进　　制	C_1^k	C_2^k	C_3^k	⋯	C_{16}^k
位置	十进制	0.42	0.89	1.26	⋯	2.19
	二进制	0	1	0	⋯	0
速度	十进制	1.23	2.34	3.85	⋯	0.78
	二进制	0	0	1	⋯	1

在该编码方案中，对于第 k 粒子 particel$_k$ 的第 j 位 C_j^k 的十进制，如果 C_j^k 的小数部分 $t > 0.5$，则其二进制编码 $D_j^k = 1$，否则 $D_j^k = 0$。按照上述编码方案，每一个粒子的位置与速度分别对应一个十进制编码和二进制编码。同理，可采用相同的方案对 18 个特征（ $C_{17}^k, C_{18}^k, \cdots, C_{34}^k$ ）进行编码，同时获取 18 个特征的二进制编码 $D_{17}^k, D_{18}^k, \cdots, D_{34}^k$。

依据上述编码方案对每一个粒子的位置与速度分别进行编码，每一个粒子包含 34 位十进制数据，前 16 位分别表示 16 个采集通道，后 18 位分别表示其特征。根据最优结果的十进制编码采用四舍五入的方法转化为二进制编码进行特征和采集通道优化。其中，0 表示未选取该特征或采集通道，1 表示选取该特征或采集通道。

在利用粒子群优化算法优化采集通道和特征时，设置种群规模 popsize 为 40，最大迭代数 Maxnum_iteration 设置为 20，每个量子染色体的长度为 34，每个粒子的位置和速度分别按照表 5-3 所示的方式初始化为十进制编码，并转化为二进制编码。在优化时，利用建模生成的适应度函数进行更新，以十进制编码进行优化并将最优结果转化为二进制编码。

初始化种群的位置和速度，并根据初始化的种群确定每一个粒子的 pbest，种群中适应度值最大的粒子作为 gbest，当前的 gbest 作为第一代的最优个体。

（2）进行算法迭代寻优。

算法进入迭代过程，对每个粒子更新位置和速度并计算适应度函数值。在更新粒子的位置和速度过程中，同时根据上述编码方式更新粒子的位置和速度对应的二进制编码。如果更新后的粒子的适应度函数值大于更新前的 pbest 的适应度函数值，则更新 pbest，同时更新 pbest 的二进制编码；如果更新后的 pbest 的适应度函数值大于当前 gbest 的适应度值，则更新 gbest，并更新二进制编码。根据上述步骤依次更新种群中的粒子，并输出档次迭代的全局最优位置 gbest。

（3）重复上述迭代过程并保存每一次迭代的最优粒子 gbest，直至迭代结束输出 gbest。

（4）根据每次迭代保存的全局最优粒子 gbest 生成每一代最优粒子 gbest 变化的曲线图。

（5）根据最后一次迭代输出的全局最优粒子 gbest 对应的二进制编码判断是否选择该特征或采集通道。gbest 前 16 位表示对应的特征是否被选择，后 18 位表示对应的采集通道是否被选择，在二进制编码中 1 表示选取该特征或采集通道，0 表示未选取该特征或采集通道。其算法伪代码如算法 5-2 所示。

算法 5-2   基于粒子群优化算法的表面肌电信号采集通道优化

1.   初始化种群并对每个粒子的位置和速度进行编码
2.   初始化每个粒子的历史最优位置 pbest
3.   计算粒子的适应度值并找出种群的全局最优位置 gbest
4.   判断算法迭代终止条件
5.   对于每个粒子 i 执行下列操作：
6.   更新粒子的速度与位置
7.   计算更新后粒子的适应度值
8.   如果更新后粒子的适应度值大于更新前的
9.   更新粒子的 pbest
10.   如果 pbest ≻ gbest
11.   更新 gbest
12.   更新种群粒子结束
13.   迭代结束
14.   输出最优粒子

粒子群优化算法的流程图如图 5-13 所示。

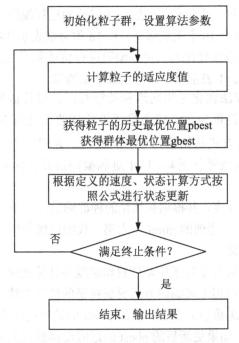

图 5-13   粒子群优化算法的流程图

5.4.2   表面肌电信号采集通道与特征组合优化的量子粒子群优化算法

在粒子群优化算法中，粒子位置的更新依赖于粒子的局部最优位置和全局最优位置。然而，这种更新粒子位置的方式容易使粒子陷入局部最优。为了解决该问题，受量子物理学的启发，Sun 等人提出了一种能够保证全局收敛的量子粒子群优化（Quantum Particle Swarm Optimization，QPSO）算法。

编码方案。不同于粒子群优化算法，量子粒子群优化算法取消了粒子的速度，利用种群的重心位置更新粒子的位置。同样在利用粒子群优化算法优化采集通道数量和特征选择问题时需要进行编码。编码方案与粒子群优化算法的编码方案相同，以十进制编码和二进制编码分别表示 pbest、gbest、mbest。

在量子粒子群优化算法中，粒子的更新方式不同于粒子群优化算法，引入了粒子重心更新粒子位置。其粒子位置更新方式主要依赖于粒子的历史最优位置、全局最优位置和粒子重心。

量子粒子群优化算法的基本步骤如下[222-224]。

步骤 1：初始化粒子群体。确定种群规模为 M，随机产生服从均匀分布的粒子的位置向量 $x_i(t) = (x_{i1}(t), x_{i2}(t), \cdots, x_{id}(t))$，其中 $i = 1, 2, \cdots, M$，个体位置向量均位于 $[x_{\min}, x_{\max}]$ 范围。根据目标函数计算粒子的适应度函数，并分别以十进制编码和二进制编码进行存储。根据种群的 fitness 值初始化 pbest、gbest，并以十进制编码和二进制编码进行存储。同时根据初始化的 pbest 计算种群的 mbest 并编码。

步骤 2：求解 $pbest_i$ 和 gbest。设置个体历史最优值 $pbest_i = x_i$，计算每个粒子对应的适应度函数值，并将群体中适应度函数值最优的粒子设置为全局最优值 gbest。

步骤 3：计算所有粒子的重心（mbest）。

步骤 4：计算粒子的最优位置（p_{id}）。

步骤 5：根据量子粒子群进化方程更新每个粒子的位置，产生新的种群。

步骤 6：计算粒子历史最优值（pbest）。根据适应度函数计算每个粒子的适应度值，通过和粒子的历史最优值进行比较，如果当前值优于粒子的历史最优值，则把当前值替换为粒子的最优值（pbest），否则不替换。

步骤 7：计算群体历史最优值（gbest）。计算所有粒子的适应度值，并与当前的全局最优值（gbest）进行比较，若当前值优于全局最优值，则把当前值替换为全局最优值。

步骤 8：粒子适应度值满足收敛条件或者达到最大迭代数，则算法结束，否则跳转到步骤 2 继续迭代执行。

量子粒子群优化算法的伪代码如算法 5-3 所示。

算法 5-3　基于量子粒子群优化算法的表面肌电信号采集通道优化

1.	初始化种群并对每个粒子的位置进行编码
2.	初始化每个粒子的历史最优位置 pbest
3.	计算粒子的适应度值并找出种群的全局最优位置 gbest
4.	依据每个粒子的 pbest 计算种群粒子的重心 mbest
5.	判断算法迭代终止条件
6.	更新粒子的重心 mbest
7.	对于每个粒子 i 执行下列操作：
8.	更新位置
9.	计算更新后粒子的适应度值
10.	如果更新后粒子的适应度值大于更新前的
11.	更新粒子的 pbest
12.	如果 pbest ≻ gbest
13.	更新 gbest
14.	更新种群粒子结束
15.	迭代结束
16.	输出最优粒子

5.4.3　表面肌电信号采集通道与特征组合优化的蚁群优化算法

蚁群优化（Ant Colony Optimization，ACO）[222-224]算法起源于蚂蚁觅食行为。意大利科学家 Dorigo 等人在观察蚂蚁觅食习性时发现，蚂蚁总能找到巢穴与食物之间的最短路径。受蚂蚁觅食行为的启发，Dorigo 等人在 20 世纪 90 年代初提出了蚁群优化算法。它是继模拟退火算法、遗传算法、禁忌搜索算法、人工神经网络算法等启发式搜索算法后的又一种应用于组合优化问题的启发式搜索算法。

20 世纪 90 年代后期，这种算法逐渐引起了很多研究者的注意，他们对算法做了各种改进并应用于其他领域。研究表明，蚁群优化算法在解决离散组合优化问题方面具有良好的性能，并在多方面得到了应用。Dorigo 等人提出了蚁群优化算法的框架，所有符合蚁群优化描述框架的蚂蚁算法都可称之为蚁群优化算法，或简称为蚁群算法。Gutgahr 首先证明了蚁群优化类算法的收敛性。

经研究发现，蚁群觅食时总存在信息素（Pheromone）跟踪和信息素遗留两种行为，即蚂蚁一方面会按照一定的概率沿着信息素较强的路径觅食；另一方面，蚂蚁会在走过的路上释放信息素，使得在一定范围内的其他蚂蚁能够觉察到并由此影响它们的行为。当一条路上的信息素越来越多时，后来的蚂蚁选择这条路的概率也越来越大，从而进一步增加该路径的信息素量；当其他路径上的蚂蚁越来越少时，这条路径上的信息素会随着时间的推移逐渐减少。这种选择过程称为蚂蚁的自催化过程，其原理是一种正反馈机制，所以蚂蚁系统也称为增强型学习系统。

蚁群优化算法中前一只蚂蚁行走轨迹时留下的信息素决定后一只蚂蚁选择觅食路径的概率，其作为寻找最优解的方法是一种有效的全局搜索算法。用蚂蚁的行走路径表示待优化问题的可行解，整个蚂蚁群体的所有路径构成待优化问题的解空间。较短路径上的蚂蚁释放的信息素较多，随着时间的推进，较短路径上累积的信息素量逐渐增多，选择该路径的蚂蚁个数也愈来愈多。最终，整个蚁群会在正反馈的作用下集中到最优的路径上，此时对应的解便是待优化问题的最优解。

初始化蚁群参数，将选择的采集通道作为蚂蚁选择的路径，将适应度值的倒数作为对应路径的长度。蚂蚁 $k(k=1,2,\cdots,m)$ 在运动过程中，根据各条路径上的信息素和启发信息决定转移方向。每只蚂蚁在 t 时刻选择下一个元素，并在 $t+1$ 时刻到达那里。$P_{xy}^k(t)$ 表示在 t 时刻蚂蚁 k 选择从元素 x 转移到元素 y 的概率。$P_{xy}^k(t)$ 由信息素 $\tau_{xy}(t)$ 和局部启发信息 $\eta_{xy}(t)$ 共同决定，也称为随机比例规则（Random Proportion Rule）。

$$P_{xy}^k(t) = \begin{cases} \dfrac{\left|\tau_{xy}(t)\right|^\alpha \left|\eta_{xy}(t)\right|^\beta}{\sum\limits_{y \in \text{allowed}_k(x)} \left|\tau_{xy}(t)\right|^\alpha \left|\eta_{xy}(t)\right|^\beta}, & y \in \text{allowed}_k(x) \\ 0, & \text{其他} \end{cases} \tag{5-13}$$

$$p_{ij}^k(t) = \dfrac{\tau_{ij}^\alpha(t)\eta_{ij}^\beta}{\sum \tau_{ij}^\alpha(t)\eta_{ij}^\beta(t)}, \quad j \in \{m - \text{tabu}\} \tag{5-14}$$

式中，$\text{allowed}_k(x) = \{0,1,\cdots,n-1\} - \text{tabu}_k(x)$ 表示蚂蚁 k 下一步允许选择的元素，$\text{tabu}_k(x)$ $(k=1,2,\cdots,m)$ 是禁忌表，记录蚂蚁 k 当前所走过的元素，以禁止蚂蚁选择已经选择的元素；α 是信息素启发因子，表示轨迹的相对重要性，反映了残留信息素 $\tau_{xy}(t)$ 在指导蚁群搜索中的相对重要程度；β 为期望值启发因子。α 值越大，蚂蚁越倾向于选择其他蚂蚁经过的路径，该状态转移概率越接近于贪婪规则。当 $\alpha = 0$ 时，就不再考虑信息素水平，算法就成为有多重起点的随机贪婪算法。而当 $\beta = 0$ 时，算法就成为纯粹的正反馈的启发式算法。

随着时间的推移，以前留下的信息素逐渐挥发，用参数 $1-\rho$ 表示信息素挥发度，其中，ρ 为 0～1 的常数。ρ 越小，信息素挥发得越快。蚂蚁完成一次循环，各路径上的信息素挥发规则可以取为

$$\tau_{xy}(t+1) = \rho\tau_{xy}(t) + \Delta\tau_{xy}(t) \tag{5-15}$$

路径 (x,y) 上信息素的增量为

$$\Delta\tau_{xy}(t) = \sum_{k=1}^{m}\Delta\tau_{xy}^{k}(t) \tag{5-16}$$

式中，$\Delta\tau_{xy}(t)$ 为路径 (x,y) 上 t 到 $t+1$ 时刻信息素的增量；$\Delta\tau_{xy}^{k}(t)$ 为第 k 只蚂蚁 t 到 $t+1$ 时刻留在路径 (x,y) 上的信息素的增量。根据具体算法的不同，$\Delta\tau_{xy}^{k}(t)$、$\Delta\tau_{xy}(t)$、$\tau_{xy}(t)$ 及 $\tau_{xy}^{k}(t)$ 的表达形式可以不同，要根据具体问题而定。

Dorigo 给出了 $\Delta\tau_{xy}^{k}(t)$ 的三种不同模型。

第一种称为蚂蚁圈系统（Ant-cycle System）。单只蚂蚁所访问路径上的信息素更新规则为

$$\Delta\tau_{xy}^{k}(t) = \begin{cases} \dfrac{Q}{L_k}, & \text{若第}k\text{只蚂蚁在本次循环中从}x\text{到}y \\ 0, & \text{否则} \end{cases} \tag{5-17}$$

式中，Q 为常数；L_k 为优化问题的目标函数值，表示第 k 只蚂蚁在本次循环中所走路径的长度。

第二种称为蚂蚁数量系统（Ant-quantity System）：

$$\Delta\tau_{xy}^{k}(t) = \begin{cases} \dfrac{Q}{d_{xy}}, & \text{若第}k\text{只蚂蚁在本次循环中从}x\text{到}y \\ 0, & \text{否则} \end{cases} \tag{5-18}$$

第三种称为蚂蚁密度系统（Ant-density System）：

$$\Delta\tau_{xy}^{k}(t) = \begin{cases} Q, & \text{若第}k\text{只蚂蚁在本次循环中从}x\text{到}y \\ 0, & \text{否则} \end{cases} \tag{5-19}$$

第一种模型利用的是整体信息，即蚂蚁完成一个循环后，更新所有路径上的信息，通常作为蚁群算法的基本模型。后两种模型利用的是局部信息，蚂蚁每走一步都要更新残留信息素，而非等到所有蚂蚁完成对所有 n 个城市的访问以后。

比较上述三种模型，蚂蚁圈系统的效果最好，这是因为它利用的是全局信息 Q/L_k，而其余两种模型利用的是局部信息 Q/d_{xy} 和 Q。全局信息更新方法很好地保证了残留信息素

不会无限累积。如果路径没有被选中，那么上面的残留信息素会随着时间的推移而逐渐减少，这使算法能"忘记"不好的路径。即使路径经常被访问也不会因为 $\Delta\tau_{xy}^k(t)$ 的累积，而产生 $\Delta\tau_{xy}^k(t) \gg \eta_{xy}(t)$，使期望值的作用无法体现。这充分体现了模型中全局范围内较短路径（较好解）的生存能力，加强了信息正反馈性能，提高了系统搜索收敛的速度。因而，在蚁群优化算法中，通常采用蚂蚁圈系统作为基本模型。

蚁群优化算法的实现步骤如下所述。

（1）初始化种群。初始化蚁群中个体的位置，将选择的采集通道作为蚂蚁选择的路径，将适应度值的倒数作为对应路径的长度，每一只蚂蚁带固定信息素，根据路径长度铺设相对应量的信息素，记录最优解。

（2）迭代寻优。算法进入迭代过程，每一只蚂蚁根据各条路径上的信息素进行路径的概率选择，同时释放相对应量的信息素，更新最优解。

（3）重复上述步骤，并保存每一代中的最优解，将整体最优解记录在 best_road 中。

（4）绘制种群最优解准确度图，并得到相对应特征与采集通道的序列。

从蚁群搜索最短路径的机理不难看到，算法中有关参数的不同选择对蚁群优化算法的性能有至关重要的影响，但其选取的方法和原则，目前尚没有理论上的依据，通常都是根据经验而定的。

信息素启发因子 α 的大小反映了蚁群在路径搜索中随机性因素作用的强度。其值越大，蚂蚁选择以前走过的路径的可能性越大，搜索的随机性减弱，但当 α 过大时会使蚁群的搜索过早陷于局部最优。

期望值启发因子 β 的大小反映了蚁群在路径搜索中先验性、确定性因素作用的强度，其值越大，蚂蚁在某个局部点上选择局部最短路径的可能性越大，虽然搜索的收敛速度得以加快，但蚁群在最优路径搜索过程中的随机性减弱，易于陷入局部最优。蚁群优化算法的全局寻优性能，首先要求蚁群的搜索过程必须有很强的随机性；而蚁群优化算法的快速收敛性能，又要求蚁群的搜索过程必须有较高的确定性。因此，α 和 β 对蚁群优化算法性能的影响和作用是相互配合、密切相关的。

蚁群优化算法与遗传算法等各种模拟进化算法一样，也存在着收敛速度慢、易于陷入局部最优等缺陷。而信息素挥发度 $1-\rho$ 的大小直接关系到蚁群优化算法的全局搜索能力及其收敛速度：由于信息素挥发度 $1-\rho$ 的存在，当要处理的问题规模比较大时，会使那些从来未被搜索到的路径（可行解）上的信息素量减小到接近于 0，因而降低了算法的全局搜索能力。但当 $1-\rho$ 过大时，会使那些从未被搜索到的路径（可行解）上的信息量减小到接近于 0，所以以前搜索过的路径被再次选择的可能性过大，也会影响到算法的随机性和全局搜索能力。反之，通过减小信息素挥发度 $1-\rho$ 虽然可以提高算法的随机性能和全局搜索能力，但又会使算法的收敛速度降低。

对于旅行商问题，单个蚂蚁在一次循环中所经过的路径，表现为问题的可行解集中的一个解，k 个蚂蚁在一次循环中所经过的路径，则表现为问题的可行解集中的一个子集。显然，子集越大（即蚁群数量多）越可以提高蚁群优化算法的全局搜索能力以及算法的稳定性；但蚂蚁数目增多后，会使大量的曾被搜索过的解（路径）上的信息素量的变化比较平均，信息素正反馈的作用不明显，搜索的随机性虽然得到了加强，但收敛速度减慢。反之，子集较小（即蚁群数量少），特别是当要处理的问题规模比较大时，会使那些从来未被搜索到的解（路径）上的信息素量减小到接近于 0，搜索的随机性减弱，虽然收敛速度加快，但会使算法的全局性能降低，算法的稳定性变差，容易出现过早停滞现象。

在蚂蚁圈系统模型中，总信息素量 Q 为蚂蚁循环一周时释放在所经过的路径上的信息素总量。总信息素量 Q 越大，则在蚂蚁已经走过的路径上信息素的累积越快，可以加强蚁群搜索时的正反馈性能，有助于算法的快速收敛。在蚁群优化算法中各个算法参数的作用实际上是紧密结合的，其中对算法性能起着主要作用的是信息素启发因子 α、期望值启发因子 β 和信息素残留常数 ρ 三个参数。总信息素量 Q 对算法性能的影响则有赖于上述三个参数的配置以及算法模型的选取。例如，在蚂蚁圈系统模型和蚂蚁密度系统模型中，总信息素量 Q 对算法性能的影响显然有较大的差异。而信息素的初始值 τ_0 对算法性能的影响不是很大。

5.5　表面肌电信号采集通道与特征智能优化算法实验分析

针对表面肌电信号采集通道与特征这一组合优化问题，分别采用 DE 算法、QEA、PSO 算法、QPSO 算法、ACO 算法五种算法，对表面肌电信号的 16 个采集通道和 AAC、AF、FrequencyRatio、IEMG、LOG、MAV、MeanFre、Meanfrequency、RMS、VAR、WAMP、TM3、TM4、TM5、WL、MFMD、MFMN、ZC 18 个特征进行组合优化实验，通过采集的样本数据建立模型构建适应度函数，其中 ACO 算法、PSO 算法、QEA 表现出较好的优化效果。

5.5.1　表面肌电信号采集通道与特征组合优化的单一算法实验与分析

1. 量子进化算法实验与分析

设置种群规模 popsize 为 40，最大迭代数 Maxnum_iteration 设置为 20，每条量子染色体长度为 34，其中前 16 位表示采集通道，后 18 位表示特征。每次迭代输出最优个体的适应度值，并根据每次迭代生成最优个体适应度值变化曲线图。

同时，根据最后一次迭代输出的全局最优个体对应的二进制编码判断是否选择该特征或采集通道。前 16 位表示采集通道，后 18 位表示特征，在二进制编码中 1 表示选取该特征或采集通道，0 表示未选取该特征或采集通道。

图 5-14 所示为量子进化算法迭代过程中最优个体的适应度值变化曲线、采集通道选择与特征选择。从图 5-14（b）可知，本实验最终选择了 1、2、4、8、9、12、16 共 7 个采集通道。图 5-14（c）给出了 MeanFre、TM4、MFMD、MFMN、ZC 5 个最优特征。如图 5-14（a）所示，量子进化算法每代最优个体的适应度值呈逐渐递增趋势，并跳出局部最优趋于稳定状态。

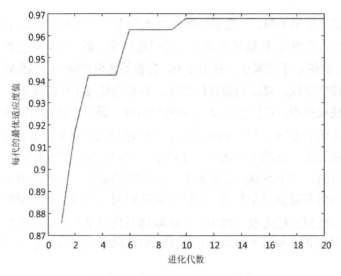

（a）每代最优个体的适应度值变化曲线

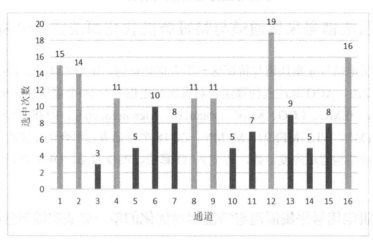

（b）采集通道选择

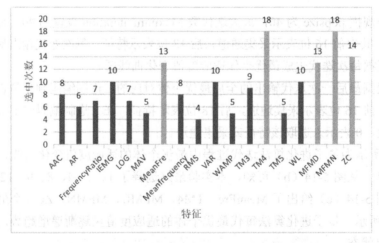

（c）特征选择

图 5-14　量子进化算法迭代过程中每代最优个体的适应度值变化曲线、采集通道选择与特征选择

2. 粒子群优化算法实验与分析

设置种群规模为 40，最大迭代数设置为 20，粒子群优化算法涉及的三个参数分别为 $w = 0.7298$，$c_1 = c_2 = 2.05$。图 5-15 所示为粒子群优化算法迭代过程中每代最优个体的适应度值变化曲线、采集通道选择与特征选择。

其中图 5-15（b）显示本实验最终选择了 1、2、4、5、8、10、12 共 7 个采集通道。图 5-15（c）显示选择了 IEMG、MeanFre、Meanfrequency、TM4、MFMD、MFMN 6 个特征。从每代最优个体的适应度值变化曲线图 5-15（a）可以看出，粒子在不断地趋于最优解，并能够跳出局部最优，表明基于粒子群优化算法的表面肌电信号采集通道和特征组合优化具有较好的效果。

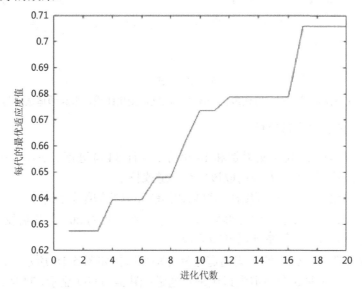

（a）每代最优个体的适应度值变化曲线

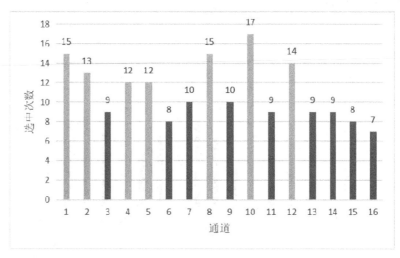

（b）采集通道选择

图 5-15　粒子群优化算法迭代过程中每代最优个体的适应度值变化曲线、采集通道选择与特征选择

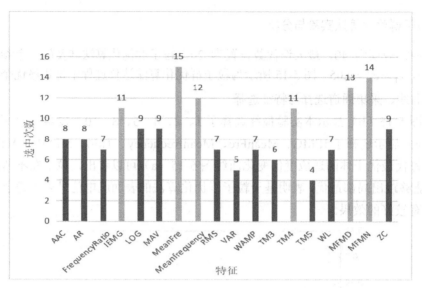

（c）特征选择

图 5-15　粒子群优化算法迭代过程中每代最优个体的适应度值变化曲线、采集通道选择与特征选择（续）

3．蚁群优化算法实验与分析

采用二进制编码对 16 位采集通道和 18 位特征共计 34 位进行二进制编码，其中 0 代表选取该采集通道或特征，1 代表未选取该采集通道或特征。

首先随机初始化 34 位二进制编码，得到初始解和蚂蚁初始化信息素，再采用蚁群优化算法计算得出最优结果。其中初始种群数为 40，最大迭代数为 20，信息启发式因子 α 为 2，期望值启发因子 β 为 2，信息素挥发度为 0.15。

采用蚁群优化算法优化后的采集通道选择与特征选择如图 5-16 所示。图 5-16（a）显示，1、2、5、9、12、16 共 6 个通道为最优采集通道；图 5-16（b）显示，TM4、WL、MFMN、ZC 4 个特征为优选特征。

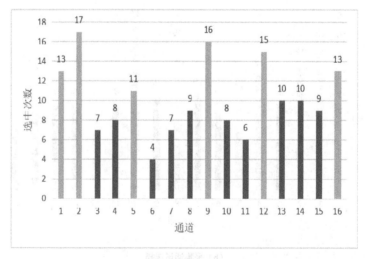

（a）采集通道选择

图 5-16　采用蚁群优化算法优化后的采集通道选择与特征选择

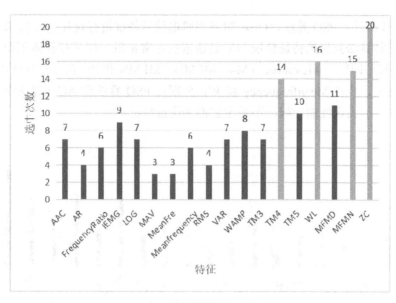

（b）特征选择

图 5-16　采用蚁群优化算法优化后的采集通道选择与特征选择（续）

5.5.2　表面肌电信号采集通道与特征组合优化的多种智能算法对比分析

本节将分别对量子进化算法（QEA）、粒子群优化（PSO）算法、蚁群优化（ACO）算法三种算法和差分进化（DE）算法、QEA、PSO 算法、量子粒子群优化（QPSO）算法、ACO 算法五种算法进行对比分析，揭示各种算法对采集通道和特征选择的影响。

采用 ACO 算法、PSO 算法、QEA 对表面肌电信号采集通道进行优化的实验结果如图 5-17 所示。尽管三种算法的结果稍有不同但整体趋势基本一致，采集通道 1、2、8、9、12、16 均表现出良好的整体选中概率（平均选中次数均在 10 以上），体现出较高的准确度，可作为首选采集通道。采集通道 10 虽在 PSO 算法中表现良好，但在 ACO 算法和QEA 中的表现性能并不优秀，不考虑选择为最优采集通道。

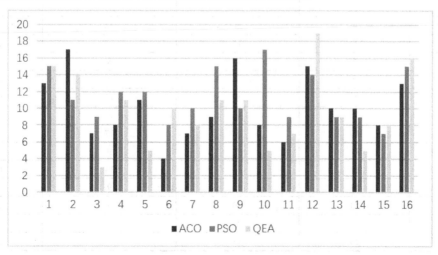

图 5-17　采用 ACO 算法、PSO 算法、QEA 对表面肌电信号采集通道进行优化的实验结果

采用 ACO 算法、PSO 算法、QEA 对表面肌电信号特征进行优化的实验结果如图 5-18 所示。采用三种算法获得的特征情况与采集通道的非常相似，都具有整体相似性和个体差异性。5 个特征，即特征 MeanFre、TM4、MFMD、MFMN 和 ZC 在三种算法中表现良好，可作为首选特征。特征 Meanfrequency 和 WL 分别在 PSO 算法和 ACO 算法中表现良好，但在其他算法中的表现性能一般，不考虑它们为优选特征。

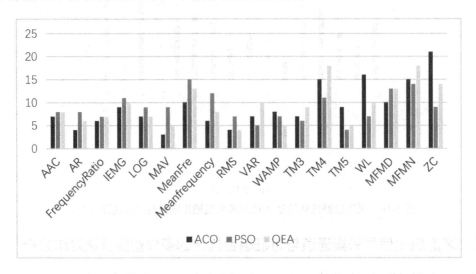

图 5-18　采用 ACO、PSO 算法、QEA 对表面肌电信号特征进行优化的实验结果

采用 ACO 算法、PSO 算法、QEA 的采集通道选择表与特征选择表如表 5-4 和表 5-5 所示。

表 5-4　采用 ACO 算法、PSO 算法、QEA 的采集通道选择表

编　　号	采集通道	ACO 算法	PSO 算法	QEA
1	1	13	15	15
2	2	17	11	14
3	3	7	9	3
4	4	8	12	11
5	5	11	12	5
6	6	4	8	10
7	7	7	10	8
8	8	9	15	11
9	9	16	10	11
10	10	8	17	5
11	11	6	9	7
12	12	15	14	19
13	13	10	9	9
14	14	10	9	5
15	15	8	7	8
16	16	13	15	16

表 5-5　采用 ACO 算法、PSO 算法、QEA 的特征选择表

编　号	特　征	ACO 算法	PSO 算法	QEA
1	AAC	7	8	8
2	AR	4	8	6
3	FrequencyRatio	6	7	7
4	IEMG	9	11	10
5	LOG	7	9	7
6	MAV	3	9	5
7	MeanFre	10	15	13
8	Meanfrequency	6	12	8
9	RMS	4	7	4
10	VAR	7	5	10
11	WAMP	8	7	5
12	TM3	7	6	9
13	TM4	15	11	18
14	TM5	9	4	5
15	WL	16	7	10
16	MFMD	10	13	13
17	MFMN	15	14	18
18	ZC	21	9	14

表 5-6 所示为采用 DE 算法、QEA、PSO 算法、QPSO 算法、ACO 算法获得的采集通道数量和特征数量。QEA 在各类算法中表现较为突出，QEA 的适应度值变化曲线保持在类似算法中的较高区域，如图 5-14（a）所示。PSO 算法的适应度值变化曲线增长较快，表现趋势较为明显，ACO 算法、QPSO 算法、DE 算法的适应度值变化曲线整体相差不大，综上所述，QEA 在此类问题中表现较好。

表 5-6　采用 DE 算法、QEA、PSO 算法、QPSO 算法、ACO 算法获得的采集通道数量和特征数量

算　法	特征数量	采集通道数量
PSO 算法	6	7
QEA	8	4
QPSO 算法	10	6
DE 算法	12	8
ACO 算法	4	6

综合上述分析可得，QEA 比较适合解决表面肌电信号配置优化问题。主要是由于 QEA 自身采用染色体编码方式，并且算法自身需要构造二进制编码串，其他算法则是将十进制编码转换为二进制编码输出结果，根据转换的方案不同，结果差异会很大。QEA 自身采用二进制编码，可以有效地避免转换误差问题。

本书分别采用 DE 算法、QEA、PSO 算法、QPSO 算法、ACO 算法共五种算法进行采集通道优化和特征优化，基于五种算法的采集通道优化结果和特征优化结果如图 5-19、图 5-20 所示。

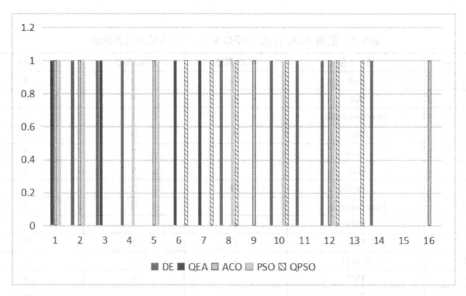

图 5-19　基于五种算法的采集通道优化结果

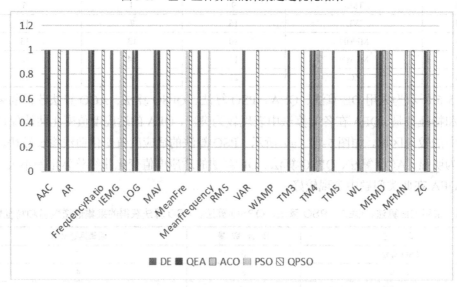

图 5-20　基于五种算法的特征优化结果

5.6　本章小结

　　本章采用 ELONXI 肌电采集系统，选择 6 名身体健全的受试者参加实验，使用窗口分析法处理表面肌电信号原始数据。通过对表面肌电信号多项特征进行分析，首先采用遗传算法优化表面肌电信号采集通道，进而提高手势识别的准确度，通过染色体编码、交叉、变异和去除异常染色体等操作，实现表面肌电信号采集通道选择的最优化，确定了最优采集通道数量和最优分布。本章比较最优选择采集通道和随机选择采集通道方法的识别准确度，分析了不同手势对表面肌电信号采集通道优化的影响，给出了表面肌电信号采集通道数量与识别准确度之间的关系。实验结果表明：使用 11 个表面肌电信号采集通道进行手势识别的相对准确度可以达到 97%；将电极放在前臂中部可以获得比放在前臂近身体端更好的效果。

　　为进一步降低手势识别算法的维度，降低对基于表面肌电信号的手势识别系统的硬件要求，本章提出了表面肌电信号采集通道与特征组合优化方法，采用进化算法和群智能算法求解具有 16 个采集通道和 18 个特征的组合优化问题，提出了基于 DE 算法、QEA、PSO 算法、QPSO 算法、ACO 算法的采集通道与特征组合优化方法。采用五种算法分别进行了实验研究与对比分析，实验结果说明：QEA 在解决表面肌电信号采集通道优化问题时不易陷入局部最优。这些算法不仅计算效率高、寻优性能好，而且能够给出表面肌电信号采集通道的最优数量和最优分布，为实现低密度表面肌电信号检测系统奠定了基础。

第 6 章　表面肌电信号采集通道与特征多目标智能优化算法

6.1　引言

已有的对表面肌电信号手势识别的研究主要集中于单目标的识别问题，也就是说，对表面肌电信号手势识别问题的建模还局限于将问题建立为单目标优化问题。但是，在实际的表面肌电信号手势识别应用场合，模型不仅需要考虑识别的正确性，而且要综合考虑使用的采集通道数与特征数，以及计算复杂度，特别是要提高系统的鲁棒性，防止不同动作的识别准确度差别过大等，是一种多目标优化问题（Multi-objective Optimization Problem，MOP）。

在多目标优化问题中，由于存在目标之间的冲突和无法比较的现象，一个解在某个目标上是最好的，在其他目标上可能是最差的。1986 年，意大利经济学家维尔弗雷多·帕累托（Vilfredo Pareto）提出了多目标优化的 Pareto 解的概念。一个解在改进任何目标函数的同时，必然会削弱至少一个其他目标函数的值，这样的解称为 Pareto 解。最优解集合在空间上形成的曲面称为 Pareto 前沿面。

多目标优化进化算法（Multi-objective Optimization Evolution Algorithm，MOEA）是一种模拟自然进化过程的元启发式智能优化算法[222-226]。由于一次运行就能获得一组 Pareto 近似解，所以多目标优化进化算法在多目标优化领域取得了巨大成功[227]。按照采用的个体存活机制不同，多目标优化进化算法可以划分为基于 Pareto 支配关系的多目标优化进化算法、基于性能指标的多目标优化进化算法和基于分解的多目标优化进化算法（Multi-objective Optimization Evolution Algorithm based on Decomposition，MOEA/D）[228-231]。

MOEA/D 将传统多目标数学规划方法与进化算法相结合，借助一组均匀分布的权重向量将多目标优化问题分解为一系列单目标优化子问题，并采用进化算法对各个子问题同时求解，得到一组均匀分布的 Pareto 最优解集合。与其他类型的算法相比，MOEA/D 的计算复杂度较低，得到的 Pareto 最优解集合具有较优的收敛性和多样性，因此受到越来越多研究者的关注[232-235]。

本章针对多目标表面肌电信号识别问题，进一步改进了 MOEA/D，提出了基于自适应角度选择的多目标优化算法，即 MOEA/D-AAU，建立了表面肌电信号采集通道多目标优化模型以及差分进化求解方法。本章的结构如下：6.2 节建立了表面肌电信号采集通道与特征多目标优化问题数学模型；6.3 节介绍多目标优化问题差分进化求解方法；6.4 节介绍基于全局综合排序自适应角度选择的多目标优化进化算法，包括将多目标优化问题转换为一组单目标优化问题，以及基于分解的多目标优化问题差分进化求解方法；6.5 节进行了与表面肌电信号采集通道与特征多目标优化相关的实验分析；6.6 节和 6.7 节进行了多目标优化方法与其他方法的对比分析、评价及有效性验证；最后，6.8 节介绍了基于肌电通道与特征优化的机器人识别系统，并检验了其在实际应用中的可行性。

6.2　表面肌电信号采集通道与特征多目标优化问题建模

特征提取旨在通过将大尺寸目标映射到较小尺寸空间来降低数字化表面肌电信号的维数。肌电图特征通常被视为单采集通道电信号的振幅、频率或复杂性。随着表面肌电信号采集通道数量的增加，不同采集通道的表面肌电信号不能被简单地组合成分类器的输入。这些采集通道中的表面肌电信号之间的关系变得越来越重要。例如，如果腕屈肌的肌电图振幅被确定为高于伸肌的振幅，则屈曲动作是可以预测的，但目前在许多文献中被忽略了。可以绘制多采集通道表面肌电信号表示将肌肉功能解释为手部相关动作的先验知识。这样表示表面肌电信号有助于对肌肉和手部动作相互作用原理进行理解。本书使用窗口分析法提取表面肌电信号的特征。

不同采集通道以及特征的选择会得到不同的识别准确度，但过多的采集通道和特征可能会导致资源的浪费，而过少的采集通道和特征则会使识别准确度下降得过快。因此，在保证一定的阈值情况下，得到了式（6-1）：

$$
\begin{aligned}
p_i &= \begin{cases} 1, & \text{使用第} i \text{个通道} \\ 0, & \text{不使用第} i \text{个通道} \end{cases} \\
f_j &= \begin{cases} 1, & \text{使用第} i \text{个特征} \\ 0, & \text{不使用第} i \text{个特征} \end{cases} \\
n_p^u &= \sum_{i=1}^{n_p} p_i \\
n_f^u &= \sum_{j=1}^{n_f} f_j \\
n_{p,l}^u &\leqslant n_p^u \leqslant n_p \\
n_{f,l}^u &\leqslant n_f^u \leqslant n_f
\end{aligned}
\tag{6-1}
$$

式中，n_p 为采集通道总数量；n_f 为特征总数量；$n_{p,l}^u$ 为最少使用的采集通道数量；$n_{f,l}^u$ 为最少使用的特征数量；n_p^u 为所使用的采集通道数量；n_f^u 为所使用的特征数量。这样能够保证在一定精度情况下对采集通道数、特征数进行约束。

定义式（6-2）：

$$
\begin{aligned}
\boldsymbol{\alpha} &= [g_1, g_2, \cdots, g_{n_f}] \\
\boldsymbol{C}^k &= \boldsymbol{\alpha} \boldsymbol{D}^k
\end{aligned}
\tag{6-2}
$$

式中，$\boldsymbol{\alpha}$ 为 n_f 维列向量，包含 n_f 个特征计算公式；$\boldsymbol{D}^k$ 为 n_p 维行向量，是进行第 k 种动作时 n_p 个采集通道得到的表面肌电信息值；$\boldsymbol{\alpha} \boldsymbol{D}^k$ 表示使用特征计算公式对每个采集通道信息进行计算得到不同的特征值，形成一个 $n_f \times n_p$ 维的特征矩阵。

为了选取最优的采集通道和特征进行识别，得到式（6-3）：

$$\boldsymbol{P} = [p_1, p_2, \cdots, p_{n_p}]$$
$$\boldsymbol{F} = [f_1, f_2, \cdots, f_{n_f}] \tag{6-3}$$
$$\boldsymbol{S} = \boldsymbol{FP}$$

式中，$\boldsymbol{P}$ 为 p_i 构成的采集通道向量，表示采集通道的使用情况；$\boldsymbol{F}$ 为 f_i 构成的特征向量，表示特征的使用情况；$\boldsymbol{S}$ 为 $\boldsymbol{P}$ 向量和 $\boldsymbol{F}$ 向量的点积形成的 0-1 矩阵，用于表示是否使用该采集通道或者该特征。

使用分类器 δ 对特征进行处理，得到正判结果 J^k，并计算第 k 种动作的识别准确度：

$$J^k = \delta(\boldsymbol{S} \circ \boldsymbol{C}^k)$$
$$P_l^{a^k}(J_l^k, R_l^k) = \begin{cases} 1, & J_l^k = R_l^k \\ 0, & J_l^k \neq R_l^k \end{cases} \tag{6-4}$$
$$a^k = \frac{1}{N} \sum_{l=1}^{N} P_l^{a^k}$$
$$a^k \geq \beta$$

式中，R_l^k 表示第 k 种动作第 l 个样本的正确识别，则当 $J_l^k = R_l^k$ 判定结果正确时，$P_l^{a^k} = 1$，否则为 0。对 N 个样本结果进行累加得到第 k 种动作的识别准确度 a^k，其中 β 为阈值。

第 5 章研究了采集通道数最少的最优化问题，本章研究多目标情况下的最优化问题。首先的目标是减少采集通道与特征的数量，即有目标函数式（6-5）

$$\begin{aligned} \min \quad & n_p^u \\ \min \quad & n_f^u \end{aligned} \tag{6-5}$$

在减少采集通道与特征的数量同时，必须保证高效的识别效率，也要防止不同动作的识别准确度差别过大，因此还有目标函数式（6-6）：

$$\begin{aligned} \min \quad & 1 - \frac{1}{n_a} \sum_{k=1}^{n_a} a^k \\ \min \quad & \sqrt{\frac{1}{n_a} \sum_{k=1}^{n_a} \left(a^k - \frac{1}{n_a} \sum_{k=1}^{n_a} a^k \right)^2} \end{aligned} \tag{6-6}$$

式中，n_a 表示动作总数。在保证全部动作识别准确度尽量高的同时，这里使用方差对不同动作识别的差异进行保证。

上面建立了表面肌电信号采集通道识别 4 个目标优化问题的数学模型，下面讨论表面肌电信号采集通道识别多目标优化问题的求解。

6.3 多目标优化问题差分进化求解方法

基于分解的多目标优化进化算法将一个多目标优化问题分解成 N 个优化子问题，并进行同步的优化求解，是多目标优化问题研究的热点课题[236]。

6.3.1 多目标优化问题转换为一组单目标优化问题

将多目标优化问题转换为一组单目标优化问题常用的分解方法主要有权重求和法、切比雪夫聚合方法、边界交叉聚合方法。本书使用切比雪夫聚合方法[237]对多目标优化问题进行求解，具体模型如下：

$$\min \quad \sigma(\pmb{x}\,|\,\lambda,z^*) = \max\{\lambda_i[y_i(\pmb{x})-z_i^*]\}$$
$$\text{s.t.} \quad \pmb{x} = [f_1,f_2,\cdots,f_{n_f},p_1,p_2,\cdots,p_{n_p}], \ \pmb{x}\in\xi \tag{6-7}$$

式中，对于每个分量 $z_i^* = \min(y_i(\pmb{x})\,|\,\pmb{x}\in\xi)$ ； λ_i 为第 i 个目标的权重； $\pmb{x}$ 为表面肌电信号特征与采集通道组合而成的 0-1 向量。

图 6-1 所示为二维最小优化问题的 Pareto 前沿。令坐标系从 y_i 变换到 y_i' ，位于等高线 $\overline{\lambda}$ 上方的个体，如果出现的新个体 y_i' 小于等高线的值，则等高线向下移动（两条等高线同时移动）；同理，位于等高线 $\overline{\lambda}$ 下方的个体，如果出现的新个体 y_i' 小于等高线的值，则等高线向左移动（两条等高线同时移动），直到搜索到 Pareto 前沿。

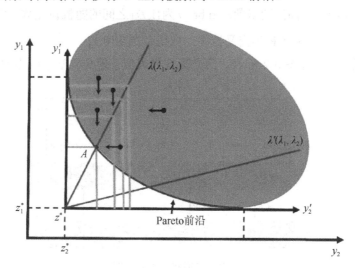

图 6-1 二维最小优化问题的 Pareto 前沿

6.3.2 多目标优化问题差分进化求解方法详叙

本书采用基于分解的多目标优化进化算法（MOAE/D）处理优化子问题。由于 Pareto 前沿的一个解对应于一个优化子问题的最优解，因此，最终可以计算出一组 Pareto 最优解。该方法在保持解的分布方面有很大的优势，而通过分析相邻问题的信息进行优化可以避免局部最优。

下面采用差分进化求解方法[222]求解多目标优化进化问题。

1. 变异

在第 t 次迭代中，从种群中随机选择 3 个互不相同的个体作为父代基向量，采用 1 个差向量生成的变异个体为

$$v_i^{t+1} = x_{r_1}^t + F(x_{r_2}^t - x_{r_3}^t) \tag{6-8}$$

式中，$F \in [0,1]$ 为缩放比例因子，是一个实常数因数，控制偏差变量的放大作用。

2. 交叉

本书采用二项式交叉操作。对目标个体 x_i^t 和变异个体 v_i^{t+1} 实施交叉操作生成实验个体 $u_i^{t+1} = \left[u_{i,1}^{t+1}, u_{i,2}^{t+1}, \cdots, u_{i,D}^{t+1} \right]$。

随机产生 $[1,D]$ 之间的自然数 rnbr_i。对于第 j 位参数，若 $j = $ rnbr_i，取变异个体 v_i^{t+1} 上的第 j 位参数作为实验个体 u_i^{t+1} 上的第 j 位参数；若 $j \neq$ rnbr_i，随机产生 $[0,1]$ 之间的实数 r_j，若 $r_j \leq$ CR，取变异个体 v_i^{t+1} 上的第 j 位参数作为实验个体 u_i^{t+1} 上的第 j 位参数，否则，取目标个体 x_i^t 上的第 j 位参数作为实验个体 u_i^{t+1} 上的第 j 位参数。二项式交叉表示为

$$u_{i,j}^{t+1} = \begin{cases} v_{i,j}^{t+1}, & r_j \leq \text{CR 或者} j = \text{rnbr}\_i \\ x_{i,j}^t, & \text{其他} \end{cases} \tag{6-9}$$

式中，r_j 为第 j 个 $[0,1]$ 之间的随机数；rnbr_i 为 $[1,D]$ 之间的随机自然数，它确保了 u_i^{t+1} 至少从 v_i^{t+1} 中获得一个参数；CR 为交叉概率，取值范围为 $[0,1]$。

二项式交叉的实例如图 6-2 所示，其交叉方式类似于遗传算法中的均匀交叉。

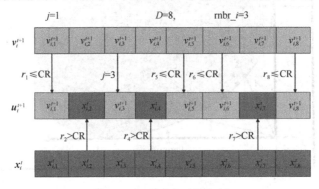

图 6-2　二项式交叉的实例

6.4　基于全局综合排序自适应角度选择的多目标优化进化算法

本书在前期研究的基础上，对课题组提出的基于角度选择的多目标优化算法 MOEA/D-AU[236]进一步改进，提出了一种基于全局综合排序自适应角度选择的多目标优化进化算法 MOEA/D-AAU-GGR（MOEA/D with an Adaptive Angle-based Updating strategy of Global General Ranking）。该算法引入自适应的动态调整策略对进化过程中解的比较范围进行动态的调整，从而增强算法的能动性，在算法的进化前期侧重于算法解集的分布性，在算法的后期侧重于解集的收敛性，从整体上增强了算法对解空间搜索的综合表现[148,238]。

使用改进的切比雪夫聚合函数[237]，第 j 个子问题的聚合函数定义如下：

$$F(x) = \sum_{i=1}^{m} \left[\frac{1}{\lambda_i} \left| y_i(x) - z_i^* \right| \right] \tag{6-10}$$

若 $\lambda_i=0$，则将 λ_i 设定为 10^{-6}。

相比于 MOEA/D-AU，本算法对如何选择最优解进行了改进。解与对应权向量之间的角度关系如图 6-3 所示，当使用切比雪夫聚合方法时，点 A 表示当前解，**aa** 是对应的权向量，θ 就是点 A 的解与对应方向向量之间的锐角，也就是向量 **aa** 和向量 $F(x)-Z$ 的夹角。

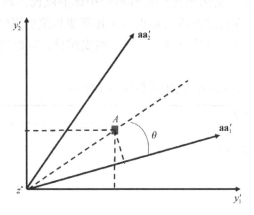

图 6-3　解与对应权向量之间的角度关系

其中，$\theta(x)$ 定义为 $\langle \mathbf{aa}, F(x)-Z \rangle$，可由如下公式得到：

$$\theta(x) = \arccos\left\{ \frac{\mathbf{aa}*[F(x)-z^*]}{\|\mathbf{aa}\|*\|F(x)-z^*\|} \right\} \tag{6-11}$$

$$\mathbf{aa} = 1/\lambda \tag{6-12}$$

式中，$\theta(x)$ 值越小，则解 x 越靠近权向量 **aa**。因此，解越靠近权向量越容易被选择。

夹角的数量 G 应该随着进化不断由小变大，所采用的动态调整策略为[239]

$$\text{Sigmoid}: G_r = \frac{G_{\max}}{1 + \exp\left[-20 \times \left(\frac{s}{S} - \gamma \right) \right]} \tag{6-13}$$

式中，$G_{\max}$ 是 G_r 的最大值，并且 G_r 是当前的 G 值；s 是目前的进化迭代数；S 是算法最大的迭代数；$\gamma \in [0,1)$ 是一个控制变量参数，用来控制 G_r 的增长速度。

但是，这样筛选的解可能会忽略某些特定最优解，因此，这里引入一种全局综合排序的策略[240,241]，建立外部档案集，将已更新的解和原解利用个体的余量信息进行排序，得到个体在解空间中的全局占优值（排序值）后保留部分解。

具体公式表示为

$$\text{GMR}(x_i) = \sum_{x_i \neq x_j} \max\left(\prod_{m=1}^{M} y_m(x_i) - \prod_{m=1}^{M} y_m(x_j), 0 \right) \tag{6-14}$$

$$D(x_i) = \sum_{i \neq j}^{N} d_{ij} \tag{6-15}$$

$$\text{GGR}(x_i) = \frac{\text{GMR}(x_i)}{D(x_i)} \tag{6-16}$$

式中，x_i、x_j 为空间中两个互不相同的个体；M 为目标个数；$D(x_i)$ 为个体 x_i 的全局密度信息；d_{ij} 为个体 i 到个体 j 的欧氏距离；$\mathrm{GMR}(x_i)$ 为个体的全局余量排序；$\mathrm{GGR}(x_i)$ 为个体的全局综合排序。用 Pareto 支配的概念来说，当 $\mathrm{GMR}(x_i)$ 越小时，说明此个体支配的其他个体的数量越多。采用个体到种群剩余个体的欧氏距离的和衡量解空间中个体的聚集程度，可以有效减少极端点或偏远点对个体聚集程度的影响。将两者结合得到全局综合排序，当 GGR 越小时，说明个体具有较好的支配性，同时也反映出个体密度值小，有较好的分布性。

MOEA/D-AAU-GGR 算法的伪代码如算法 6-1 所示。

算法 6-1　MOEA/D-AAU-GGR 算法

输入　N：种群数量, T：邻居数量

　　　　$B^i(T)$ ：　子问题 i 的邻居坐标集

　　　　d ：　控制变量

　　　　G ：　角度控制变量

Begin

初始化：　种群 $P \leftarrow \{\chi^i\}$,权向量 $\Lambda \leftarrow \{\lambda_i\}$

理想点　$Z^* \leftarrow \{z_i^*\}$

邻居坐标集　$B^i(T)$

设　$F^i = F(X^i)$, $i = 1, 2, \cdots, N$

while　终止条件未满足　do

　　　　for　每个子问题　$i = 1, 2, \cdots, N$ do

　　　　　　　　$E \leftarrow$ 决定杂交或进化池(δ);

　　　　　　　　从 E 中随机地选取两个坐标 k, l 产生一个新的解

　　　　　　　　$y \leftarrow$ 变异重组操作(χ^k, χ^l);

　　　　　　　　$P \leftarrow$ 种群替换操作(y);

　　　　　　End

　　　　　　更新外部档案集

　　end

return　种群 P

end

MOEA/D-AAU-GGR 种群替换操作的伪代码如算法 6-2 所示。

算法 6-2　MOEA/D-AAU-GGR 种群替换操作

Begin

　　for $j \leftarrow 1, 2, \cdots, N$ do

　　　　　　计算 α^j 与 $F(y) - Z^*$ 之间的夹角 $\theta(y) = \langle \alpha^j, F(y) - Z^* \rangle$

　　end

　　从 N 个夹角 $\langle \alpha^j, F(y) - Z^* \rangle$ 中选择 G 个最小的角度

　　即 $j = 1, 2, \cdots, N$.选择的角度大小按大小排序 $\langle \alpha^{j1}, F(y) - Z^* \rangle \leqslant \langle \alpha^{j2}, F(y) - Z^* \rangle \cdots \leqslant \langle \alpha^{jG}, F(y) - Z^* \rangle$

　　for $g \leftarrow 1, 2, \cdots, G$ do

　　　　　　if $F^{jg}(y) > F^{jg}(\chi_{jg})$ then

　　　　　　　　　$\chi_{jg} \leftarrow y$

　　　　　　　　return

　　　　end

end

MOEA/D-AAU-GGR 更新外部存档的伪代码如算法 6-3 所示。

算法 6-3　MOEA/D-AAU-GGR 更新外部存档

Begin
    For 外部档案集中的每一个解集 j do
        计算全局余量排序
        计算密度信息
        计算全局综合排序
    根据全局综合排序对解集排序
    更新外部档案集
    更新理想点 Z^*
end

6.5　MOEA/D-AAU-GGR 算法实验分析

本书选取了表面肌电信号的 14 个特征和 16 个采集通道作为变量，采取了 1950 个训练样本和 975 个测试样本，训练次数为 100 次，设置特征数下界为 4，采集通道数下界为 6，得到的最优 Pareto 前沿解如图 6-4 所示。

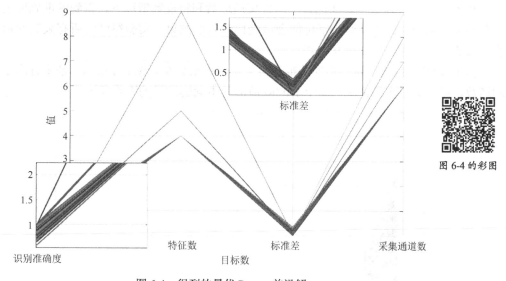

图 6-4 的彩图

图 6-4　得到的最优 Pareto 前沿解

图 6-4 由所有 Pareto 前沿解的 4 个目标值绘制而成，从左到右分别是识别准确度、特征数、标准差以及采集通道数。从图中可以看出，当选择相同数量的采集通道和特征时，得到的识别准确度差异较大。这是因为部分相同采集通道数、特征数的解所采用的特征和采集通道不尽相同，采用某些特征和采集通道来识别表面肌电信号时可能会得到比较差的结果。

从实验结果来看，实验得到的大部分 Pareto 前沿解的平均识别准确度在 95% 以上，甚至有些解得到的各种动作的平均识别准确度已达到 99.9%。此外，大部分 Pareto 前沿解的不同动作识别准确度标准差较小，基本为 0.02 左右，这意味着对于所选的特征和采集通道，都能有效地提取表面肌电信号中的信息，挖掘手势本身的规律，从而识别各种动作。

特征、采集通道和准确度之间的关系可以表示为图 6-5 所示的基于 MOEA/D-AUU-GGR 的特征数、采集通道数、准确度的三维图。

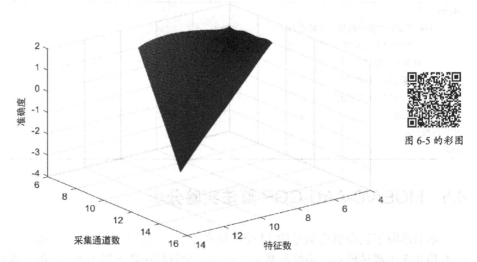

图 6-5 的彩图

图 6-5　基于 MOEA/D-AUU-GGR 的特征数、采集通道数、准确度的三维图

从图 6-5 中可以看出，在选择不同采集通道数和特征数情况下，得到的准确度上下限差距都是不同的。因为某些特征可能会得到比较差的结果。实验得到的所有采集通道数、特征数的平均识别准确度在 95% 以上。

基于 MOEA/D-AUU-GGR 的特征数与采集通道数分布如图 6-6 所示，基本远离了采集通道数、特征数最多的情况。整个 Pareto 前沿基本向解所设的下界靠近。

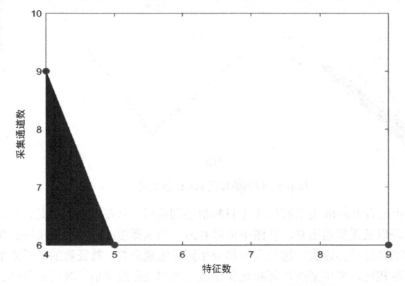

图 6-6　基于 MOEA/D-AUU-GGR 的特征数与采集通道数分布

所有 Pareto 前沿解采用的特征和采集通道不尽相同，某些特征或采集通道往往发挥着至关重要的作用，蕴含着不同动作的内在规律。因此，Pareto 前沿解会采用此类特征或采集通道得到的表面肌电信号对目标进行识别。对得到的所有 Pareto 前沿解进行实验分

析，对解所使用的特征和采集通道进行统计，得到各个特征和采集通道的使用率如图 6-7
和图 6-8 所示。

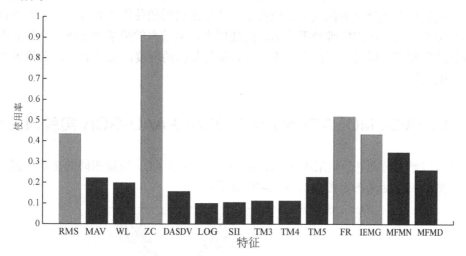

图 6-7　基于 MOEA/D-AUU-GGR 的特征使用率

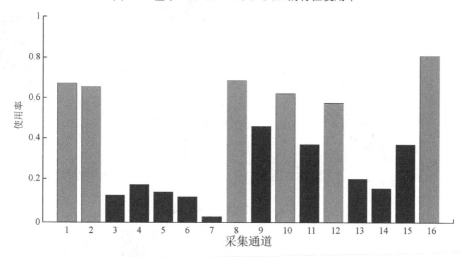

图 6-8　基于 MOEA/D-AUU-GGR 的采集通道使用率

　　如图 6-7、图 6-8 所示，灰色的矩形表示该特征或采集通道的使用率较高。其中，ZC 特
征（过零点数 ZC 主要反映表面肌电信号中不同频率成分的变化特征）使用率远高过其他
特征，达到 90.9%。另外 RMS、FR、IEMG 特征的使用率也紧随其后，使用率分别是 43.4%、
52.1%、43.3%。使用率排名前六的采集通道分别是 1、2、8、10、12、16，使用率分别是
67.1%、65.7%、68.5%、62.2%、57.6%、80.4%。

　　ZC 特征相较于其他特征来说，它表示表面肌电信号的幅值交叉经过零幅值水平的次
数，反映表面肌电信号波动的程度，ZC 变大则意味着表面肌电信号的高频分量在增加，ZC
变小则意味着低频分量在增加，主要反映表面肌电信号中不同频率成分的变化特征。而每
个部位的表面肌电信号在不同时间不断变化，不同动作所需的肌纤维部位是不同的，将导
致不同采集通道高低频分量的差异化显著，分类器能够更好地从每种手势不同采集通道的
频率成分中获得关键性信息，ZC 特征的选择率将变高。

此外，RMS、FR、IEMG 特征分别能反映出表面肌电信号的振幅、肌肉的缩放程度以及信号功率。这些特征相比于其他特征更能凸显表面肌电信号的本质规律，因此 Pareto 前沿解对该类特征的选择率明显高于其他特征。从采集通道的使用率来看，由于人类日常生活中的手势所采用的肌肉纤维是不同的，而使用率排名前六的采集通道所对应的肌肉部位能够较好地反映出不同动作所使用的肌肉块收缩与放松的程度，所以 Pareto 前沿解对这些采集通道的使用率较高。

6.6 MOEA/D、MOEA/D-AU 与 MOEA/D-AAU-GGR 实验对比分析

为了改进解的分布，分别采用 MOEA/D 和 MOEA/D-AU，设置相同的初始数据与限制条件，得到的目标结果图如图 6-9、图 6-10 所示。

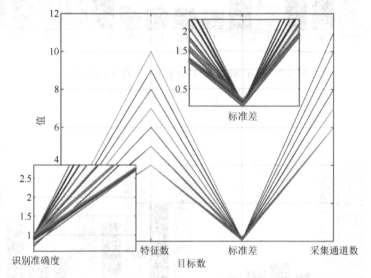

图 6-9 的彩图

图 6-9 MOEA/D 目标结果图

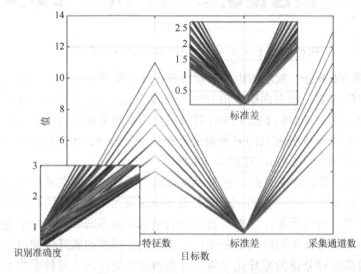

图 6-10 的彩图

图 6-10 MOEA/D-AU 目标结果图

基于 MOEA/D 的特征数、采集通道数、准确度三维图如图 6-11 所示。

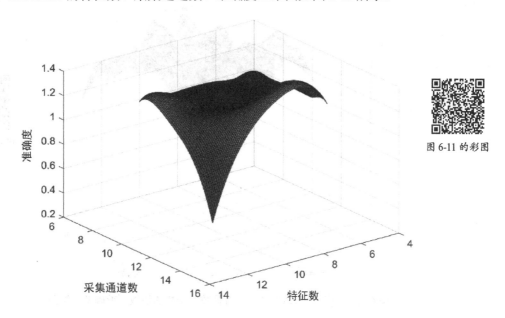

图 6-11 的彩图

图 6-11　基于 MOEA/D 的特征数、采集通道数、准确度三维图

基于 MOEA/D 的特征数与采集通道数的分布情况如图 6-12 所示。

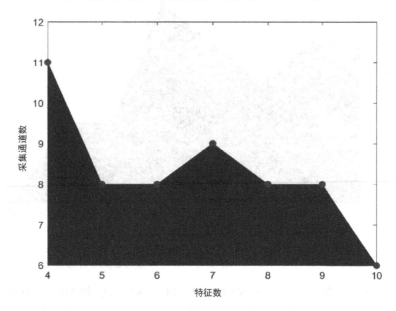

图 6-12　基于 MOEA/D 的特征数与采集通道数的分布情况

基于 MOEA/D-AU 的特征数、采集通道数、准确度三维图和特征数与采集通道数的分布情况分别如图 6-13 和图 6-14 所示，MOEA/D-AU 实验结果的解集图与原始 MOEA/D 的相比，覆盖范围广。在目标的不同权重向量下，MOEA/D-AU 相对能取得合理的临界值。

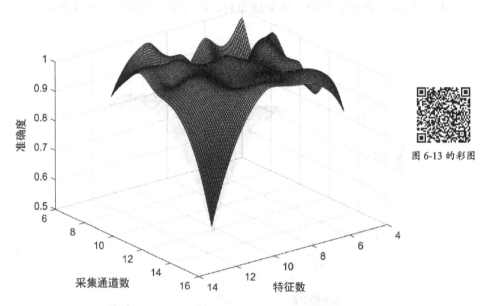

图 6-13 基于 MOEA/D-AU 的特征数、采集通道数、准确度三维图

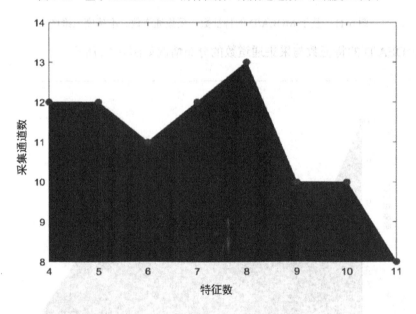

图 6-14 基于 MOEA/D-AU 的特征数与采集通道数的分布情况

图 6-9、图 6-10、图 6-4 分别由 MOEA/D、MOEA/D-AU 和 MOEA/D-AAU-GGR 得到的所有 Pareto 前沿解的 4 个目标值绘制而成，从左到右分别是识别准确度、特征数、标准差以及采集通道数。MOEA/D、MOEA/D-AU 和 MOEA/D-AAU-GGR 得到的解仍会筛选到特征和采集通道使用数量较多的情况，并且这些解所得到的识别准确度依旧不高。将这三种算法进行对比，得到特征使用率对比图与采集通道使用率对比图，如图 6-15、图 6-16 所示。

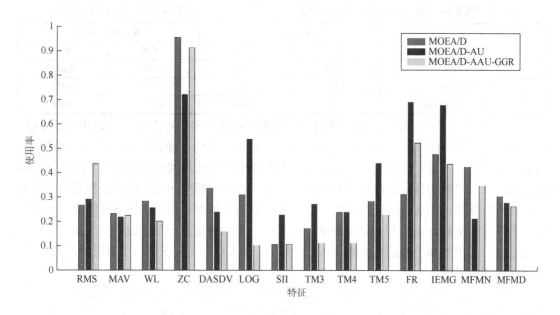

图 6-15　特征使用率对比图

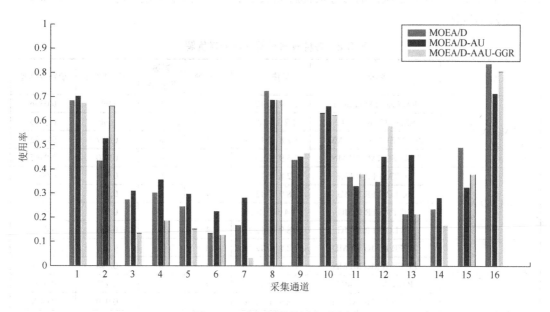

图 6-16　采集通道使用率对比图

表 6-1 所示为 MOEA/D-AU、MOEA/D 与 MOEA/D-AAU-GGR 获得的特征使用率、采集通道使用率。相比于 MOEA/D 和 MOEA/D-AU，MOEA/D-AAU-GGR 得到的 Pareto 前沿解的特征、采集通道的使用率较低并且差别较大，这是因为所选择的手势使 MOEA/D-AAU-GGR 得到较高的识别准确度。其 Pareto 前沿解集中在区分性较强的采集通道与特征组合中，但使用率会有所下降。

表 6-1　MOEA/D-AU、MOEA/D 与 MOEA/D-AAU-GGR 获得的特征使用率、采集通道使用率

	特征使用率		采集通道使用率	
	平均值	方差	平均值	方差
MOEA/D	0.334	0.037	0.407	0.042
MOEA/D-AU	0.377	0.035	0.439	0.027
MOEA/D-AAU-GGR	0.296	0.046	0.390	0.059

表 6-1 显示了三种算法的特征使用率、采集通道使用率的对比情况，MOEA/D-AAU-GGR 相对于其他两种算法，其识别准确度最高，解空间的特征使用率平均值、采集通道使用率平均值较低，而方差较大。由此说明，本章提出的算法得到的解集更加靠近于 Pareto 前沿解，解集得到的目标值越靠近设定的临界值，会使得解空间采用的特征和采集通道的总数量不断降低，那么特征使用率平均值、采集通道使用率平均值也会不断降低。这说明算法所筛选的 Pareto 前沿解能够不断逼近临界值，更能确定某一特征或某一采集通道对于表面肌电信号中不同手势的重要性。总之，MOEA/D-AAU-GGR 更倾向于靠近解的临界值，使目标达到临界值。

多目标能够以较小的成本得到较为优秀的解，能够解决单目标不能够囊括所有代价的问题。本书还以识别准确度为单一目标，使用蚁群算法寻找最优解，从而与多目标算法结果进行了对比。各种算法获得的部分最优解如表 6-2 所示，前 3 个模型均为多目标，最后 1 个模型为单目标。

表 6-2　各种算法获得的部分最优解

算法	特征	采集通道	特征数	采集通道数	识别准确度	识别标准差
MOEA/D	RMS ZC TM5 IEMG	2 8 9 10 12 16	4	6	0.994	0.0396
	RMS ZC FR MFMD	1 2 3 8 10 16	4	6	0.988	0.0665
	ZC DASDV TM5 IEMG	1 2 8 10 12 16	4	6	0.987	0.0572
	RMS ZC TM4 MFMN	2 5 9 10 15 16	4	6	0.980	0.0705
MOEA/D-AU	ZC TM5 FR IEMG	1 2 8 10 13 16	4	6	0.998	0.0004
	ZC LOG FR IEMG	1 8 9 10 13 16	4	6	0.997	0.0004
	ZC TM5 FR IEMG	1 4 5 8 10 16	4	6	0.985	0.0554
	ZC LOG FR IEMG	1 8 9 10 12 16	4	6	0.988	0.0535
MOEA/D-AAU-GGR	ZC FR IEMG MFMD	1 2 8 10 12 16	4	6	0.998	0.0004
	ZC FR IEMG MFMN	1 2 8 10 12 16	4	6	0.998	0.0004
	RMS ZC FR IEMG	2 3 9 11 12 16	4	6	0.982	0.0334
	RMS ZC IEMG MFMD	2 8 9 10 12 16	4	6	0.990	0.0180
ACO	ZC FR IEMG MFMN	1 2 7 9 12 14	4	6	0.992	0.0550
	LOG TM5 IEMG MFMN	1 2 3 8 14 16	4	6	0.972	0.0991
	ZC TM5 FR IEMG	2 4 6 11 13 14	4	6	0.988	0.0755
	ZC TM5 IEMG MFMN	2 5 7 10 14 15	4	6	0.982	0.0808

从实验结果来看，多目标算法得到的解集在 4 个目标上的表现都较优秀，识别不同动作的差异极小。ACO 算法虽然能够在保证较少的特征数和采集通道数的同时得到较高的识别准确度，但是对各种动作的识别准确度标准差较大，无法保证高效地识别各种动作，可能会出现四高一低的极端情况。

综上所述，使用单目标规划对表面肌电信号进行优化，容易忽略成本、动作识别不均匀等因素，使用多目标规划对表面肌电信号进行建模，可以很好地避免这些问题。使用 6 个不同位置的采集通道得到表面肌电信号数据，将这些数据去噪后从中提取 4 个特征就能够较好地识别各种手势，并且这些动作的识别误差极小，而且使用这些特征来识别不同动作，得到的准确度的方差极小，这反映出识别不同动作的差异极小，不会出现四高一低的极端情况。使用较少的采集通道能够有效降低硬件成本，同时减少因采集通道过多可能导致的人体不舒适情况。使用较少的特征能够降低计算量，减少运算成本，加快对表面肌电信号的识别，做到实时性，为进一步研制假肢装备奠定基础。

6.7　多目标优化算法的评价与有效性验证

6.7.1　多目标优化算法的评价

实验采用了三种多目标优化算法的评价指标，分别是覆盖度指标[242]、广泛性指标[243]和均匀性指标[244]，用于反映解集之间的支配比例、各自分布的广泛程度以及解集分布的均匀性。

（1）覆盖度指标，主要用于评价给定两个解集中相支配的比例。对于给定的两个 Pareto 前沿 S_g 和 S_p，则 S_p 中的解集至少被 S_g 中的解集支配的比例 $C\left(S_g, S_p\right)$ 的计算方法如下所示：

$$C\left(S_g, S_p\right) = \frac{\left|\left\{y^p \in S_p \middle| \exists y^g \in S_g, y^g < y^p\right\}\right|}{\left|S_p\right|} \tag{6-17}$$

式中，C 的值介于 0 和 1 之间。C 的值越高表明 S_p 中的解集被 S_g 中的解集支配的比例越高。

（2）广泛性指标，主要用于评估整个解集分布的广泛程度，其公式如下所示：

$$D = \sqrt{\sum_{k=1}^{n_o} \max\left(y_k^{\max} \cdot y_k^{\min}\right)} \tag{6-18}$$

式中，$y_k^{\max}$ 表示第 k 个目标下的最大值；$y_k^{\min}$ 表示第 k 个目标下的最小值；n_o 表示目标数目。当 D 越大时，算法的广泛程度越好。

（3）均匀性指标，主要用于评估整个解集分布的均匀性，其公式如下所示：

$$\mathrm{SP} = \sqrt{\frac{1}{N-1} \sum_{l=1}^{N}\left(\bar{d} - d_l\right)^2} \tag{6-19}$$

$$\bar{d} = \frac{1}{N} \sum_{l=1}^{N} d_l \tag{6-20}$$

$$d_l = \min_j\left(\sqrt{\sum_{i=1}^{n_o}\left(y_i^l - y_i^j\right)^2}\right) l,\ j = 1, 2, \cdots, N \tag{6-21}$$

式中，SP 的值越小，解的分布性越好。如果 SP=0，说明所求解集在解空间中是等距分布的。

本书采用三种算法进行多次计算得到解集，得到的解集的覆盖度、广泛性和均匀性如

表 6-3、表 6-4 所示。

表 6-3　三种算法得到的解集的覆盖度

算　　法	MOEA/D	MOEA/D-AU	MOEA/D-AAU-GGR
MOEA/D	—	0.884±0.135	0.901±0.117
MOEA/D-AU	0.980±0.032	—	0.902±0.139
MOEA/D-AAU-GGR	0.988±0.031	0.940±0.106	—

表 6-4　三种算法得到的解集的广泛性和均匀性

算　　法	广　泛　性	均　匀　性
MOEA/D	3.732±0.165	0.159±0.043
MOEA/D-AU	3.971±0.081	0.283±0.021
MOEA/D-AAU-GGR	2.570±0.042	0.105±0.071

在实验中计算了解集的广泛性和均匀性，解集的广泛性指标统计和均匀性指标统计如图 6-17 和图 6-18 所示。

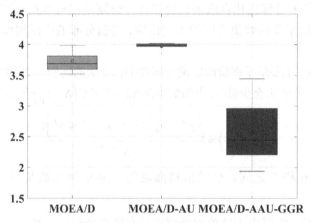

图 6-17　解集的广泛性指标统计

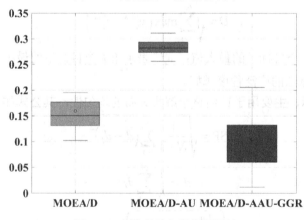

图 6-18　解集的均匀性指标统计

对于表面肌电信号问题，MOEA/D-AAU-GGR 得到的解集的覆盖度与其他两种算法得到的解集的覆盖度非常接近于 1，这说明 MOEA/D-AAU-GGR 得到的解集能够较好地支配 MOEA/D 和 MOEA/D-AU 得到的解集。在广泛性上，与 MOEA/D-AU 和 MOEA/D

相比，MOEA/D-AAU-GGR 解集分布的广泛程度较差，远不如 MOEA/D-AU。但是在均匀性上，该算法所求得的解集更好更均匀地收敛于 Pareto 前沿。实验对多个 MOEA/D、MOEA/D-AU 和 MOEA/D-AAU-GGR 的解集的广泛性指标和均匀性指标进行了数值统计并绘制了图形。

根据表 6-3、表 6-4 和图 6-17、图 6-18 可知，MOEA/D-AAU-GGR 解集的覆盖度和均匀性优于 MOEA/D 和 MOEA/D-AU 解集的。MOEA/D-AAU-GGR 获得的解集更接近 Pareto 前沿均匀分布，而它的广泛性略显不足。

6.7.2　有效性验证

为了验证前面得到的绝大部分 Pareto 解使用的采集通道是有效的，对使用率前六名的采集通道 1、2、8、10、12、16 和表 6-2 所示的部分最优解中某个解集所使用的采集通道 2、3、9、11、12、16 进行比较。本书将从两方面来验证采集通道的有效性，分别是电极偏移的识别准确度以及不同人之间动作的识别准确度。因为不同时刻佩戴测试装备的位置不同，所以无法保证测试的肌肉部位完全不发生变化。另外，不同人之间的表面肌电信号是不同的，要确保这些采集通道能够在识别不同人的动作方面有良好的识别准确度。

本书使用同一个人上、下午所测的表面肌电信号数据检测电极偏差对识别准确度的影响，其中使用上午的表面肌电信号数据作为训练集，下午的表面肌电信号数据作为测试集。本书还使用了多个人不同动作的表面肌电信号数据验证不同人之间动作的识别准确度。将这些数据输入神经网络进行训练识别，本书得到的绝大部分 Pareto 解使用的采集通道与单一最优解使用的采集通道对比如表 6-5 所示。

表 6-5　绝大部分 Pareto 解使用的采集通道与单一最优解使用的采集通道对比

采 集 通 道	电极偏移的识别准确度	不同人之间动作的识别准确度
1 2 8 10 12 16	70.7%	60.9%
2 3 9 11 12 16	71.1%	59.5%

实验结果显示，这两方面的结果是极为相近的，虽然绝大部分 Pareto 解使用的采集通道在这两方面得到的识别准确度略低于单一最优解使用的采集通道的，但是当目标的权重发生改变时，最优解选择的采集通道会发生改变。绝大部分 Pareto 解使用的采集通道避免了重新计算最优采集通道，能够适用于绝大多数权重下的目标，这极大地减少了因权重改变需要重新计算最优采集通道的计算成本。而未来的假肢需要侧重不同方面，不能因为频繁更换侧重点而重新计算采集通道。这说明多目标模型得到的绝大部分 Pareto 解使用的采集通道是有效的。

6.8　基于肌电通道与特征优化的机器人识别系统

6.8.1　系统平台与架构

本书在优化算法研究的基础上，开发了基于肌电通道与特征优化的机器人识别系统，以便验证肌电通道与特征优化算法的可行性，以及在实际识别场景中的应用情况。基于肌电通道与特征优化的机器人识别系统框架如图 6-19 所示。

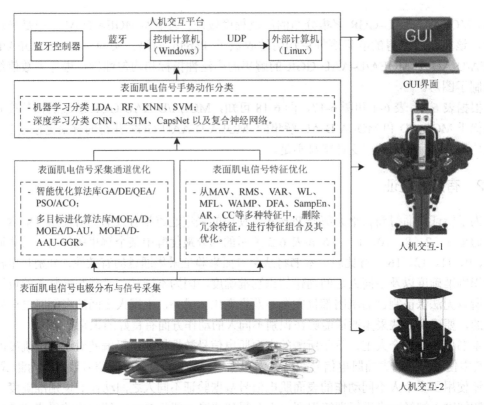

图 6-19　基于肌电通道与特征优化的机器人识别系统框架

　　本系统采用两款人机交互载体：人机交互载体之一是美国 Rethink Robotics 公司的双臂 7 轴新型协作型机器人 Baxter。其躯干内置了一个低成本的 PC，安装了 Baxter 机载控制系统 Gentoo。Baxter 的软件开发套件 SDK 分布在机载计算机和客户计算机上。机载计算机提供了一个独立的 ROS 主机用于节点的管理，远程计算机可方便地通过 ROS 的 API 进行连接并控制 Baxter。客户计算机上 Baxter 的 SDK 主要提供了控制机器人关节电机运动和其他硬件设备的函数接口，定义了硬件之间通信所需的消息或服务类型，同时还提供了机器人开发的一些辅助工具，如 Rviz 可视化工具、Rxconsole 诊断包、Moveit 运动规划器和基于 Gazebo 的三维仿真模型等。

　　人机交互载体之二是 TurtleBot 开放式移动机器人平台，具有移动、建图、导航等多项功能，可通过肌电信号、视觉传感信息，实现手势识别的移动端开发。

　　本系统采用 ELONXI 肌电采集系统[28]，以智能优化算法、多分类器以及协同智能机器人等软硬件为基础进行开发，基于 Qt Creator、VC++等工具，实现基于肌电通道与特征优化的手势人机交互。

6.8.2　系统软件功能与实现

　　基于肌电通道与特征优化的机器人识别系统的界面主要分为登录页界面和操作页界面。登录页界面中涉及账号和密码的相关操作。操作页界面主要包括信号采集模块、优化处理模块、手势识别模块、人机交互模块以及该系统界面的使用说明等。其中优化处理模块包括了第 5 章和第 6 章的若干算法。

1. 系统登录页界面

首先，在系统的登录页界面中输入账号和密码，进入"基于肌电通道与特征优化的机器人识别系统"的操作页，系统登录页界面如图 6-20 所示。

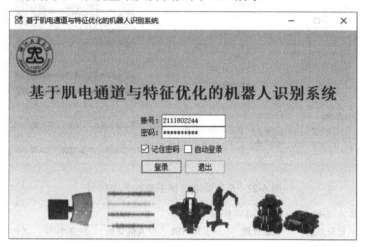

图 6-20　系统登录页界面

2. 信号采集模块

进入信号采集模块界面，该模块分为"sEMG 采集设置"和"采集过程"两个选区。在"sEMG 采集设置"选区中，查看肌电采集简介以便于减少采集过程中的失误。首先，设置肌电采集过程中的主要参数，包括采集频率、通道数量、手势类别等；其次，单击左下方的"开始采集"按钮，肌电信号的采集过程将在右侧显示；最后，单击"导出数据"按钮将本次采集的肌电信号数据导出。图 6-21 所示为系统默认的 16 个通道的肌电信号采集结果。优化处理得到本章表 6-5 优化后获得的 6 个通道，即 2 3 9 11 12 16 采集的数据。6 个通道 7 种手势的肌电信号如图 6-22 所示。6 个通道 WF 手势和 WRD 手势的肌电信号分别如图 6-23 和图 6-24 所示。

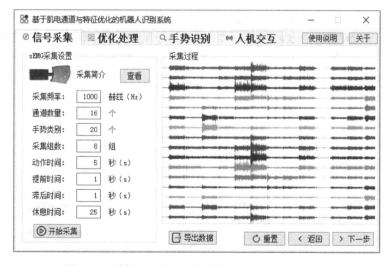

图 6-21　系统默认的 16 个通道的肌电信号采集结果

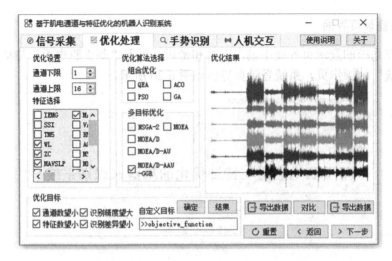

图 6-22　6 个通道 7 种手势的肌电信号

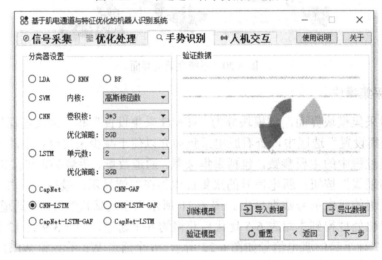

图 6-23　6 个通道 WF 手势的肌电信号

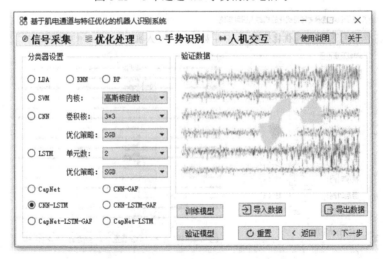

图 6-24　6 个通道 WRD 手势的肌电信号

3. 优化处理模块

优化处理模块包括"优化设置"选区、"优化算法选择"选区、"优化目标"选区以及结果显示四部分。首先使用上一步采集的肌电信号，也可以单击右下方的"导入数据"按钮，选择之前采集的肌电信号数据做优化处理。其次，设置所要优化的通道数量的范围和所要优化的特征。再次，进行优化算法的选择和优化目标的设置，可勾选所提供的优化目标，也可以自定义优化目标函数。最后，单击"确定"按钮，可以在右侧查看优化结果，其中基于 QEA 和 GA 优化算法获得的通道优化结果分别如图 6-25 和图 6-26 所示。

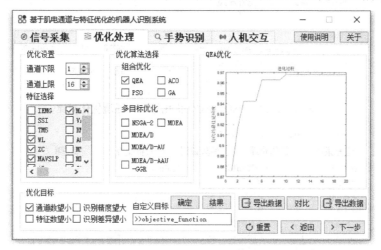

图 6-25　基于 QEA 优化算法获得的通道优化结果

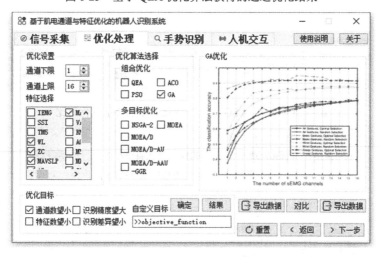

图 6-26　基于 GA 优化算法获得的通道优化结果

选择 QEA、PSO、ACO 三种优化算法实现肌电通道优化和特征优化，三种优化算法的通道优化和特征优化对比如图 6-27 和图 6-28 所示。

运用本章提出的 MOEA/D-AAU-GGR 得到的优化结果如图 6-29 所示，MOEA/D-AU 多目标函数分布如图 6-30 所示。

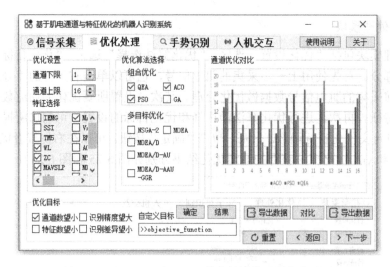

图 6-27　QEA、PSO、ACO 优化算法的通道优化对比

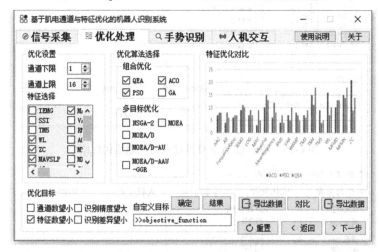

图 6-28　QEA、PSO、ACO 优化算法的特征优化对比

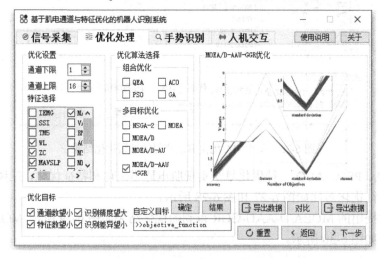

图 6-29　运用 MOEA/D-AAU-GGR 得到的优化结果

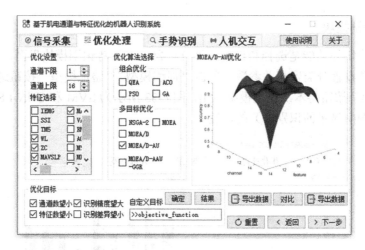

图 6-30　MOEA/D-AU 多目标函数分布

三种多目标优化算法获得的通道利用率和特征利用率对比如图 6-31 和图 6-32 所示。最后将本次优化的结果数据导出。

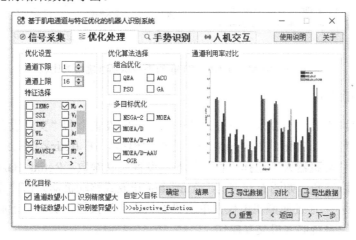

图 6-31　三种多目标优化算法获得的通道利用率对比

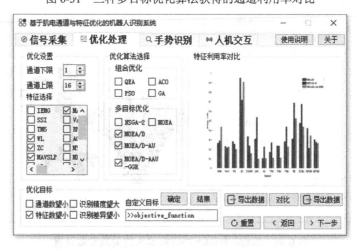

图 6-32　三种多目标优化算法获得的特征利用率对比

4．手势识别模块

手势识别模块的功能是选择和设置各种分类器。在手势识别模块界面，导入手势识别的数据；选择并设置分类器相关参数；单击"训练模型""验证模型"按钮进行调参操作；单击"导出数据"按钮将本次识别模型导出。图 6-33 所示为 SVM 和 CNN-LSTM 的手势识别准确度（即图中显示的识别率）的比较。

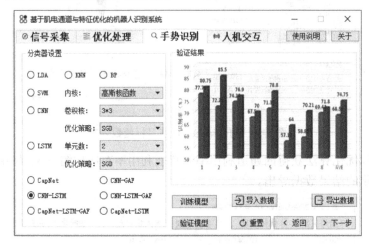

图 6-33　SVM 和 CNN-LSTM 的手势识别准确度的比较

5．人机交互模块

人机交互模块界面主要分为"执行器选择"、"关联设置"和"交互设置"三个选区。通过单击"导入模型"按钮，确定相应的手势识别模型。在 Retink-Baxter 协同机器人和 Turtlebot 开放式移动机器人中选择一种执行器，设置关联参数，Retink-Baxter 协同机器人需要设置 9 个关联参数，如图 6-34 所示。Turtlebot 开放式移动机器人需要设置 5 个关联参数，如图 6-35 所示。通过佩戴肌电仪并单击"确认交互"按钮，实现基于肌电通道与特征优化的机器人识别系统的人机交互操作。

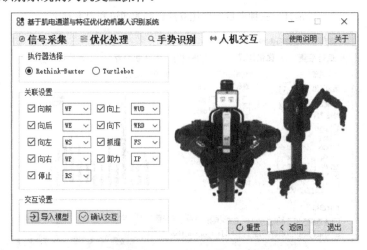

图 6-34　Retink-Baxter 协同机器人的关联参数设置

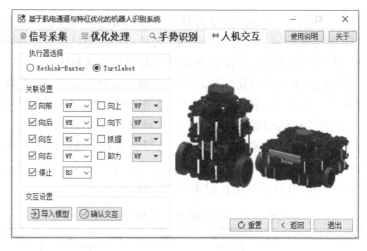

图 6-35　Turtlebot 开放式移动机器人的关联参数设置

6.8.3　现场实验与结果分析

为进一步检验肌电信号手势识别的人机交互系统的可行性与控制效果，选择两名上肢健康的受试者进行现场实验，7 种手势识别与人机交互如图 6-36 所示。

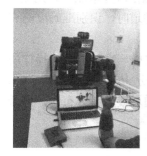

（a）HC 手势识别与人机交互

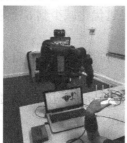

（b）WF 手势识别与人机交互

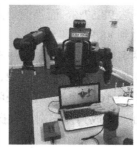

（c）WE 手势识别与人机交互

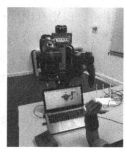

（d）WS 手势识别与人机交互

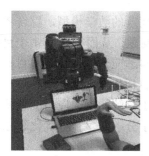

（e）WP 手势识别与人机交互

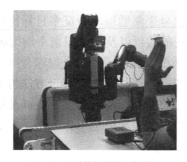

（f）WUD 手势识别与人机交互

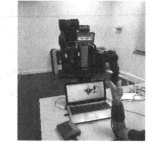

（g）WRD 手势识别与人机交互

图 6-36　7 种手势识别与人机交互

受试者佩戴 16 通道肌电仪，并与系统软件和协作机器人相连接，采用 7 种手势控制协作机器人的相应动作。7 种手势依次为①握拳（HC）②手腕弯曲（WF）③手腕扩展（WE）④手腕后旋（WS）⑤手腕内翻（WP）⑥手腕上切（WUD）⑦手腕下切（WRD）。采集时每种动作保持 10s 时间，通过肌电仪与电极袖套分别获取小臂上 16 个通道和 6 个通道的肌电信号，实时记录肌电数据，通过深度学习算法模型训练得到实时手势识别。将识别得到的手势结果通过 UDP 方式传输到机器人控制端，转换成相应电机控制器命令以驱动机器人手臂和手爪移动，从而检验肌电信号控制协作机器人交互运动的效果。

肌电信号在振幅模式下的可视化，只是突出显示了信号在时间域的变化，不能反映不同肌电通道之间的空间关系。而肌电模式图研究了在一个空间域内不同肌电图通道之间的关系，从中可以识别出肌肉活动强烈的区域，以此清晰地区分不同的手势。

根据肌电通道多目标优化实验的分析结果，选择两组 6 个通道优化布局：1、2、8、10、12、16，2、3、9、11、12、16，1~16 通道作为比较，不同肌电通道下的动作识别结果如表 6-6 所示，表中数值为 10 次实验中正确识别的次数。

表 6-6   不同肌电通道下的动作识别结果

通 道 选 择	HC	WF	WE	WP	WS	WRD	WUD
1、2、8、10、12、16	8	9	9	9	10	8	9
2、3、9、11、12、16	9	9	9	8	9	9	10
1~16 通道	9	10	10	10	10	10	10

表 6-6 中的数据为受试者针对 7 种手势的平均识别结果，其中每名受试者重复实验 3 次，每次实验手势顺序随机，但总次数保持 70 次，且每种动作各 10 次，最后对两名受试者的实验结果取平均值。从表中可以发现，使用 1~16 通道的肌电信号基本能够识别这 7 种手势，识别准确度可达 98.57%，而当通道经过优化减少到 6 个通道时，识别准确度略有下降，但也能够分别达到 88.57% 和 90%。

现场实验记录了两名受试者应用这三种不同的通道组合各自完成一次抓取物块操作所需的时间，并取其平均值：3 分 44 秒（1、2、8、10、12、16）、3 分 36 秒（2、3、9、11、12、16）、2 分 55 秒（1~16 通道）。结果表明，采用经过优化的通道数量和分布后，降低了数据量，但仍能较好地完成具体识别场景操作。

6.9 本章小结

本章首先建立了表面肌电信号采集通道与特征多目标优化问题的数学模型，综合考虑了识别准确度、采集通道与特征的数目以及动作识别不均匀等问题，从而构建了 4 个目标最优化问题模型；改进了 MOEA/D，提出了基于全局综合排序自适应角度选择的多目标优化进化算法 MOEA/D-AAU-GGR；采用切比雪夫聚合方法将多目标优化问题转换为了一组单目标优化问题；提出了自适应角度选择动态调整策略以及基于分解的自适应角度选择的多目标进化求解算法，在设定特征与采集通道下界后，采用基于分解的多目标优化算法求得了最优 Pareto 前沿。

本章进行了表面肌电信号多目标通道与特征优化相关的实验与验证以及与其他方法的对比分析。为了验证绝大部分 Pareto 解使用的通道的有效性，本书进行了两方面的验证，在电极偏移和不同人之间动作的情况下分别得到的识别准确度为 70.7%、60.9%，而且减少了当目标权重发生改变时需重新计算最优通道的成本。在所有 Pareto 前沿解中，ZC、DASDV、IEMG、MFMN 特征的使用率较高，1、8、9、10、15、16 通道的使用率位列前六，大多数解得到的识别准确度都在 95% 以上。而 ZC 特征相较于其他特征来说，主要反映表面肌电信号中不同频率成分的变化特征。而不同动作所需的肌纤维部位是不同的，因此会使得不同通道得到的表面肌电信号高频、低频分量的差异化显著，分类器能够更好地获得关键性信息以区分不同动作。

为了检验多目标优化算法以及手势智能识别算法在实际应用中的有效性，开发了基于肌电通道与特征优化的机器人识别系统，该系统具有信号采集、优化处理、手势识别和人机交互等多种功能。使用 16 通道和优化后的 6 通道肌电信号识别了 7 种手势，前者的识别准确度可达 98.57%，而当通道经过优化大幅度减少到 6 个通道时，其识别准确度也能够达到 88.57% 和 90%。

第7章 基于深度学习的表面肌电信号手势识别

7.1 引言

目前在基于表面肌电信号的假体控制方面已经取得了很多成果，基于表面肌电信号手势识别的准确度可达到 90%以上。然而，由于表面肌电信号是在表面皮肤检测到的神经肌肉所激活的电表现[245]，目前许多识别方法还存在固有的局限性，例如信号衰减与串扰[246,247]，对肌肉疲劳的易感性[72,248]，因此需要研究更鲁棒的识别方法。

2006 年，加拿大多伦多大学的 Hinton 和 Salakhutdinov[249]根据生物学的重要发现，提出了深度学习方法。近年来，深度学习方法在许多领域的表现都优于大多数传统方法，其在图像识别[250]、人脸识别[251]和语音识别[252]等领域取得了显著的效果。深度学习也称为特征学习，能够从输入数据中自动提取特征。深度学习主要包括卷积神经网络（CNN）[253]、循环神经网络（RNN）[254]等。目前许多研究将生物信号与深度学习结合，实验结果也表明了深度学习在这方面应用的优势。

随着深度学习在图像处理、计算机视觉、语音识别等领域的广泛应用，许多学者采用深度学习对表面肌电信号进行识别，提升表面肌电信号深层特征提取和识别的能力。2017年，Kim 等人[255]提出了一种针对用户间可变性的自适应运动意图解码方法，采用卷积神经网络直接对原始肌电信号进行特征提取和识别，以 6 种手部动作为研究对象，识别准确度在 90%以上，表现出了优于 SVM 的性能。2018 年，He 等人[256]针对肌电信号的时间序列特性，将长短期记忆（LSTM）网络与多层感知机（MLP）结合实现了对表面肌电信号特征的学习与识别。该模型的特征空间由表面肌电信号的时间依赖性和静态特征组成，从而提高了识别准确度。

直接将原始信号作为分类器的输入虽然能在一定程度上保存其非线性特征，却没有充分考虑其在时间序列上的相关性，且卷积神经网络存在空间分辨率低的问题。另外，用于处理时间序列的 LSTM 网络的训练对于硬件要求非常高，尤其是在处理对象为较长的时间序列时，其需要占用大量的存储带宽和计算资源来完成训练，因而十分费时。

目前，深度学习的快速发展也得益于高性能计算和大数据技术,如图形处理器（Graphics Processing Unit，GPU）、大规模集群直接支撑了深度神经网络的训练。深度学习是一种数据驱动（Data-driven）的计算模型，它需要使用大量数据进行训练。目前，海量、高增长率和多样化的信息为大规模深度神经网络训练提供了充分的数据[222]。

本章将使用深度学习方法对表面肌电信号进行识别与实验分析。下面首先简要介绍循环神经网络与长短期记忆神经网络；然后介绍基于 GAF 的一维时间序列信号二维化；7.4

节提出了一种基于 GAF 的 CNN-LSTM 串并联网络结构用于表面肌电信号手势识别；7.5 节提出了基于 GAF 的 CapsNet 的表面肌电信号手势识别算法，并进行了相关实验分析。

7.2　循环神经网络与长短期记忆神经网络

目前，一些表面肌电信号采集设备，如 MYO、HD-sEMG 电极等，在手臂上呈环形分布，而另一些采集设备则是将电极贴在手臂的固定位置，这些电极在空间上往往也是环绕手臂分布的，因此，设备采集得到的表面肌电信号数据在某种程度上具有一定的空间分布规律，而且存在比较强的时序性。

表面肌电信号手势识别的卷积神经网络（CNN）由三层组成，前两层为拥有 64 个 3×3 核的卷积层，并且每一层都进行了批处理规范化，以用于减少内部协变量移位，后接一个批量规范化的全连接层，并使用随机失活概率为 0.5 的随机失活输出。此外，在使用 CNN 进行表面肌电信号手势识别时，多帧有序表面肌电信号会合并成表面肌电图，故表面肌电图内的表面肌电信号序列具有时间连续性。而之前的研究大多使用 CNN 提取表面肌电图的空间特征，虽然取得了不错的效果，但是序列间的时间相关性被忽略了。

7.2.1　循环神经网络

1．循环神经网络的概念

BP 神经网络和卷积神经网络等前馈神经网络都是从输入层到隐藏层再到输出层的，对于很多问题无法处理。例如，要预测句子的下一个单词是什么，一般需要用到前面的单词，因为一个句子中的前后单词并不是独立的。例如，x_{t-1}、x_t、x_{t+1} 是输入，y_{t-1}、y_t、y_{t+1} 是输出，如果输入"我是中国"，即 x_{t-1}=我，x_t=是，x_{t+1}=中国，那么 y_{t-1}=是，y_t=中国，需要预测下一个词最有可能是什么？我们可以想到 y_{t+1} 是"人"的概率比较大。

循环神经网络（Recurrent Neural Network，RNN）是一种对序列数据建模的神经网络，即一个序列当前的输出与前面的输出有关，会对前面的信息进行记忆并应用于当前输出的计算中。因此，循环神经网络适合处理和预测序列数据。

循环神经网络的结构图如图 7-1 所示。

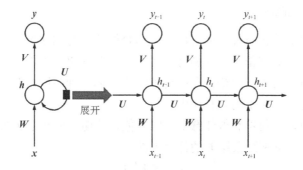

图 7-1　循环神经网络的结构图

在图 7-1 中，每个圆圈可以看成一个单元，而且每个单元做的事情是一样的，因此可以折叠成左半图的形式。

循环神经网络的整体结构就是其中一个单元网络结构重复使用的结果，所以称为循环神经网络。相比普通的神经网络，循环神经网络的不同之处在于：循环神经网络的隐藏层之间的节点是有连接的，并且隐藏层的输入不仅包括输入层的输出还包括上一时刻隐藏层的输出。这使得循环神经网络可以通过循环反馈连接保留前面所有时刻的信息，这赋予了循环神经网络记忆的功能。这些特点使得循环神经网络非常适合用于对时序信号进行建模。

2. 循环神经网络的训练

循环神经网络的训练是一种基于时间的反向传播（Back Propagation Through Time，BPTT）算法。

BPTT 算法是针对循环层设计的训练算法，它的基本原理和 BP 算法是一样的，也包含同样的三个步骤：

（1）前向计算每个神经元的输出值；

（2）反向计算每个神经元的误差项值，它是误差函数 E 对神经元 j 的加权输入的偏导数；

（3）计算每个权值的梯度，用随机梯度下降算法更新权值。

假设时刻为 t 时，输入为 x_t，隐藏层状态为 h_t。h_t 不仅和当前时刻的输入 x_t 有关，也和上一时刻的隐藏层状态 h_{t-1} 有关。

$$z_t = Uh_{t-1} + Wx_t + b \tag{7-1a}$$

$$h_t = f(z_t) \tag{7-1b}$$

或者

$$h_t = f(Uh_{t-1} + Wx_t + b) \tag{7-1c}$$

式中，z_t 为隐藏层的输入；$f(\cdot)$ 是非线性激励函数；U 为状态-状态权重矩阵；W 为状态-输入权重矩阵；b 为偏置。

在一般神经网络中，每一个网络层的参数不是共享的。而在循环神经网络中，所有层均共享同样的参数 W、U、b，只是输入不同，因此大大减少了网络中需要学习的参数。

3. 循环神经网络的递归过程

从循环神经网络的结构特征可以看出，它适合解决与时间序列相关的问题。其可以将一个序列上不同时刻的数据依次传入循环神经网络的输入层，而输出可以是对序列中下一时刻的预测，也可以是对当前时刻信息的处理结果。循环神经网络要求每一时刻都有一个输入，但是不一定每一时刻都需要有输出。

循环神经网络可以往前看获得任意多个输入值，其递归推导方法如式（7-2）所示，即循环神经网络的输出层 y 和隐藏层 h 的计算方法：

$$y_t = g(Vh_t) \tag{7-2}$$

如果反复把式（7-1c）代入到式（7-2）中，得

$$
\begin{aligned}
y_t &= g(Vh_t) \\
&= g(Vf(Wx_t + Uh_{t-1} + b_t)) \\
&= g(Vf(Wx_t + Uf(Wx_{t-1} + Uh_{t-2} + b_{t-1}) + b_t)) \\
&= g(Vf(Wx_t + Uf(Wx_{t-1} + Uf(Wx_{t-2} + Uh_{t-3} + b_{t-2}) + b_{t-1}) + b_t)) \\
&= g(Vf(Wx_t + Uf(Wx_{t-1} + Uf(Wx_{t-2} + Uf(Wx_{t-3} + L) + b_{t-2}) + b_{t-1}) + b_t))
\end{aligned}
\tag{7-3}
$$

从上述递归推导可以看出，循环神经网络的输出层 y 和输入系列 x_t 的前 t 时刻都有关。

7.2.2　长短期记忆神经网络

循环神经网络是一种对序列数据建模的神经网络，即一个序列当前的输出与前面的输出有关，会对前面的信息进行记忆并应用于当前输出的计算中。循环神经网络可以将一个序列上不同时刻的数据依次传入循环神经网络的输入层，而输出可以是对序列中下一时刻信息的预测，也可以是对当前时刻信息的处理结果，所以它适合解决与时间序列相关的问题。但是，循环神经网络可以往前看获得任意多个输入值，即输出层 y 与输入系列 x_t 的前 t 时刻都有关，造成长期依赖的缺点。

循环神经网络的主要缺点是长期依赖问题。最有效的解决方法是进行选择性遗忘，同时也进行有选择的更新。1997 年，Hochreiter 和 Schmidhuber 提出的长短期记忆神经网络（Long Short-Term Memory Neural Network），是一种特殊的循环神经网络类型，使用"累加"的形式计算状态，这种累加形式导致导数也是累加形式，因此避免了梯度消失，得到了广泛应用。

目前长短期记忆神经网络已经被广泛用于语音识别、语言建模、情感分析和文本预测等，其本质上是一种循环神经网络。循环神经网络包含反馈回路，并对时间序列的上下文信息进行编码。研究长短期记忆网络来捕获肌电序列间的时间特征是十分有价值的。文献[258]将卷积神经网络和长短期记忆网络相结合，用于了肌电信号手势识别。由此可见，长短期记忆网络独特的设计结构，使其特别适合于处理和预测时间序列中间隔和延迟非常长的重要事件。

所有的循环神经网络都有一个重复结构的模型形式。在标准的循环神经网络中，重复结构是一个简单的循环体，循环神经网络的重复结构图如图 7-2 所示。然而，长短期记忆神经网络的循环体是一个拥有四个相互关联的全连接前馈神经网络的复制结构，长短期记忆神经网络结构图如图 7-3 所示。

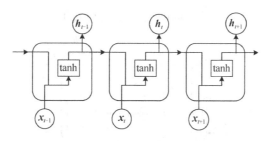

图 7-2　循环神经网络的重复结构图

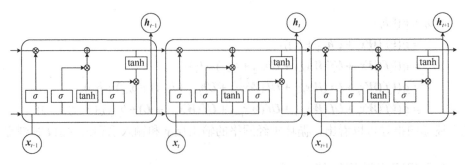

图 7-3　长短期记忆神经网络结构图

长短期记忆神经网络利用三个门来管理和控制神经元的状态信息。

（1）遗忘门。长短期记忆神经网络的第一步是用遗忘门确定从上一时刻的状态中丢弃了什么信息。

遗忘门是一个具有 sigmoid 全连接的前馈神经网络，长短期记忆神经网络的遗忘门如图 7-4 所示。遗忘门的输入是 h_{t-1} 和 x_t 组成的向量，输出是向量 f_t。向量 f_t 由 1 和 0 组成，1 表示能够通过，0 表示不能通过。其函数式为

$$f_t = \sigma(W_f[h_{t-1}, x_t] + b_f) \tag{7-4}$$

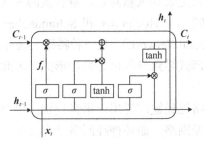

图 7-4　长短期记忆神经网络的遗忘门

（2）输入门。长短期记忆神经网络的第二步是用输入门确定哪些输入信息要保存到神经元的状态中。

输入门由两个前馈神经网络组成，长短期记忆神经网络的输入门如图 7-5 所示。第一个有 sigmoid 层的全连接前馈神经网络，决定哪些值将被更新；第二个有 tanh 层的全连接前馈神经网络，其输出是一个向量 C_t，向量 C_t 可以被添加到当前时刻的神经元状态中；最后根据两个神经网络的结果创建一个新的神经元状态。其函数关系为

$$i_t = \sigma(w_i[h_{t-1}, x_t] + b_i) \tag{7-5a}$$

$$\widetilde{C}_t = \tanh(w_C[h_{t-1}, x_t] + b_C) \tag{7-5b}$$

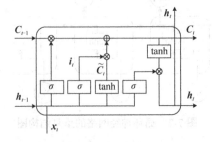

图 7-5　长短期记忆神经网络的输入门

（3）状态控制。第三步就可以更新上一时刻的状态 C_{t-1} 为当前时刻的状态 C_t 了。

通过第一步的遗忘门得到的控制向量，过滤掉一部分 C_{t-1} 信息，如图 7-6 所示的乘法操作；通过第二步的输入门根据输入向量计算新状态，通过这个新状态和 C_{t-1} 状态构建一个新的状态 C_t，如图 7-6 所示的加法操作。其函数关系为

$$C_t = f_t C_{t-1} + i_t \widetilde{C}_t \tag{7-6}$$

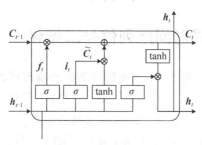

图 7-6 LSTM 状态控制图

（4）输出门。最后一步就是用输出门（见图 7-7）确定神经元的输出向量 h_t。

首先通过 sigmoid 层生成一个过滤向量；然后通过一个 tanh 函数计算当前时刻的 C_t 状态向量，即将向量每个值的范围变换到 $[-1,1]$。其函数关系为

$$O_t = \sigma(w_0[h_{t-1}, x_t] + b_0) \tag{7-7a}$$

$$h_t = O_t \tanh(C_t) \tag{7-7b}$$

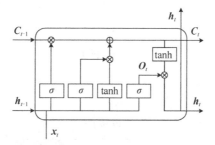

图 7-7 长短期记忆神经网络的输出门

网络结构的损失函数取为

$$\text{loss} = \alpha \text{loss}_{\text{target}} + \lambda w^2 \tag{7-8}$$

式中，第一项是目标复制丢失（Target Replication Loss）项；第二项为正则化项；α 和 λ 是两个权重系数。

$$\text{loss}_{\text{target}} = \frac{1}{T} \sum_{t=1}^{T} l\big(g(x_t), y\big) \tag{7-9a}$$

$$l\big(g(x_t), y\big) = -\sum_{i=1}^{G} l_i(y) \log g(x_t)^i \tag{7-9b}$$

$$g(x_t) = f_s\big(f_h(x_t)\big) \tag{7-9c}$$

式中，x_t 是输入肌电信号 x 的第 t 个片段；$g(x_t)^i$ 是 $g(x_t)$ 的第 i 维；f_h 和 f_s 分别代表网络结构以及最后一个 Softmax 层。

通过分析可知，采用 CNN 和长短期记忆神经网络可同时对表面肌电信号进行表征学习：采用多层多级 CNN 结构，可提取出表面肌电图的空间特征；采用多层长短期记忆神经网络结构，可提取出表面肌电信号序列的时间特征；研究 CNN-LSTM 层级与复合网络结构，分析输出层与连接层关系，可使网络学习到时空特征，通过完全连接层实现表面肌电信号特征识别与手势识别。

7.3　基于 GAF 的一维时间序列信号二维化

sEMG、AUS[149]等一维时间序列，需要转换为适合深度学习算法的二维图像数据输入，本书将 Gramian 角度场（Gramian Angular Fields，GAF）[155]应用于将一维时间序列转换为二维图像，并充分地保留原始时间序列的时间依赖特性。

GAF 是在线性代数中的格拉姆（Gram）矩阵基础上演变而来的，它通过极坐标系代替笛卡儿坐标系来表示时间序列，sEMG 的 GAF 转换过程如图 7-8 所示。在 GAF 中，每个元素实际上是极坐标系中成对时序值之和的余弦值。

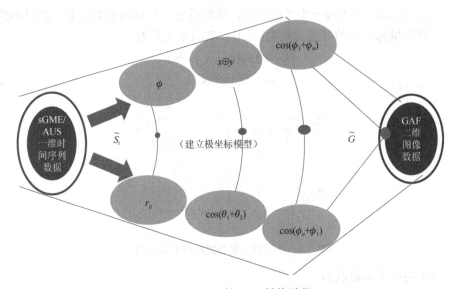

图 7-8　sEMG 的 GAF 转换过程

由于 GAF 较好地保留了时间序列的依赖性和相关性，因而保留了一维时间序列信号的各时间点间幅值的相关性。从原始一维时间序列信号到二维图像的转换步骤如下。

（1）对于一个具有 q 个采集通道，每个采集通道 n 个观测值的时间序列 $S = \{S_1, S_2, \cdots, S_q\}$，且 $S_i = \{s_{i1}, s_{i2}, \cdots, s_{in}\}$，首先对其按采集通道进行标准化使所有值都落在 [-1，1]区间：

$$\tilde{S} = \frac{\left[S - S.\min(\text{axis}=0)\right] + \left[S - S.\min(\text{axis}=0)\right]}{\left[S.\max(\text{axis}=0) - S.\min(\text{axis}=0)\right]} \qquad (7\text{-}10)$$

（2）利用极坐标来保留序列的绝对时间关系，通过式（7-10）将值编码为角余弦、时间戳编码为半径，从而在极坐标系中表示编码后的时间序列 $\tilde{S}$。

$$\phi = \arccos(\tilde{s}_{ij}), \quad -1 < \tilde{s}_{ij} < 1, \quad \tilde{s}_{ij} \in \tilde{S}_i, \quad \tilde{S}_i \in \tilde{S}$$

$$r_{ij} = \frac{t_j}{N}, \qquad t_j \in N \tag{7-11}$$

式中，$\tilde{s}_{ij}$ 为 $\tilde{S}_i$ 中的任一观测值；t_j 为时间序列 $\tilde{S}$ 对应的时间戳；N 为时间戳的总长度。

式（7-11）是双射的，$[-1,1]$ 区间的余弦值在极坐标角度 $[0,\pi]$ 内单调，并具有唯一的逆；且随着时间的增加，对应值的连线在极坐标圆上不同角度点之间发生弯曲。

（3）将重新缩放的时间序列转换至极坐标系后，定义类内积操作：

$$\boldsymbol{x} \oplus \boldsymbol{y} = \cos(\theta_1 + \theta_2) \tag{7-12}$$

式中，θ_1 和 θ_2 分别代表向量 $\boldsymbol{x}$ 和 $\boldsymbol{y}$ 在极坐标系中对应的角度。

（4）一维时间序列的类 Gram 矩阵——Gramian 角度场为

$$\tilde{G} = \begin{bmatrix} \cos(\phi_1 + \phi_1) & \cos(\phi_1 + \phi_2) & \cdots & \cos(\phi_1 + \phi_n) \\ \cos(\phi_2 + \phi_1) & \cos(\phi_2 + \phi_2) & \cdots & \cos(\phi_2 + \phi_n) \\ \vdots & \vdots & & \vdots \\ \cos(\phi_n + \phi_1) & \cos(\phi_n + \phi_2) & \cdots & \cos(\phi_n + \phi_n) \end{bmatrix} \tag{7-13}$$

在 GAF 中，对角线由缩放后的时间序列原始值构成，时间随着对角线从左上角到右下角增加，因此时间维度也相应被编码到了矩阵的几何结构中。$\tilde{G}\left(i, j\right|_{|i-j|=k})$ 通过在对应时间间隔 k 方向上的叠加表示出了相对相关性，且主对角线 $G(i, j)$ 是 $k = 0$ 时的特殊情况。

对于长度为 n 的一维原始 sEMG 时间序列，直接进行转换后的 GAF 大小为 $n \times n$。当 n 较大时，GAF 也相应较大，无疑会对后续分类器的训练产生较大压力。为了控制 GAF 的大小，文献[256]通过分段聚合近似（PAA）来平滑时间序列，同时保留时序上的变化趋势。

分段聚合近似：将长度为 n 的一维时间序列 $X = \{x_1, x_2, \cdots, x_n\}$ 表示成长度为 m 的另一个序列 $\hat{X} = \{\hat{x}_1, \hat{x}_2, \cdots, \hat{x}_m\}$，其中 $m < n$，令 p 为分段长度，则 $\hat{X}$ 中元素满足：

$$\hat{x}_j = \frac{1}{p} \sum_{p(j-1)}^{pj} x_i, \quad 1 \leq j \leq m, \quad 1 \leq i \leq n \tag{7-14}$$

式中，$\hat{x}_j \in \hat{X}$，$x_i \in X$；由此可得保留时间序列基本形态的相对低维序列。例如，原始 sEMG 时间序列长为 200，经极坐标转换和 PAA 后，最终得到大小为 100×100 的 GAF。

7.4　基于 GAF 的 CNN-LSTM 串并联网络结构的表面肌电信号手势识别

为了实现表面肌电信号的空间特征和时间特征的同时提取，本章提出一种基于 GAF 的 CNN-LSTM 串并联网络结构，如图 7-9 所示。采用两级三层 CNN 模块，提取表面肌电信号的空间特征；采用两级 LSTM 模块，提取表面肌电信号的时间特征。根据 GAF 方法，通过极坐标计算，将表面肌电信号一维时序信号转换为二维 Gram 矩阵，进而作为 CNN-LSTM 串并联网络结构的输入信号。

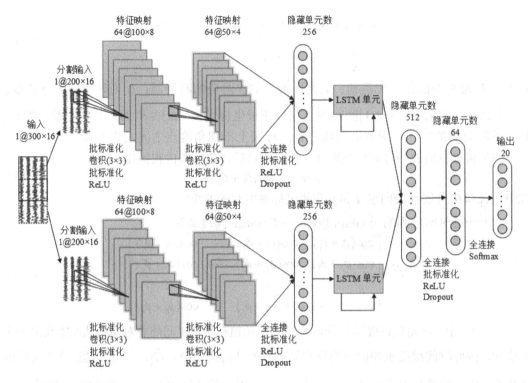

图 7-9　基于 GAF 的 CNN-LSTM 串并联网络结构

首先截取一段时间内所获取的 16 个通道的连续表面肌电信号，标记为 X。然后使用滑动窗口方法将 X 分解为若干子段 $\{X_1, X_2, \cdots, X_T\}$，其中每段窗口的长度为 300ms，平移长度为 50ms，CNN 的输入为 300×16 的肌电图，将所截取的 16 个通道的连续表面肌电信号（300×16）分成互有重叠的两部分（200×16），并以此作为 CNN-LSTM 串并联网络结构的输入。

在 CNN-LSTM 串并联网络结构中，采用两级相同的 CNN 模块，将 16 个通道的连续表面肌电信号（300×16）以 Gram 矩阵数据作为输入。CNN 模块中的第一层为卷积层，其中包含 64 个 3×3 的卷积核，stride 和 padding 都为 1，提取后的数据维度为 100×8。第二层亦为卷积层，结构和第一层类似，提取后的数据维度为 50×4。第三层为全连接层，包含 256 个单元，提取表面肌电信号的空间特征维度为 256×1。在相同设置的两级 LSTM 模块中，采用两个 LSTM 神经网络单元以及 1 个 256 单元的全连接层。

通过将 CNN 模块与 LSTM 模块得到的特征融合，可获得表面肌电信号的时空与时序特征输出，包含两个单元数分别为 512 和 64 的全连接层，以及一个 Softmax 层和 20 路的输出层。为防止模型过度拟合，在卷积层与第一个全连接层之后增加了随机失活层，其中随机失活率为 0.5，以使隐藏层的部分权重或输出随机归零，降低节点间的相互依赖性；另外在输入层以及每一个隐藏层后都增加了批标准化（Batch Normalization）和 ReLU 非线性处理环节，进一步降低该网络结构的风险。

本书首先制作肌电实验的数据集。其中每种手势的表面肌电信号都被精确地标记，并且去除了每种动作首与尾时间下采集的表面肌电信号，以此排除两种手势之间的过渡状态，也避免了用来跟随下一种手势的相应时间。

整个网络数据集以.mat 文件格式存储，肌电数据集的保存格式 aaa-bbb-ccc.mat 如表 7-1 所示。aaa-bbb-ccc.mat 的标题格式表示预处理信号，其中，aaa 是受试者标号，bbb 是手势编号（范围为 0～19），ccc 是重复次数编号。例如，003-004-005.mat 表示 3 号受试者第 5 次重复做 4 号手势的表面肌电信号数据。

表 7-1　肌电数据集的保存格式 aaa-bbb-ccc.mat

名　　称	类　　型	描　　述
subject	scalar	The subject ID
gesture	scalar	The gesture ID
trial	scalar	The trial ID
data	5000×4 matrix	sEMG data for one gesture

在实验数据采集过程中，每一种手势都保持 5s 时间，其中肌电仪的采样频率为 1kHz，采样点为 1000 个，重复频率为 10Hz。针对表面肌电信号，采用的窗口长度为 300ms，增量间隔为 100ms，因此，对于每一秒的肌电数据（1000×4），可以得到 10 个窗口的肌电特征。

基于 CNN-LSTM 与 SVM 两种方法的实验结果对比如图 7-10 所示。

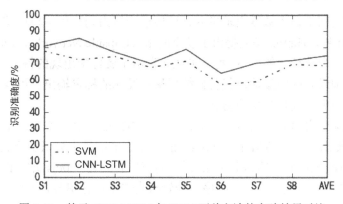

图 7-10　基于 CNN-LSTM 与 SVM 两种方法的实验结果对比

从图 7-10 中可以看出，基于 CNN-LSTM 方法的识别准确度比基于 SVM 方法的识别准确度高。可以求出表面肌电信号在基于 CNN-LSTM 方法下的平均识别准确度比在基于 SVM 方法下的平均识别准确度高 6.19%。

本书分别采用深度学习方法和传统的 SVM 对 8 名受试者的表面肌电信号数据进行了手势识别操作，其中识别准确度定义为正确识别的手势数量与测试手势总数量的比值。本次实验基于 Tensorflow 深度学习框架，具有良好的灵活性和扩展性，支持异构设备的分布式计算。在训练过程中，使用了随机梯度下降（Stochastic Gradient Descent，SGD）方法，批量大小设置为 100，循环周期为 1000。

基于 SVM 和 CNN-LSTM 的表面肌电信号的识别准确度如图 7-11 所示。在所有的受试者中，分别应用传统分类器 SVM 和本书提出的 CNN-LSTM 对表面肌电信号进行识别，表面肌电信号特征的平均识别准确度分别为 68.59%±5.20% 和 74.75%±6.15%。可见，基于 CNN-LSTM 方法的识别准确度明显优于基于 SVM 方法的识别准确度。

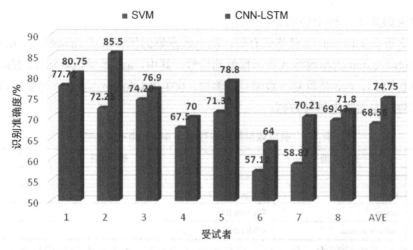

图 7-11　基于 SVM 和 CNN-LSTM 的表面肌电信号的识别准确度

7.5　基于 GAF 的 CapsNet 的表面肌电信号手势识别

针对卷积神经网络训练数据需求量大、环境适应能力弱、可解释性差、数据分享难等不足，2017 年 10 月，Hinton 等人提出了胶囊网络（Capsule Networks，CapsNet）[257-259]。胶囊是一个包含多个神经元的载体，每个神经元表示了图像中出现的特定实体的各种属性。胶囊网络用向量神经元的向量输出代替传统标量神经元的标量输出，可以表示更丰富的内容，从而能够识别更加复杂多变的场景。

为了更好地综合表面肌电信号的局部特征和全局特征，引入 CapsNet 用于输入图像的特征提取。本书提出了基于 GAF 的 CapsNet 的表面肌电信号手势识别算法。首先对原始表面肌电信号预处理，采用的是窗口分析法。采用的窗口长度为 200ms，增量区间大小为 50ms。然后基于 GAF 将表面肌电信号一维时序信号转换为二维图像信号，作为 CapsNet 的输入。

7.5.1　CapsNet 的结构

只有输入层、两个卷积层和一个全连接层的浅层 CapsNet 结构如图 7-12 所示。

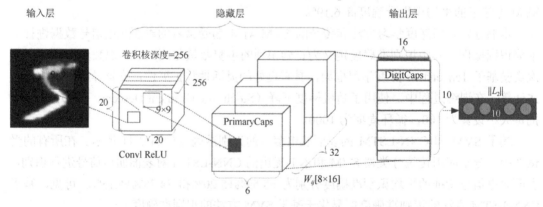

图 7-12　浅层 CapsNet 结构

PrimaryCaps 是一个卷积的胶囊层，参与卷积操作的对象不再是单个神经元，而是粒度更大的神经胶囊。因此，可以将 PrimaryCaps 理解为"胶囊版本"的卷积层。DigitCaps 是 CapsNet 的全连接层，每个胶囊都会接受前一层（即 PrimaryCaps）所有胶囊的输出。在 CapsNet 中，用向量模的大小衡量某个实体出现的概率，模值越大，概率越大。

CapsNet 与全连接神经网络的输入即线性加权求和类似，但是在线性求和阶段中多加了一个耦合系数 c_{ij}。CapsNet 的输入 s_j 由式（7-15）和式（7-16）进行向量加权和得到：

$$\hat{u}_{j|i} = W_{ij}u_i \qquad (7\text{-}15)$$

$$s_j = \sum_i c_{ij}\hat{u}_{j|i} \qquad (7\text{-}16)$$

式中，u_i 为上一层 CapsNet 的输出；W_{ij} 是每个输出的权值，是上一层每一个胶囊神经元连接到后一层的某一个神经元的权值；c_{ij} 为耦合系数。

根据式（7-17）计算 c_{ij}：

$$c_{ij} = \frac{\exp(b_{ij})}{\sum_k \exp(b_{ik})} \qquad (7\text{-}17)$$

可见，每个权重是一个非负值，所有权重 c_{ij} 的总和等于 1，所以，c_{ij} 符合概率概念。

在 CapsNet 中，Hinton 构造了新的非线性激活函数 squashing，如下所示：

$$v_j = \frac{\|s_j\|}{1+\|s_j\|^2} \cdot \frac{s_j}{\|s_j\|} \qquad (7\text{-}18)$$

式中，$\|\cdot\|$ 表示欧氏距离计算。

非线性激活函数 squashing 也称为压缩函数，前一部分是输入向量线性求和的缩放尺度，后一部分是线性求和 S 的单位向量。该激活函数的主要功能是使 v_j 的长度不超过 1，而且保持 v_j 和 s_j 同方向。

采用迭代动态路由（Iterative Dynamic Routing）算法确定权重 b_{ij} 的算法如下所示。

Procedure 1　Routing algorithm.

1:　**procedure** ROUTING($\hat{u}_{j|i}$,r,l)

2:　　for all capsule i in layer l and capsule j in layer ($l+1$):　$b_{ij}\leftarrow 0$.

3:　　**for** r iterations **do**

4:　　　for all capsule i in layer l:　$c_i\leftarrow$**softmax**(b_i)　　　　　$\triangleright$ softmax computes

5:　　　for all capsule j in layer ($l+1$):　$s_j\leftarrow\sum_i c_{ij}\hat{u}_{j|i}$

6:　　　for all capsule j in layer ($l+1$):　$v_j\leftarrow$squash(s_j)　　　　$\triangleright$ squash computes

7:　　　for all capsule i in layer l and capsule j in layer ($l+1$):　$b_{ij}\leftarrow b_{ij}+\hat{u}_{j|i}\cdot v_j$

　　　return v_j

上面通过几次迭代，根据高级胶囊的输出逐步调整低级胶囊输出给高级胶囊的分布，最后会达到一种理想的分布。

在 CapsNet 中用动态路由算法代替了卷积神经网络中的池化，都是一种对有用信息的提取方式。

除了耦合系数 c_{ij} 是通过动态路由更新的，整个网络其他的卷积参数和胶囊内的 W_{ij} 都需要根据损失函数进行更新。采用的损失函数和 SVM 的损失函数比较类似，即最大化正负样本到超平面的距离，表达式如下：

$$\text{loss} = -\frac{1}{N}\left[\sum_{i=1}^{N}\sum_{j=1}^{K}1\left\{y^{(i)} = j\right\}\log p_j^{(i)}\right] + \frac{\lambda}{2m}\|W\|_2^2 \tag{7-19}$$

式中，N 为每个批次中的样本数；K 为识别任务中对应的类别数；W 为识别网络中的所有权重。

7.5.2 基于 CNN-CapsNet 并联的表面肌电信号手势识别实验设计

通过放置在人体皮肤表面的记录电极可以获取人体在运动时由于肌肉收缩所产生的表面肌电信号。本书采用固定电极位置关系的电极袖套进行表面肌电信号的采集，采集设备为 ELONXI 肌电采集系统。

实验采集了 8 名受试者在连续时间段和不同时间段的情况下做出规定类型的手腕动作所产生的 16 个通道的表面肌电信号，对每位受试者收集 6 组数据，每组数据集包含 5 种手腕动作：握拳（HC）、伸掌（HO）、径向弯曲（RF）、手腕弯曲（WF）、手腕扩展（WE），且为了避免肌肉疲劳，要求受试者在两种手势之间休息约 10s，两组之间休息 30min。每个实验提取了包含 10000 帧的 10s 稳定信号，并为其标记了相应的标签值。将采集得到的表面肌电信号分为两部分：一部分作为训练数据，用于训练识别模型；另一部分作为测试数据，用于对识别模型进行验证或更新。

为评估本书提出的组合识别网络的识别效果，在分类器的选择上，采用四种常用分类器作为对比分类器，包括 SVM、BP 神经网络、CNN 和 CapsNet。同时，两个传统分类器 SVM 和 BP 神经网络分别对应传统的特征提取方式，近年来研究的趋势为提取多种特征进行组合，因此在特征提取方面，本书采用时域分析和频域分析中常见的 16 种特征进行组合的方式作为对比分类器的输入，这些特征分别为均方根（RMS）、平均绝对值（MAV）、波形长度（WL）、过零（ZC）点数、积分肌电值（IEMG）、对数值（LOG）、差值绝对标准差（DASDV）、简单平方积分（SSI）、方差（VAR）、时间矩绝对值（包括三阶、四阶、五阶）、频率比（FR）、均值频率（MNF）、中值频率（MDF）、峰值频率（PKF）。

CNN 则对应三种方式：直接使用原始表面肌电信号作为输入、以 GAF 转换后的表面肌电信号作为输入，以及采用上述特征提取方式。CapsNet 仅使用 GAF 转换后的表面肌电信号作为输入；从而构成 SVM、BP、CNN、CNN+GAF、CapsNet+GAF、CNN-CapsNet+GAF 六种对比识别方法。

CapsNet+GAF 方法首先进行基于 GAF 的表面肌电信号二维化，然后作为 CapsNet 的输入。其中，CapsNet 由两个普通卷积层（大小分别为 16、32），向量大小分别为 4 和 16 的初、高级胶囊层组成，学习率为 0.0001。同时，上述方法的 loss 函数均采用交叉熵，优化器均为 Adam，batch 大小因实验类型而定。

作为对比分析的 SVM 的核函数为径向基函数；BP 神经网络采用 1-512-1024-128-5 的网络结构，学习率设置为 0.00008；CNN 方法中的网络由两个核分别为 5×5 和 3×3 的卷积层（包含最大池化）和两个全连接层（大小分别为 512、5）组成，学习率为 0.0005；CNN+GAF 方法的网络与上者的差异则在于第一个全连接层（大小为 256）和学习率（0.0005）。

7.5.3　采集臂套偏移鲁棒性实验及其结果分析

使用者穿戴采集臂套虽然能够基本保证电极检测位置，但肯定不能保证完全准确。为研究采集臂套存在偏移对识别效果的影响，在实验中进行了模拟。采集同一对象的表面肌电信号后，取下采集臂套并做一点移动再重新戴上，然后采集同一对象的表面肌电信号。每次实验取 1 名受试者在一个连续时段内的 3 组数据作为训练集，每组包含 5 种动作，且保证了非肌肉疲劳。然后休息半小时以上再采集一段时间的数据作为测试集。分别用 6 种识别方法对 8 名受试者进行实验，实验结果取平均值，得到不同手部动作的识别准确度及其平均准确度如表 7-2 所示。

表 7-2　不同手部动作的识别准确度及其平均准确度

识别方法	手部动作类别					平均准确度
	HC	HO	RF	WF	WE	
SVM	89.54%	22.54%	84.97%	86.70%	85.48%	73.85%
BP	85.18%	25.79%	81.54%	88.40%	84.71%	73.12%
CNN	91.57%	22.41%	85.27%	90.88%	86.80%	75.39%
CNN+GAF	90.61%	56.80%	76.35%	83.25%	73.35%	76.07%
CapsNet+GAF	95.01%	55.33%	88.07%	85.03%	62.69%	77.23%
CapsNet-CNN+GAF	92.72%	50.95%	86.13%	90.33%	82.04%	80.43%

从表 7-2 可见，以 SVM 和 BP 为代表的传统分类器的平均准确度与 CNN 相比约低 2%，因此，本书考虑将所提方法建立在 CNN 基础上有一定的实际意义。而直接将原始表面肌电信号作为输入的方法的效果最差，无论是采用特征提取，还是本书所提的 GAF 转换方法均能有效提升手部动作识别的平均准确度。

实验数据显示，基于时序二维化和卷积特征融合的 CapsNet-CNN+GAF 方法的平均准确度较高，比原始输入下的 CNN 方法高 5.04%，比其他识别方法高 3.2%~7.31%。另外，对于不同手部动作来说，伸掌（HO）动作的识别准确度最为突出，在各识别方法中均处于较低水平，采用传统特征提取方法的分类器的识别准确度不超过 30%，甚至低于原始输入下的识别准确度，而采用 GAF 转换方法后的分类器都将识别准确度提升到了 50% 以上，由此可见传统特征提取方式在识别某些动作上有局限性。就采用 GAF 转换方法的分类器而言，除了伸掌（HO）动作，CapsNet-CNN+GAF 方法对其余 4 种动作的识别准确度均在 80% 以上，具有较好的鲁棒性。从表面肌电信号识别机理分析，当肌肉呈放松状态时，不会产生肌电活动，所以，伸掌动作引起的表面肌电信号较弱，这也是引起各种方法的识别准确度下降的主要原因。

7.5.4　基于 CapsNet 的表面肌电信号手势识别的迁移性实验及其结果分析

为探究基于 CapsNet 的表面肌电信号手势识别方法的迁移性，实验设计采集了 8 名受试者在连续时间段和不同时间段做出 5 种动作时的表面肌电信号，并随机选取 1 名受试者的实验数据作为测试集，其余作为训练集。分别用 6 种识别方法对其进行训练和识别，得到不同手部动作的识别准确度及其平均准确度如表 7-3 所示。

表 7-3　不同手部动作的识别准确度及其平均准确度

识别方法	手部动作类别					平均准确度
	HC	HO	RF	WF	WE	
SVM	80.63%	72.34%	51.69%	99.15%	63.03%	73.37%
BP	88.16%	64.40%	66.84%	**99.75%**	50.17%	73.86%
CNN	**99.07%**	**83.79%**	66.07%	98.90%	33.25%	76.22%
CNN+GAF	84.77%	80.52%	69.04%	78.93%	70.56%	76.76%
CapsNet+GAF	82.06%	65.88%	61.61%	99.55%	**76.48%**	77.12%
CapsNet-CNN+GAF	89.10%	71.56%	**76.24%**	93.57%	72.31%	**80.56%**

从表 7-3 中的数据可以看出，各识别方法的平均准确度与上个实验中的排布相差不多。以原始表面肌电信号作为输入的方法的平均准确度最低；其次是传统分类器和特征提取方式组合的方法；CNN 方法和 CNN+GAF 方法的识别效果相似，平均准确度仅相差 0.54%，均达到了 76%以上；CapsNet-CNN+GAF 方法的平均准确度则超过了 80%，相比于 CNN+GAF/CapsNet+GAF 方法分别提升了 3.80%、3.44%。考虑不同手部动作的识别准确度，CapsNet-CNN+GAF 方法在 RF、WE 两种动作上的表现较为突出，且对各种动作的识别准确度均在 70%以上；CNN 方法在 HC、HO 动作上的表现较好，BP 方法则对 WF 动作的识别能力较高。除此之外，观察到进行特征提取的方法在不同动作的识别准确度上波动较大，而采用 GAF 转换则表现得相对平稳，更符合实际使用需求。

7.6　基于 CapsNet-GRU 的表面肌电信号手势识别

表面肌电信号具有较强的时序性，将多采集通道的信号并排后构成二维数据，基于此可通过神经网络从中提取表面肌电信号的空间特征和时间特征[60]。对于空间特征的提取可以参考图像识别领域内应用最为广泛的卷积神经网络（CNN），但是 CNN 在提取空间特征的过程中，所提取的空间特征并不完整，没有保留特征之间的空间关系和相对关系，对此可以使用 CapsNet 来进行改进[61]，以使得所提取的空间特征趋向完整。对于时间特征的提取可以参考语音识别领域应用最为广泛的循环神经网络（RNN），但是 RNN 在提取时间特征的过程中，存在长期依赖的问题，容易出现新数据特征加强而旧数据特征淡化的现象，对此可以使用长短期记忆（LSTM）神经网络来进行改进。但是 LSTM 神经网络中的参数数量较多，使用 LSTM 神经网络的变体门控循环单元（GRU）[62]能够使所提取的时间特征更加趋于完善。

下面利用胶囊网络（CapsNet）提取信号的空间特征，利用 GRU 提取信号的时间特征，有针对性地提出了一种基于 CapsNet-GRU 复合神经网络模型的表面肌电信号手势识别方法。

7.6.1　CapsNet-GRU 复合神经网络模型

本节将详细分析所设计的面向表面肌电信号手势识别的 CapsNet-GRU 复合神经网络模型，该模型结构可分为 4 个部分，其结构示意图如图 7-13 所示。其中，第一部分为数据输入，该部分需要将多采集通道的表面肌电信号并排后作为二维数据输入到神经网络中来。第二部分为特征提取，该部分将通过 CapsNet 和 GRU 的两条支流网络分别提取表面肌电信号的空间特征和时间特征，CapsNet 单元和 GRU 单元将在后面进行详细说明。第三部分为特征融合，经过连接将两条支流的输出展平成一维向量，通过全连接层对特征加权求和，最后形成长度与识别类别数量一致的一维向量。第四部分为手势识别，采用 Softmax 层实现多识别[63]，将全连接层输出的一维向量映射到(0,1)区间，并以概率的方式给出最终的识别结果。

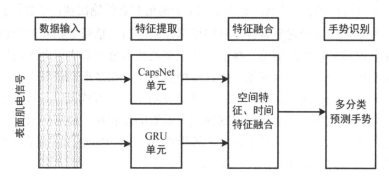

图 7-13　CapsNet-GRU 复合神经网络模型结构示意图

7.6.2　优化算法与损失函数

在用于表面肌电信号手势识别的 CapsNet-GRU 复合神经网络模型的训练过程中，使用自适应矩估计（Adaptive Moment Estimation，Adam）优化算法[64]对模型参数进行优化。Adam 优化算法是在带动量的梯度下降法的基础上融合加速梯度下降（RMSprop）的算法。相较于带动量的梯度下降法，Adam 优化算法通过引入平方梯度和进行速率偏差纠正，来提高横轴学习速度，降低纵轴学习速度。该优化算法是基于训练数据迭代更新神经网络的权重进行优化的，有着计算效率高、内存需求少、梯度对角线重缩放不变、超参数调整量少等优势。Adam 优化算法的更新方式，如式（7-20）所示：

$$\theta_t = \theta_{t-1} - \alpha \frac{\hat{m}_t}{\sqrt{\hat{v}_t} + \varepsilon}$$

$$\hat{m}_t = \frac{m_t}{1 - \beta_1^t}$$

$$\hat{v}_t = \frac{v_t}{1 - \beta_2^t} \qquad (7\text{-}20)$$

$$m_t = \beta_1 m_{t-1} + (1 - \beta_1) g_t$$

$$v_t = \beta_2 v_{t-1} + (1 - \beta_2) g_t^2$$

式中，下标 t 表示第 t 轮的迭代；θ 表示模型参数；α 表示优化步长；$\hat{m}_t$ 表示梯度指数移动均值的偏差修正；$\hat{v}_t$ 表示梯度平方指数移动均值的偏差修正；ε 大于 0，用于保证分母大于 0；m_t 表示梯度指数移动均值；v_t 表示梯度平方指数移动均值；β_1^t 和 β_2^t 是常数，用于控制指数衰减；g_t 表示一阶导数。

手势识别属于多识别任务，所以在 CapsNet-GRU 复合神经网络模型中使用 Softmax 层进行最后的识别操作。作为一个重要的函数，Softmax 函数在多识别任务中使用最为广泛。它能够将多个神经元的输出，映射到 0～1 的实数空间，并且通过标准化操作保证整体总和为 1，满足多识别的概率之和为 1 的需求。具体的 Softmax 函数定义，如式（7-21）所示：

$$P = \frac{e^{z_i}}{\sum_{k=1}^{K} e^{z_k}} \tag{7-21}$$

式中，下标 i 表示第 i 个输出节点；z_i 表示第 i 个输出节点的输出值；K 表示类别数量。

在训练过程中，需要针对复合神经网络模型、表面肌电信号数据和多识别任务，设置合适的损失函数来控制模型的训练，减少手势识别的预测值与真实值之间的误差，同时考虑尽可能地避免模型出现过拟合现象，提升模型的性能。在多识别任务中，损失函数多使用交叉熵（Cross Entropy）损失函数。而且，通过使用正则化方式可以尽可能地防止模型出现过拟合现象，该方式中的正则项可以视为损失函数的惩罚项，能够用来对损失函数中的系数进行一定的限制。针对表面肌电信号手势识别中的 CapsNet-GRU 复合神经网络模型，设置相适应的损失函数，如式（7-22）所示：

$$\text{loss} = -\frac{1}{N} \sum_{i=1}^{N} \sum_{k=1}^{K} y_{i,k} \log\left(p_{i,k}\right) + \lambda \|w\|_2^2 \tag{7-22}$$

式中，N 表示表面肌电信号的样本数量；K 表示手势的类别数量；$y_{i,k}$ 表示第 i 个样本的第 k 个类别的真实值；$p_{i,k}$ 表示第 i 个样本预测为第 k 个类别的概率；λ 表示正则化系数；$\|w\|_2^2$ 表示 L2 范数的正则项。

7.6.3 离线实验设置

该离线实验采用 Python 语言进行编程，使用 PyTorch 框架进行 CapsNet-GRU 复合神经网络模型的搭建，基于表面肌电信号，实现多类别手势的识别，利用 visdom 工具完成训练数据的可视化。将第 3 章制作的数据集作为本次实验的数据集。为满足模型在抓取应用中的实时性能要求，本书假设人均反应时间为 0.3s，设置窗口分析法中的窗口长度 w 为 300ms；为增加数据样本，设置窗口增量 Δt 为 50ms。并且以 6∶2∶2 的比例对每种手势进行训练集、验证集、测试集的随机划分。

在表面肌电信号提取时空特征的过程中，因为本书所使用的多采集通道表面肌电信号采集设备的频率为 1kHz，采集通道数量为 16，所以设置表面肌电信号的输入片段为 300×16，得到的数据输入形状为 [1,300,16]。在 CapsNet 的卷积层中，设置卷积操作的输入采集通道数为 1，输出采集通道数为 256，卷积核大小为 3×3，跨步为 1，填充为 1；设置激活操作的激活函数为 ReLU；设置池化操作的卷积核大小为 (17,5)，跨步为 (15,4)，填充为 (1,1)，于是卷积层的输出特征形状为 [256,20,4]。在 CapsNet 的初始胶囊层中，设置卷积操作的输入采集通道数为 256，输出采集通道数为 32×8，卷积核大小为 (5,3)，跨步为 (4,3)，填充为 (1,1)；设置分割操作的向量数目为 32；然后通过 Squash 激活函数进行激活，于是初始胶囊层的输出量形状为 [32×5×4,8]。在 CapsNet 的路由胶囊层中，设置输出胶囊数目为 20，输出胶囊维度为 16，路由算法中的迭代数为 3，于是路由胶囊层的输出量形状为[20,16]，而展平后所得到的一维空间特征向量形状为[20×16,1]。在 GRU 中，根据表面肌电信号的数据输入，设置时序长度为 300，设置隐藏单元数为 64，此外为防止过拟合，在第一个 GRU 中设置丢弃率 Dropout 为 0.5[65]，然后取输出隐藏状态的最后一层作为表面肌电信号的时间特征，其形状为[64,1]。

最后通过三层全连接层将表面肌电信号的时空特征全连接到 20 种类别，并通过 Softmax 层进行识别。此外，还采用了 Batch Normalization（BN）算法，用以加快网络收敛速度，提高网络泛化能力。为平衡显存效率和显存大小，设置批量大小（Batch）为 16，设置学习效率（Learning Rate）为 0.001，设置训练的循环迭代数量（Epochs）为 20。

7.6.4　离线实验结果与分析

使用各受试者的表面肌电信号数据分别进行 CapsNet-GRU 复合神经网络模型训练，在训练过程中，分析训练集损失值，经过整理之后绘制各受试者的训练损失曲线，CapsNet-GRU 复合神经网络模型的训练损失曲线如图 7-14 所示。在图 7-14 中，各子图的实线曲线表示训练损失曲线，而虚线曲线表示高斯拟合曲线。训练损失曲线有效值的最大横坐标为 6600，即 $0.6 \times 8 \times n_a \times N \times \text{Epochs} / \text{Batch}$。

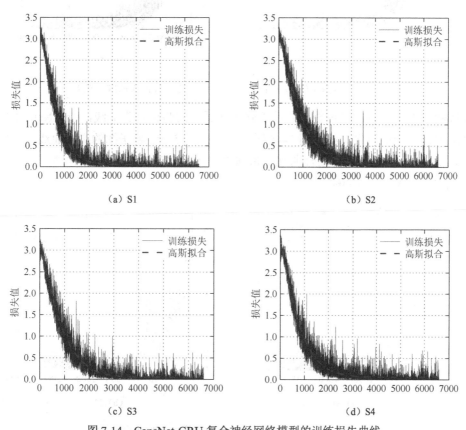

图 7-14　CapsNet-GRU 复合神经网络模型的训练损失曲线

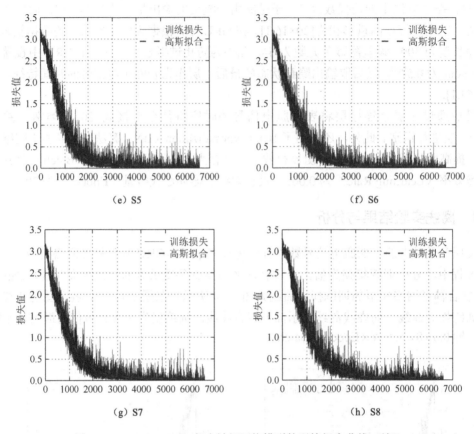

图 7-14 CapsNet-GRU 复合神经网络模型的训练损失曲线（续）

分析验证集损失值，经过整理之后绘制各受试者的验证损失曲线，CapsNet-GRU 复合神经网络模型的验证损失曲线如图 7-15 所示。在图 7-15 中，各子图的实线曲线表示验证损失曲线，虚线曲线表示高斯拟合曲线。验证损失曲线有效值的最大横坐标为 2200，即 $0.2 \times 8 \times n_a \times N \times \text{Epochs} / \text{Batch}$。

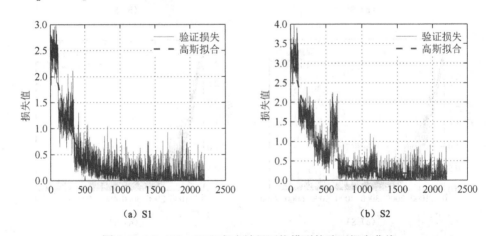

图 7-15 CapsNet-GRU 复合神经网络模型的验证损失曲线

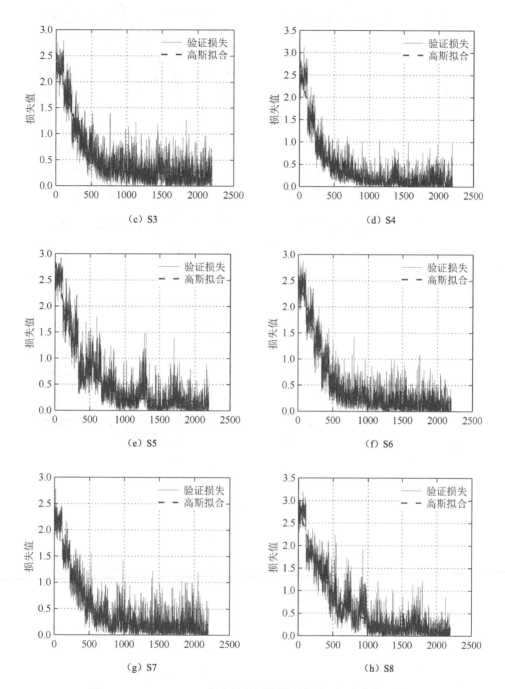

图 7-15　CapsNet-GRU 复合神经网络模型的验证损失曲线（续）

　　分析验证集的验证精度，经过整理之后绘制各受试者的验证精度曲线，CapsNet-GRU 复合神经网络模型的验证精度曲线如图 7-16 所示。在图 7-16 中，横坐标表示迭代数，纵坐标表示验证精度。

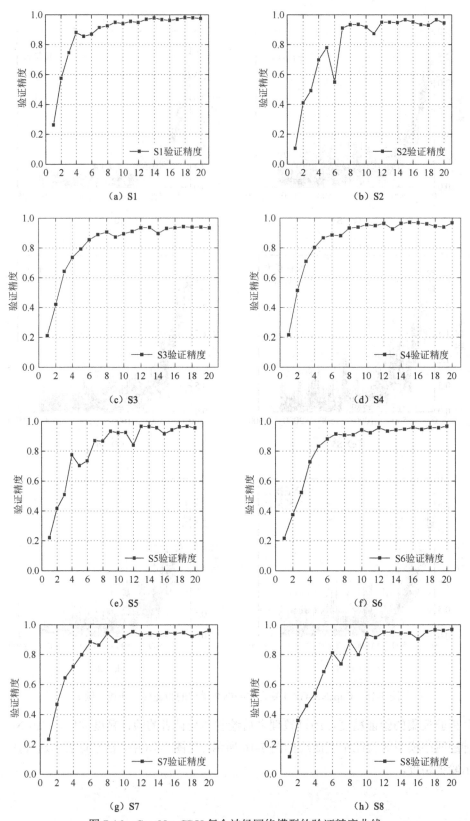

图 7-16　CapsNet-GRU 复合神经网络模型的验证精度曲线

结合图 7-14～图 7-16，发现受试者 S2 在第 6 次迭代训练中，训练损失在下降，而验证损失在上升，出现过拟合，在验证精确曲线中也有所体现，若在此时停止，所训练的模型会存在过拟合。由图 7-14 可知，需要适当地增加迭代数以使模型得到充分训练，并收敛。

各受试者在完成模型训练后，利用测试集对模型进行测试，CapsNet-GRU 复合神经网络模型的测试结果如表 7-4 所示。从表中的数据可以看出，所有受试者的测试精度均在 95.57%以上，说明 CapsNet-GRU 复合神经网络模型具有良好的泛化能力，能够为不同受试者提供适合其自身的时空特征组合。由表 7-4 可知，受试者的平均测试时间为 25.07s，而每名受试者的测试集中包含 $0.2\times 8\times n_a\times N=1760$ 个样本，即 CapsNet-GRU 复合神经网络模型对单一样本的平均响应时间约为 14.24ms。

表 7-4　CapsNet-GRU 复合神经网络模型的测试结果

受　试　者	测试精度/%	测试时间/s
S1	97.56	24.90
S2	96.31	25.07
S3	95.57	25.21
S4	96.02	25.26
S5	96.19	24.87
S6	96.48	25.14
S7	96.14	25.12
S8	96.65	24.99

此外，使用相同 8 名受试者的表面肌电信号数据，以相同信号数据形状作为输入，将 CapsNet 和 GRU 置换成 CNN 和 LSTM 神经网络单元，对比 CNN 模型、CNN-LSTM 模型及 CapsNet-GRU 复合神经网络模型的识别性能，不同模型的对比结果如表 7-5 所示。

表 7-5　不同模型的对比结果

模　　型	平均测试精度/%	平均测试时间/s
CNN	90.74	18.50
CNN-LSTM	94.60	27.52
CapsNet-GRU	96.36	25.07

由表 7-5 可知，LSTM 神经网络单元能够提取表面肌电信号的时间特征，提高 CNN 模型的平均测试精度，但同时增加了模型的平均测试时间。CapsNet 单元所提取的空间特征更加完整，能够提高模型的平均测试精度；GRU 因其参数量较少，能够降低模型的平均测试时间。

为避免在人工提取特征过程中出现特征丢失的问题，本章提出了一种 CapsNet-GRU 复合神经网络模型，由表 7-5 可知，该模型能够较完整地提取表面肌电信号的时空特征。从 CapsNet-GRU 复合神经网络模型的训练、验证等不同阶段进行收敛性分析，分析图 7-14 所示的各受试者的训练损失曲线，能够发现各受试者的表面肌电信号数据均使模型收敛，其中受试者 S3 的训练损失收敛于最低的 0.048；分析图 7-15 所示的各受试者的验证损失曲线，能够发现各受试者的验证损失均在第 15 次迭代后收敛；分析图 7-16 所示的各受试者的验证精度曲线，能够发现各受试者的验证精度最终均收敛于 95%以上。可以得出，所提出的 CapsNet-GRU 复合神经网络模型具有良好的收敛性。

从该模型的验证精度和偏差影响两方面进行稳健性分析。首先，由图 7-16 可知，验证集在模型训练过程中能够获得最高 98.12%的验证精度；由表 7-4 可知，测试集在模型测试过程中能够获得最高 97.56%的测试精度，说明该模型具有较高的精度，能够满足手势识别的基本要求。其次，该模型在使用过程中，只有表面肌电信号数据输入存在一定的偏差，不同个体的表面肌电信号数据是存在一定差异的，但是由表 7-4 可知，8 名受试者的表面肌电信号数据差异只能对该模型产生较小的影响，所有受试者的测试精度均在 95.57%以上，单一样本的响应时间均在 14.24ms 左右。可以得出，所提出的 CapsNet-GRU 复合神经网络模型具有良好的稳健性。

本节设计了一种复合神经网络模型，即 CapsNet-GRU 复合神经网络模型，以从表面肌电信号的时间维度和空间维度获取信号的全面信息。其中，CapsNet 不仅能够提取信号的空间特征，还能够保存空间特征之间的相对关系；GRU 则能够在提取信号的时间特征的同时减少计算复杂度，提高计算资源的利用率。本节针对该模型和表面肌电信号的特点设计了相适应的损失函数，以保证模型的有效性；最后通过离线实验对所提出的方法进行了验证，实验结果表明各受试者的测试精度均在 95.57%以上，单一样本的平均响应时间为 14.24ms 左右，说明本章所提的基于 CapsNet-GRU 的表面肌电信号手势识别方法能够初步用于执行在线抓取任务。

7.7 基于双流网络的表面肌电信号手势识别

使用者在使用基于表面肌电信号的控制系统时，可以获取更加自然的操控方式，并且在采集表面肌电信号时不受遮挡物干扰，因此基于表面肌电信号的控制策略被广泛应用于假肢控制与人机交互等前沿领域。肌电领域的研究者与智能假肢公司为提高残疾患者生活的便利性投入了大量人力、物力。理论上，一个商用的假肢手需要在日常使用情况下保持百分百的识别准确度，然而，目前的技术无法满足这一基本要求。但是领域内的研究者都在尝试使用各种技术与方法使识别准确度不断提升。本书尝试使用深度学习这一技术提升表面肌电信号数据的识别准确度。

深度学习与传统的模式识别方法具有很大不同，深度学习技术不需要研究者进行大量的特征制作、特征降维、特征选择等工作，可以直接利用网络模型进行特征的自动提取与选择。

本节利用深度学习能自动提取特征的优势，提出了三种模型来对表面肌电信号数据建立识别模型，这三种模型都使用到了卷积神经网络与长短期记忆网络。

本节提出的三种模型都结合了卷积神经网络与长短期记忆网络这两种网络结构的长处，分别为基于时空特征的双流网络模型、CNN-LSTMs 串行网络模型与多特征融合网络模型。下面对这三种模型进行详细的介绍。

7.7.1 基于时空特征的双流网络模型

此模型主要由多层 LSTM 神经网络与 CNN 组成，可以学习到表面肌电信号的时空特征。当滑动窗口截取一段表面肌电信号数据（ELONXI DB 数据集使用 300ms 的数据）后，可以将其作为灰度图进行处理，采集设备的 16 个电极规律地分布在前臂上，其内部蕴含着一定的空间信息。同时，数据本身是随时间变化的时序信号，其内部也存在着有用的时间信息。

根据表面肌电信号为时序数据的一种，可以利用 LSTM 神经网络学习到时间序列的时序信息[52]；同时，将多帧表面肌电信号数据合并为灰度图，就可以利用 CNN 学习到数据内部高度抽象的空间特征。再利用完全连接层将两种特征进行有效的融合，就可以学习到数据内部隐含的时空特征。

从数据的特性出发，本节提出了能够提取时空特征的双流网络模型，如图 7-17 所示。模型主要分为三部分：第一部分使用 CNN 提取表面肌电信号的空间特征；第二部分使用 LSTM 神经网络提取表面肌电信号的时间特征；最后一部分进行特征融合与识别。

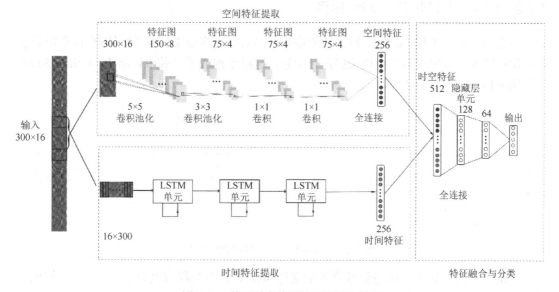

图 7-17　基于时空特征的双流网络模型

首先介绍第一部分的 CNN。与图像不同，表面肌电信号是非常抽象的，无法直观地从中获取信息，即使这样，仍然可以使用 CNN 将信号中与识别有关的空间信息提取出来。对于本节收集的数据，每一帧代表着 1×16 的一维数组，将 300 帧数据组合成灰度图（300×16），再传入到 CNN 中。网络的前两层是卷积层，第一个卷积层包含了 64 个步幅为 1 的 5×5 卷积核，第二个卷积层有 64 个 3×3 的卷积核。在每一个卷积层后都设有最大池化层，在减少数据尺寸的同时能够保存有效的信息；接下来设有两个本地连接层，都设有 64 个 1×1 的卷积核，能够实现跨采集通道的信息交互并且增加模型的非线性特性。为提取有效的空间特征，提供了具有 256 个神经元的完全连接层。模型采用了 ReLU 非线性激活函数，并利用批处理规范化进行加速。对于输入的表面肌电信号数据（300×16）获得了 256×1 的空间特征。

第二部分由多层 LSTM 神经网络构成，用来提取表面肌电信号序列的时间特征。在 LSTM 神经网络中，将输入数据与前一层的 LSTM 单元的隐藏状态当作 LSTM 神经网络的输入，可以捕获序列间的长期有效信息。此部分由三层 LSTM 神经网络构成，每层的 LSTM 神经网络中都含有 256 个隐藏层单元，并且对初始状态进行零初始化。通过三层 LSTM 神经网络处理 300×16 的输入数据后，可以获得 256×1 的时间特征。

第三部分完成空间特征与时间特征的融合。首先将两种特征串联成一个合并层（512×1），然后紧跟着一个含有 128 个神经元的完全连接层，其次再与一个含有 64 个神经元的完全连接层相连，这样来自两个网络的有效信息就被合并为时空特征（64×1），最后通过一个 Softmax 层进行预测。

在此网络模型中，CNN 部分提取了多帧表面肌电信号的空间特征，LSTM 神经网络部分有效地提取了多帧表面肌电信号的时间特征，不同的特征从不同的角度描述了表面肌电信号特征，可以更好地揭示与识别有关的信息，弥补了单独使用 CNN 的不足。因此，此模型提取的特征信息更加丰富，从而提高了识别准确度。

7.7.2　CNN-LSTMs 串行网络模型

本模型先利用 CNN 提取原始信号的特征，然后利用多层 LSTM 神经网络提取出最后卷积层的特征，最后利用完全连接层进行识别，这样就构成了一种串行结构，CNN-LSTMs 串行网络模型如图 7-18 所示。

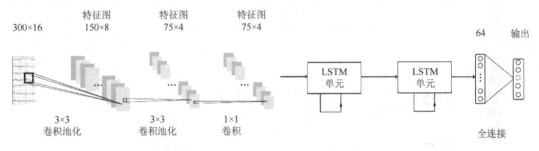

图 7-18　CNN-LSTMs 串行网络模型

网络输入的原始表面肌电信号数据维度是 300×16，首先经过具有 64 个 3×3 卷积核的卷积层，再利用最大池化层保留表达能力较强的特征，同时使特征具备平移不变性，此时的数据维度变成 64×150×8。接下来数据将继续传入一个有 64 个 3×3 卷积核的卷积层与一个池化层，将 64 个采集通道的特征图的维度变化为 75×8，随后利用 64 个 1×1 的卷积核将不同采集通道的特征进行信息交互。表面肌电信号经过 CNN 处理后，再利用两层 LSTM 神经网络叠加的结构提取数据中的时序信息，其中每层的 LSTM 神经网络都含有 256 个隐藏层单元，经过三层 LSTM 神经网络处理后的数据变为 256×1，再加入概率为 0.5 的随机失活层，与具有 64 个神经元的完全连接层进行连接。最后利用 Softmax 层进行识别。

由于表面肌电信号和语音信号很相似，都是时序信号的一种，所以在语音识别领域的有效思路可以迁移到表面肌电信号领域。根据 Sainath 提出的用于语音识别的体系结构，本节采用其中的有效理论，再通过实验不断调整网络结构与参数，得到了此模型的结构。

7.7.3　多特征融合网络模型

前面分别介绍了解决基于表面肌电信号的手势识别问题的两种方法：一种是基于模式识别的传统方法；另一种是基于深度学习的方法。在未使用深度学习技术解决表面肌电信号识别问题前，研究者已经在特征提取方面贡献了大量有价值的研究成果。本部分利用之前研究者在特征提取领域的成果，再与 CNN 与 LSTM 神经网络相结合，搭建一种多特征融合网络模型。

将传统特征、CNN 特征与 LSTM 神经网络特征进行融合，其中传统特征选用在第 4 章介绍的平均绝对值（MAV）、波形长度（WL）与过零（ZC）点数。多特征融合网络模型如图 7-19 所示。其中的 CNN 模块与 LSTM 神经网络模块的结构与 7.2 节中的结构相同。在传统特征模块中，提取输入数据（300×16）的 MAV、WL 与 ZC 点数特征后，将其平铺作为一个含有 48 个神经元层的输入。最后将 CNN 提取的多帧表面肌电信号的空间特征、多层 LSTM 神经网络提取的表面肌电信号序列的时间特征与传统特征进行融合，这样就构成了一个多特征融合网络模型。

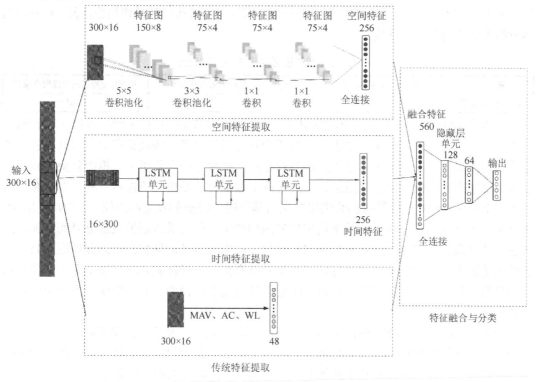

图 7-19　多特征融合网络模型

7.7.4　三种模型的实验对比

在假肢控制领域，使用者在安装假肢后需经过几天的训练过程，才可以使用假肢，这通常是一个会使人疲劳且痛苦的过程，可能导致使用者放弃训练。有些研究者提出了自适应方法来解决这一问题。自适应方法利用多人数据来减少用户的训练时间。评估一种适应性模型，跨被试或跨受试者（Inter-subject）往往是一个较为关键的衡量标准。提高跨被试的识别准确度可以进一步推广基于表面肌电信号的手势识别的应用场景，减少不必要的重复训练过程。因此，跨被试在第 3 章说明的手势数据集上进行实验。每次实验只使用单一受试者的数据当作测试集，其余人的表面肌电信号数据作为训练集，一共进行 8 组对比实验，记录平均手势识别准确度。

对比实验主要分为三个部分：第一部分说明本节设计的加入 LSTM 神经网络模块的三

种模型的优越性，将利用这三种模型与单独的 CNN 模型进行对比实验，并选择识别准确度最高的模型进行第二部分与第三部分的实验；第二部分利用基于模式识别的传统方法作为对照实验，来证明深度学习方法对手势识别准确度有非常大的提升；第三部分搭建一种实时控制模型，来操控机器臂进行物体抓取实验。

在深度学习模型的搭建方面，实验的深度学习框架是 Tensorflow，具有很好的灵活性与扩展性，被广泛应用于图像领域和语音领域。在训练过程中，设置批量大小为 128，采用 AdamOptimizer 作为优化算法。整个训练过程需要对训练集进行 24 次训练，学习率从 0.01 开始，在第 16 次降为 0.001，在第 24 次降为 0.0001。

这里将 CNN-LSTMs 串行网络模型、多特征融合网络模型与基于时空特征的双流网络模型及 CNN 模型在自采集的数据集上进行性能对比，并挑选一种最优模型，表 7-6 所示为四种模型的平均识别准确度。

表 7-6　四种模型的平均识别准确度

模　　型	CNN	CNN-LSTMs 串行网络模型	多特征融合网络模型	基于时空特征的双流网络模型
平均识别准确度/%	71.57	74.49	77.22	78.31

从表 7-6 可以看出，相较于单独使用 CNN 模型，本节所使用的 CNN-LSTMs 串行网络模型、多特征融合网络模型与基于时空特征的双流网络模型在跨被试实验上都具备较高的平均识别准确度。究其原因，是因为本节设计的三种模型的参数更多，模型复杂度较高，能够更好地拟合表面肌电信号数据，而且采取了过拟合的手段，所以这三种模型会有更好的识别准确度。相对于多特征融合网络模型与基于时空特征的双流网络模型，CNN-LSTMs 串行网络模型先利用 CNN 模块来提取信号内的特征，此时其内部的大部分时间特征已经被丢失或打乱，再利用 LSTM 神经网络模块只能提取较少的时间信息，因此模型不具备更强的表达能力。相较于基于时空特征的双流网络模型，多特征融合网络模型融入了传统特征的信息，反而分散了模型的注意力，随着参数的增多，模型的复杂度变高不一定会带来正面影响。

图 7-20 所示为四种模型的 8 组实验的平均识别准确度，从实验结果来看，本节设计的三种模型在 8 组实验中都具有较好的效果。由于第 6 组的受试者是女性，而其他作为训练集的受试者是男性，所以相较于其他组，其平均识别准确度略微有些偏低。

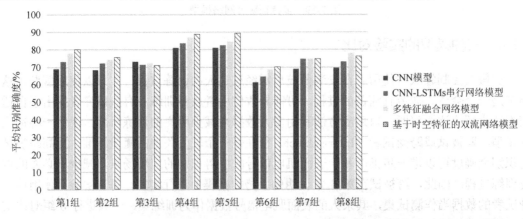

图 7-20　四种模型的 8 组实验的平均识别准确度

本次实验证明了本节设计的三种模型都具有较好的识别准确度，其中能够融合时空特征的双流网络模型具备最高的平均识别准确度。

为进一步分析三种模型的优劣程度，采用三种模型在第 1 组实验中所得的数据进行说明。图 7-21 所示为三种模型损失函数值的变化，图 7-22 所示为三种模型对训练集的识别准确度的变化。从图 7-21、图 7-22 可以看出，这三种模型在 24 次循环内都能逐渐趋向于零并保持平稳，而且都能较好地拟合训练数据集。但三种模型的损失函数值变化各有不同，其中 CNN-LSTMs 串行网络模型的损失函数相对来说收敛较慢，而且对训练数据集的拟合不会产生较强的波动性；多特征融合网络模型的收敛速度居中；基于时空特征的双流网络模型能够较快地完成收敛，而且稳定性更强，在训练后期对训练数据的拟合程度也能保持稳定。

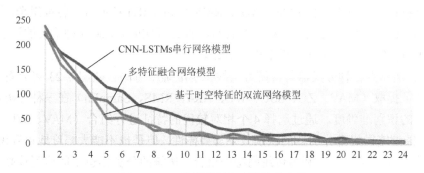

图 7-21　三种模型损失函数值的变化

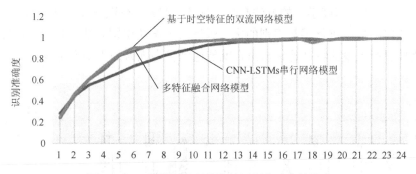

图 7-22　三种模型对训练集的识别准确度的变化

综上可知，本节提出的三种模型在测试集上都能达到较好的识别准确度，对训练集也能达到较好的拟合程度，损失函数也都能在逼近于零的同时保持相对稳定。其中，通过各组对比实验可以看出，基于时空特征的双流网络模型是这三种模型中的最优模型，在保证识别准确度达到最优的同时，其损失函数也能最快地靠近优化极限，且能够保持较好的稳定性。

7.7.5　基于时空特征的双流网络模型与传统方法的对比

基于模式识别的传统方法对表面肌电信号的处理过程包括特征预处理、特征提取与模型识别，本实验主要专注于特征提取与识别模型的选择。

在模型方面，本书选择了 SVM、线性判别分析（LDA）、K 最近邻识别法（KNN）及基于时空特征的双流网络模型进行对比实验。在 SVM 模型上，选用由 Lin 教授开发的开源 LIBSVM 软件，这个开源软件包含了能够进行多识别的 SVM 分类器，并选用径向基核函数来解决线性不可分问题。

对于同一种分类器，不同的特征选择会产生不同的识别效果，所以特征选择能够影响分类器的识别准确度，是模式识别中重要的一部分。表面肌电信号领域主要包括了时域特征、频域特征与时频域特征。本书选取其中几个常用的特征：MAV、ZC、SSC、WL、AR4、RMS 与 SampEn。由于单个特征代表性不够强，对识别结果的表达能力有限，因此只使用一种特征建立识别模型无法达到理想的识别效果与鲁棒性。可以通过不同的特征组合使分类器学习到与识别相关的有效信息，这样就能提高模型的鲁棒性与识别准确度。除了选择上述的几种特征，还可以选择 MAV、WL、RMS 与 SampEn 特征进行特征组合。

这里的实验将使用上述的三种模型与几种特征进行实验，记录 5 种手势的识别准确度，并且与基于时空特征的双流网络模型进行对比。

图 7-23 所示为三种分类器与传统方法的识别准确度对比。从图 7-23 可以看出，简单地采用单特征提取（MAV、ZC、SSC、WL、AR4、RMS、SampEn）在三种分类器上都很难取得较好的识别准确度。通过选择 4 个相对较优的特征进行组合（MAV、WL、RMS 与 SampEn），能够略微提升分类器的识别效果与鲁棒性，但是也不能大幅度地提升识别性能。从图 7-23 的结果来看，即使利用传统的特征组合，传统的分类器也不能达到较高的识别准确度，而基于时空特征的双流网络模型的识别准确度比最好的传统方法的识别准确度高出了 16.3%。因此，使用深度学习的方法有两大优势：首先，在识别准确度方面，使用基于时空特征的双流网络模型进行手势识别的优势远远大于传统识别方法；其次，这种端到端的模型，不需要进行大量的特征选择与组合就能达到较为优秀的识别准确度。

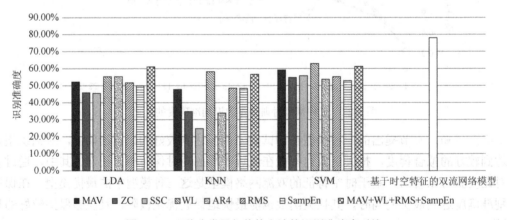

图 7-23　三种分类器与传统方法的识别准确度对比

7.8　基于深度学习的表面肌电信号手势识别实验研究

本书提出的基于时空特征的双流网络模型在自采集的数据集上已被证明有较好的识别准确度。本章利用公开数据集 NinaPro DB1，与仅能提取表面肌电信号空间特征的 CNN 模型进行对比实验,来验证基于时空特征的双流网络模型的优越性。

这里利用 NinaPro DB1 数据集来验证模型的泛化能力,由于采集设备的采样频率是 100Hz,本实验选择了 200ms 的分析窗口(20×10)[54]、30ms 的滑动窗口,采用与前人研究相似的实验方法[54],将 2/3 的数据作为训练集,1/3 的数据作为测试集。

7.8.1　不同手势数量的实验对比与分析

手势数量的不同会对深度学习模型的识别准确度产生影响,一般说来,随着手势数量的增多,模型的识别准确度会下降。为验证随着手势数量的增多基于时空特征的双流网络模型依旧占有优势,本实验选取了不同手势数量(5、10、15、25、30、40、52)进行实验。图 7-24 所示为手势数量对识别准确度的影响。

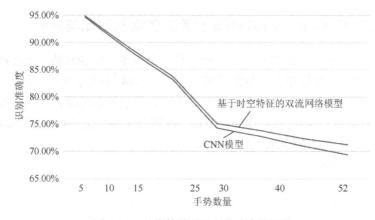

图 7-24　手势数量对识别准确度的影响

从图 7-24 可以看出,两种模型随着手势数量的增多都出现了识别准确度降低的问题,但是两者的下降曲线存在着不同,从两种模型处于相同手势数量的高度差可以看出,随着手势数量的增多,基于时空特征的双流网络模型的识别优势越来越明显。在手势数量为 5 时,两种模型的识别准确度近似相同;当手势数量达到 52 时,基于时空特征的双流网络模型的识别准确度是 71.22%,比 CNN 模型高了 1.86%。因此可以证明,手势数量增多,基于时空特征的双流网络模型会具备相对更佳的识别准确度。

7.8.2　不同训练集规模的实验对比与分析

对于深度学习模型来说,训练数据的规模能够决定识别模型识别准确度的上限,是一个关键的影响因素。这里选择了不同规模的数据集作为训练集进行实验,训练集在数据集总量中占比的变化是 1/32、1/16、1/8、1/5、1/4、1/3、2/3。训练集规模对识别准确度的影响如图 7-25 所示。从图中可以看出,当训练集的规模很小时,两种模型的识别准确度都很低而且近似相等。随着训练集规模的扩大,基于时空特征的双流网络模型的识别准确度的优势在总体上是逐渐扩大的。本实验最多利用 2/3 的数据作为训练集,不过按趋势可以判断,在更大的训练集规模上,基于时空特征的双流网络模型的优势是比较大的。

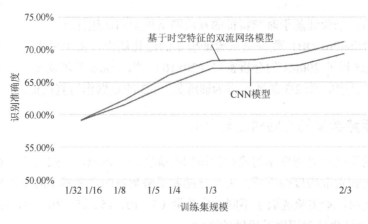

图 7-25　训练集规模对识别准确度的影响

7.8.3　不同 LSMT 神经网络隐藏层单元数量的实验对比与分析

在 LSMT 神经网络中，隐藏层单元的数量是一个很重要的超参数，能够控制输出的时间特征的维度，随着隐藏层单元数量的增多，多层 LSTM 神经网络模块提取的时间特征的维度会逐渐增加，而时间特征在时空特征中的占比会影响识别结果。本实验设定不同的隐藏层单元数量：16、32、64、128、256 与 512，控制时间特征的输出。图 7-26 所示为隐藏层单元数量对识别准确度的影响。

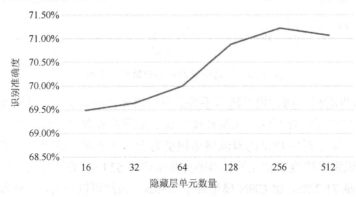

图 7-26　隐藏层单元数量对识别准确度的影响

为了验证 LSMT 神经网络模型的优异性，我们还将此模型在 NinaPro DB1 数据集上与其他网络模型进行了实验对比。Park 等人、Atzori 等人及 Geng 等人提出的网络模型分别获得了 65.7%、67.87%±6.4%和 68.93%的准确度，而使用本书所提出的模型，识别准确度可以达到 71.22%。

7.8.4　时空特征的可视化实验对比与分析

为直观表现双流网络模型提取的时空特征与 CNN 模型提取的空间特征的不同，这里利用主成分分析（PCA）法来降低特征向量的维度，从而将两种特征进行可视化处理。由于 NinaPro DB1 数据集中的手势种类众多，本部分从 52 种手势中挑选 6 种进行可视化。这6 种手势是大拇指向上（Thumb Up, TU）、所有手指伸展（Abduction Of All Fingers, AOAF）、握拳（Fingers Flexed Together In Fist，FFTIF）、腕部屈曲（Wrist Flexion，WF）、腕部伸展（Wrist Extension，WE）与腕部内偏移（Wrist Ulnar Deviation，WUD）。

　　作为对照，原始的 10 维表面肌电信号数据也被进行 PCA 降维处理，形成的三维空间投影如图 7-27 所示。在 CNN 模型中，选择了 Softmax 层的前一层的 64 维空间特征在三维空间的投影，如图 7-28 所示。在基于时空特征的双流网络模型中，同样选择了在 Softmax 层的前一层的 64 维时空特征，通过降维后的三维空间投影如图 7-29 所示。其中红色代表大拇指向上，蓝色代表所有手指伸展，绿色代表握拳，黄色代表腕部屈曲，粉色代表腕部伸展，靛蓝色代表腕部内偏移。

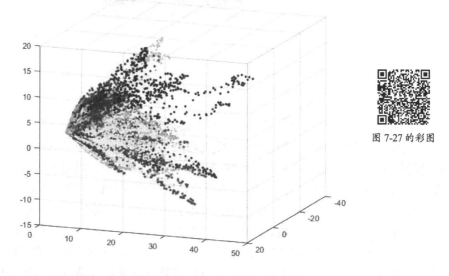

图 7-27 的彩图

图 7-27　原始表面肌电信号数据的三维空间投影

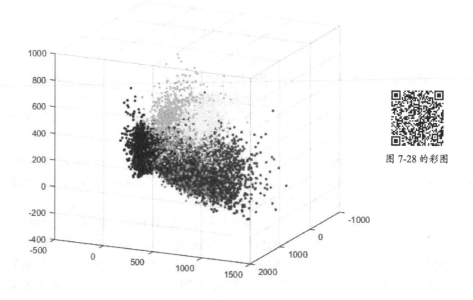

图 7-28 的彩图

图 7-28　表面肌电信号空间特征的三维空间投影

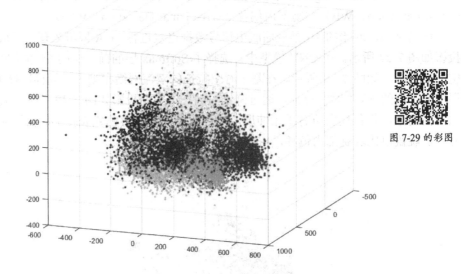

图 7-29 的彩图

图 7-29　表面肌电信号时空特征降维后的三维空间投影

从原始表面肌电信号数据的三维空间投影可以看出，6 种手势类簇是相互交叉的，而 CNN 模型的空间特征与基于时空特征的双流网络模型的空间特征的 6 种手势类簇相对来说是分开的。对比图 7-28 与图 7-29 可以看出，在代表空间特征的图 7-28 中，代表握拳的绿色区域与代表竖起大拇指向上的红色区域混合在一起，很难区分出两个类簇的边界，而在时空特征降维后的三维空间投影中，如图 7-29 所示，红色区域与绿色区域很明显地分隔开来。由于握拳手势与大拇指向上手势非常类似，所以基于 CNN 模型的空间特征很难展现两种手势的区别，而从双流网络模型中提取时空特征却能很好地展现两种手势的不同。综上可知，基于时空特征的双流网络模型能容易地区分出相似手势。

7.9　基于双流网络模型的机械臂控制

前面提出的可以提取表面肌电信号时空特征的双流网络模型在跨被试实验中具有最优的识别准确度。在此基础上，在自采集数据集每人的前三组数据中进行 inter-session 实验，即将每个人的前两组数据作为训练集，最后一组数据作为测试集，进行 8 次实验，得到的平均识别准确度为 96.48%。

基于时空特征的双流网络模型在自采集数据集中进行跨被试实验与跨时段（Inter-session）实验都取得了不错的效果。为表现此模型在实际应用中的控制效果，将进行一个基于手势控制的机械臂物体抓取实验。

在此模型的基础上，收集了操控者 8 种手势的数据集，通过双流网络训练出识别模型，搭建出一种基于表面肌电信号的机械臂控制系统，完成操控机械臂抓取物体的实验。这种利用表面肌电信号的控制系统如图 7-30 所示，主要由六部分构成：操控者的前臂、肌电数据采集仪、数据预处理、模型识别、机械臂控制与视觉反馈，其中能够根据表面肌电信号来进行识别的模型是核心。

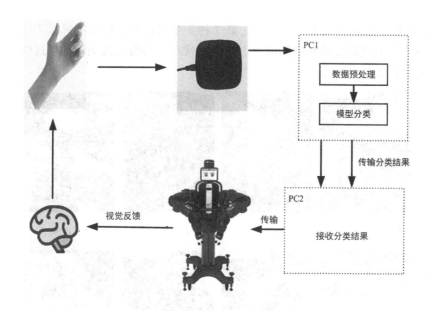

图 7-30　利用表面肌电信号的控制系统

通过不同的手势来控制 Baxter 机器人手臂在空间内进行上、下、左、右、前、后的移动，从而逐渐靠近待抓取的物体，之后再通过手势控制机械臂抓取物体与移动物体，控制机械臂抓取物体如图 7-31 所示。双流网络模型存放在一台计算机（PC1）上，此计算机与肌电数据采集仪相连，能够识别接收的表面肌电信号，通过 UDP 协议传输到同一局域网中的另一台与 Baxter 机器人连接的计算机上（PC2），从而完成对机械臂的控制。

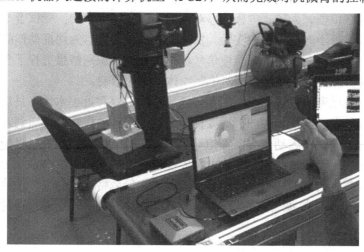

图 7-31　控制机械臂抓取物体

首先需要对受试者进行表面肌电信号数据的采集，通过肌电数据采集仪，采集到受试者的 8 种手势的 3 次重复，8 种手势如图 7-32 所示。第 1 种手势是控制机械臂的抓取手向受试者左边移动一小段距离；第 2 种手势是控制机械臂的抓取手向受试者上方移动一小段距离；第 3 种手势是控制机械臂的抓取手逐渐靠近受试者；第 4 种手势是控制抓取手进行抓取与放下的切换；第 5 种手势是控制机械臂的抓取手向受试者右侧移动；第 6 种手势是控制机械臂的抓取手向受试者下方移动；第 7 种手势是控制机械臂的抓取手逐渐远离受试者；第 8 种手势是控制机械臂的抓取手进入停止状态。为防止机械臂动作过快，在每次执行动作时设定了较小的移动距离。

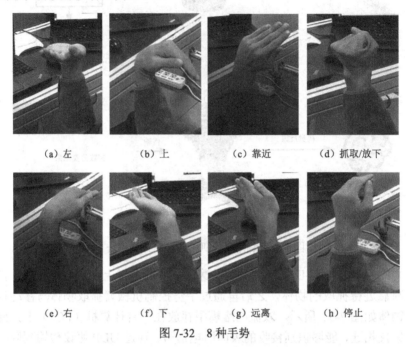

| （a）左 | （b）上 | （c）靠近 | （d）抓取/放下 |
| （e）右 | （f）下 | （g）远离 | （h）停止 |

图 7-32　8 种手势

数据采集完毕后，利用受试者的表面肌电信号数据进行训练，得到了一个可以完成手势识别的双流网络模型。为防止电极偏移对识别准确度产生影响，受试者不摘下电极袖套直接控制机械臂进行小方块的抓取实验。实时控制机械臂时，为保证动作的准确性，同时防止误识别，对于实时采集的表面肌电信号数据，我们对识别结果进行了多数投票法。这样的方法可以减少操控过程中误识别对控制物体移动的影响。

操控者根据机械臂的位置，不断地调整抓取手的位置靠近小木块，最后完成物体抓取任务。首先，操控者发出动作意图，通过神经系统将这种动作意图传递到人的前臂，执行相应的手势，与此同时肌肉动作会产生相对应的表面肌电信号。通过电极袖套，这些信号被肌电数据采集仪采集，经过去噪并放大，传递到 PC 端的程序上，PC 端上已经训练好的双流网络模型对传来的表面肌电信号进行手势识别，最后将识别结果传递给机械臂的控制 PC，通过 Python 接口，机械臂完成相应的移动。最后，操控者不断通过视觉反馈完成物体抓取的任务。

7.10　本章小结

本章引入基于 GAF 的一维时间序列信号二维化方法，将原始表面肌电信号进行 GAF 转换后用于识别网络，从而能够应用深度学习进行表面肌电信号的手势识别，以提高手部动作的识别准确度。

针对表面肌电信号的非线性时间序列特性，将 CNN、RNN 等深度学习算法应用于表面肌电信号手势识别，本章提出了基于 GAF 的 CNN-LSTM 串并联网络结构的表面肌电信号手势识别方法，实验结果表明此方法的识别准确度比 SVM 等方法的得到了明显提高。

本章提出了基于 CapsNet 的表面肌电信号手势识别方法，并研究了识别算法的鲁棒性。与传统特征提取方法相比，此方法能较好地保留原始表面肌电信号的时序信息，且卷积特征融合的方式使得输入数据的全局信息和局部信息均能被有效提取，提升了手势识别的准确度和鲁棒性。通过实验验证了基于 CapsNet 的表面肌电信号手势识别方法具有良好的迁移性，为肌电数据采集仪的实际应用提供了理论依据。

本章还介绍了 CNN-LSTMs 串行网络模型、多特征融合网络模型与基于时空特征的双流网络模型，并设计了在自采集数据集上进行的对比实验。第一部分实验表现了三种模型在基于表面肌电信号的手势识别上具有不错的识别效果，并证明了基于时空特征的双流网络模型是最优模型。第二部分实验与传统方法进行了对比，证明了基于时空特征的双流网络模型不仅可以自动提取时空特征，并且这种基于深度学习的模型的手势识别性能远远超过了传统的模式识别方法。第三部分实验利用肌电数据采集仪、基于时空特征的双流网络模型完成了实时控制机械臂抓取物体的实验。以上三部分实验证明了本书提出的基于时空特征的双流网络模型具有较高的识别性能。

另外，上述实验只有 8 名受试者参与，设计的手势数量也不太多，虽然识别效果很好，但是无法说明当手势数量增多时，基于时空特征的双流网络模型仍具备优异的识别准确度。

此外，本章进行实验的数据集都是在理想情况下采集的，而日常生活中涉及多种多样的手势，并且环境影响会使表面肌电信号数据产生噪声。所以在下一章将会使用公共数据集进行进一步的探索。

本章介绍了实验所用的公开数据集 NinaPro DB1，设计了两组对比实验来研究基于时空特征的双流网络模型在手势数量增多、训练集规模增大情况下的优势；接着进行了一组实验探索了 LSTM 神经网络隐藏层单元数量对模型识别准确度的影响；最后对原始表面肌电信号数据、表面肌电信号空间特征与表面肌电信号时空特征进行了可视化实验对比与分析。

第 8 章 肌电与超声波模态融合的残疾人手部动作意图识别

8.1 引言

表面肌电信号（sEMG）是在表面皮肤上检测到的神经肌肉所激活的电表现，sEMG 很难检测深层肌肉活动，在反映深层肌肉活动方面存在着固有的局限性，因此，很多手势难以通过 sEMG 进行识别。然而，许多手指动作和深层肌肉有着密切关联，如拇长屈肌和拇长伸肌。因此，原则上 sEMG 很难反映与手指动作相关的综合肌肉活动。肌电信号识别往往会受到使用者本身和现实环境的制约，尤其是许多截肢患者的皮肤往往受到改变，从而出现识别准确度骤降、性能不稳定等问题。很显然，本书研究成果的应用对象除了肢体健全的人尤其是老人，更重要的是那些截肢患者。因此，需要研究基于 sEMG 和反映深层肌肉活动的信息相结合的手势识别方法，这样才能够更加准确地识别更多精细的手势，特别是能够识别截肢患者的手部动作意图[149,190,258]。

超声波（Ultrasound，US）是一种频率高于人类听力上限（约 20kHz）的声波，由于非侵入性和接口变化的传感能力，它被广泛用于医学和工业无损检测。超声波成像可以在低水平自主收缩时检测深层肌肉活动。值得注意的是，与 sEMG 相比，超声波信号具有以下明显的差异：

（1）根据肌肉疲劳的程度，sEMG 的频谱会有所不同，而超声波信号则具有一个固定的中值频率，不受动作的影响。

（2）当肌肉呈放松状态时，不会产生肌电活动，其信号振幅均方根值接近于零。而超声波信号由于检测到了肌肉的形态，仍会不断产生一个固有模式的稳定信号，并且不会随时间变化。

（3）与时间序列的连续 sEMG 相比，超声波信号具有固定的采样长度，并且只有信号的振幅分布（包络）会发生变化。

因此，超声波信号在手势识别应用中具有一定的优势，在手指关节预测、手指力量预测、手部动作识别和假肢手实时控制方面，可以利用 A/B 型超声波来精确实现对假肢的控制。为了提升手势识别效果，下面研究基于超声波信号、肌电与超声波模态融合的手势识别方法。8.2 节开展了肌电与超声波模态融合的手势识别实验，包括 sEMG/AUS 实验数据采集、AUS 信号实验数据预处理与特征提取。8.3 节提出了基于 CNN 的超声波信号手势识别方法和肌电与超声波模态融合的手势识别方法。最后，以实际截肢患者为主要对象，进行截肢患者手部动作意图识别交叉验证分析，设计了三组实验，进一步比较了 AUS 信号和 sEMG 对桡骨截肢患者的手部动作意图的识别效果。在临床上可接受的电极位移和肘关节角度的情况下，进一步比较了 AUS 信号和 sEMG 的优劣，为实现假肢控制提供了给定信号[190]。

8.2　肌电与超声波模态融合的手势识别实验设计

8.2.1　sEMG/AUS 实验数据采集

本实验采用作者研究团队开发的假肢人机接口便携式混合 sEMG/AUS 装置。该装置[260]由传感器臂带和信号采集模块组成，前者实现两种传感器在同一肌肉位置的排列，后者实现对 sEMG 和 A 型超声波传感（AUS）信号的同步采集。

混合 sEMG/AUS 装置包括混合 sEMG/AUS 臂带（HEUA）、sEMG 采集模块（EAM）、超声波采集模块（UAM）、数字信号处理器（DSP，dsPIC33EP512MU814，Microchip Co.）、数据通信模块（DCM）、电源模块（PSM）和图形用户界面（GUI）七部分。预处理的 sEMG 和超声波信号作为数字输入传送到微控制单元（MCU）进行进一步的数字滤波。这些数字信号经过有序编码后，传输到具有以太网通信、数据接收、解码、处理、自动存储和显示功能的 GUI。为了实现多采集通道和便携式耐磨性，混合 sEMG/AUS 臂带需要在结构上采用足够紧凑的设计。研究团队开发的便携式混合 sEMG/AUS 装置，如图 8-1 所示。

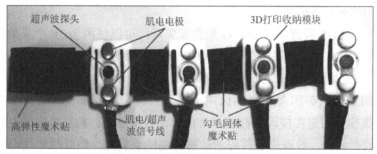

（a）8通道sEMG/4通道AUS信号采集器

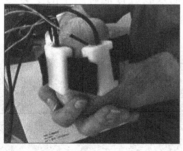

（b）混合sEMG/AUS臂带

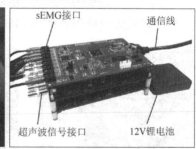

（c）4通道sEMG/AUS接口硬件

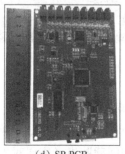

（d）SP-PCB

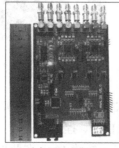

（e）UEA-PCB

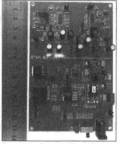

（f）PM-PCB

图 8-1　便携式混合 sEMG/AUS 装置

其中，图 8-1（a）所示的装置可以同时采集 sEMG、AUS 信号。sEMG 采集模块选择了一个配有 110dB 高共模抑制的 ADC 集成芯片 ADS1299 作为核心部件，该芯片集成了 8 个低噪声可编程增益放大器和 8 个同时采样的高分辨率模/数转换器。UAM 主要包括信号激励部分和信号调理部分。信号激励部分被编程为通过双向采集通道的触发传感器；而信号调理部分用来获取超声波信号的回波。

图 8-1（b）所示为混合 sEMG/AUS 臂带，4 个臂带由 7 块高黏度低弹性尼龙搭扣和 1 块高伸缩性尼龙搭扣连接在一起。图 8-1（c）显示了 sEMG 和 AUS 信号接口连接到 4 采集通道 HEUA 的硬件系统。硬件系统主要由 3 个独立的印刷电路板组成，分别为信号处理电路板（SP-PCB，在顶部）、超声波激励与采集电路板（UEA-PCB，在中部）和电源管理电路板（PM-PCB，在底部）。图 8-1（d）所示的 SP-PCB 主要集成了 EAM、DSP 和 DCM 的组件。图 8-1（e）所示的 UEA-PCB 设计用于实现 UAM 的功能。图 8-1（f）所示的 PM-PCB 用于将 12V 的输入电压转换为 SP-PCB 和 UEA-PCB 所需的电压，包括超声波激励的高电压±50V，以及放大器和各种逻辑控制芯片的低电压±3V 和±5V。因此，整个系统能够被包装成足够小的随身携带箱。

该混合 sEMG/AUS 装置，在 sEMG 数据采集时，可以使用 1～8 个采集通道，每个采集通道每秒采集 1000 次（即采样频率为 1000Hz）。在采集超声波信号数据时，可以使用 1～8 个采集通道，每个采集通道每秒采集 10 帧（即采样频率为 10Hz）。

本次实验的数据从英国某康复临床中心获得。实验场景如图 8-2 所示[19]。4 个混合 sEMG/AUS 采集模块固定在桡动脉截肢患者前臂的残余部分。截肢患者坐在椅子上并以舒适的姿势将肘放在桌上。截肢患者首先活动前臂的残余肌肉，然后跟随我们设计的 9 种手势范式图片提示的一些健全人的不同手势，运动残肢进行他想象中的手势运动。便携式混合 sEMG/AUS 装置同时采集截肢患者的 sEMG/AUS 信号。

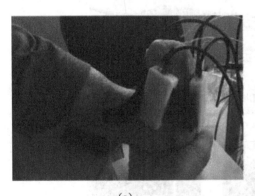
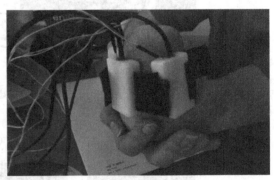

（a）　　　　　　　　　　　　　　（b）

图 8-2　实验场景

本书共进行了 20 次实验。每次实验包括 9 种随机顺序的动作：手休息（HR）、伸掌（HO）、握拳（HC）、指针手指指向（IFP）、捏指（FP）、手腕弯曲（WF）、手腕扩展（WE）、旋后（SUP）和内旋（PRO）。每个提示持续 10s，在此期间截肢患者需要对提示做出响应，动态接近给定的动作，并保持它直到提示消失。在两个提示之间，给出了 10s 的放松时间。20 次实验分为两组肘关节状态：向前或向后。

在每次实验之前检查 sEMG 和 AUS 信号检测设备的位置。如果 AUS 信号丢失，则需要对感知环进行消毒，并重新穿戴，这主要是由黏性超声波凝胶被挤压离开接触点引起的。

8.2.2 混合 sEMG/AUS 系统同步采集

sEMG/AUS 信号同步采集实验设置如下：使用 16 采集通道 EMG 设备 EMG100-Ch-Y-RA（ELONXI Ltd，UK）测量 sEMG，其中采样频率、ADC 分辨率和增益分别为 1kHz、24 位和 24；AUS 设备中传感器的频率为 5MHz，采样率为 10fps。

为了确保 sEMG 和 AUS 传感器具有相同的位置偏移水平，本研究团队[19,247]为截肢患者专门设计了一个集成 sEMG 电极和 AUS 传感器的模块，如图 8-3 所示。

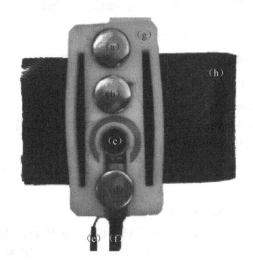

图 8-3 集成 sEMG 电极和 AUS 传感器的模块

在图 8-3 中，（a）是参考电极，sEMG 电极的半径是 12mm，（b）和（d）是双极输入电极，（c）是超声波换能器，（e）和（f）是连接 sEMG 装置和超声波装置的电缆，（h）是用于连接角度可调的其他模块的尼龙搭扣，（g）是容器，其尺寸为 58mm×28mm×12mm。

AUS 传感器位于两个 sEMG 电极的中间，便于同步采集两种不同的传感器检测同一肌肉群的电生理和形态信息。

8.2.3 sEMG/AUS 手势识别实验设计

为了使假肢手更自然地动作，克服目前能够识别的手势类型数量较少的缺点，本书设置了如图 8-4 所示的 20 种手势范式。这些手势大部分来源于学术界公开的主流手势数据库 NinaPro Database，基本涵盖了日常生活中常用的手指动作与腕部动作，对于人机接口在康复领域与假肢控制领域的应用与性能验证具有重要意义。

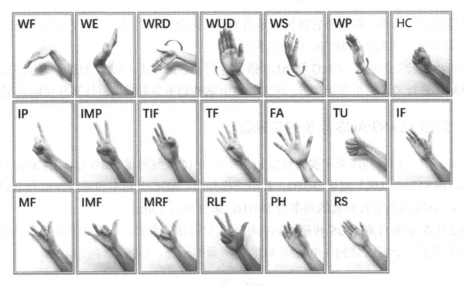

图 8-4　20 种手势范式

这些手势可以分为手腕动作、手指动作和休息态动作。

（1）手腕动作 6 种：WF（手腕左翻）、WE（手腕右翻）、WRD（手腕下切）、WUD（手腕上切）、WS（手腕内旋）、WP（手腕外旋）。

（2）手指动作 13 种：HC（握拳）、IP（食指伸）、IMP（拇指、无名指、小指扣）、TIF（拇指、食指扣）、TF（拇指屈）、FA（五指伸）、TU（拇指伸）、IF（食指屈）、MF（中指屈）、IMF（食指、中指屈）、MRF（中指、无名指屈）、RLF（无名指、小指屈）、PH（拇指、食指捏）。

（3）休息态动作 1 种：RS（手自然静止状态）。

在实验方案中，数据集由在 8 名健康受试者做出 20 种手势过程中所采集的 sEMG 和 AUS 信号数据组成。8 名健康受试者没有神经肌肉疾病和关节疾病，编号为 S1～S8，年龄为 20～25 岁。所有受试者都单独进行实验。

所有受试者被告知穿戴该系统的 4 采集通道佩戴装置。在第一个采集日，以面对面的教学方式将实验过程介绍给受试者。在数据采集过程中，受试者舒适地坐在办公椅上，将右肘放在桌面上，肘关节角度或手势上的力量不受限制。每名受试者被要求每天进行两次实验，间隔约半小时。对于每个实验，要求受试者按照随机顺序的提示信号依次进行手部动作，并且每种动作持续 10s。

在整个过程中，受试者应尽可能保持手臂的稳定，以减少数据的干扰。每种手势的 sEMG 和 AUS 信号都被精确地标记，以排除两种手势间的过渡状态。

8.2.4　AUS 信号实验数据预处理与特征提取

由于从 AUS 传感器采集到的原始回波信号总会受到噪声的干扰，因此，首先对其进行预处理以消除噪声。AUS 信号预处理的基本流程如图 8-5 所示，包括时间增益补偿（TGC）和高斯滤波、希尔伯特变换和对数压缩等。

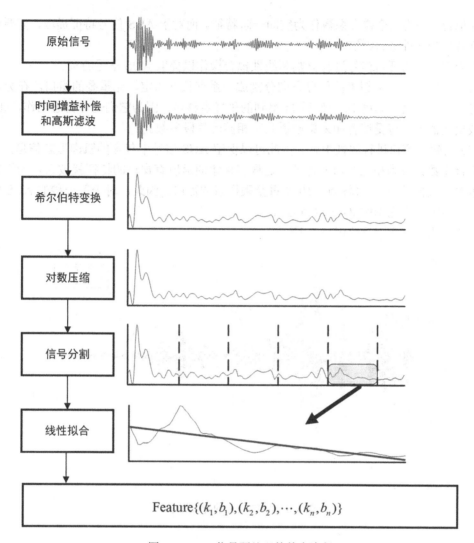

图 8-5　AUS 信号预处理的基本流程

在图 8-5 中，时间增益补偿用于补偿超声波在传播过程中由于发散和阻尼所造成的能量衰减；带通滤波环节采用了中心频率定位在通带中心的高斯滤波器，同时滤除非线性传播和电路中的噪声；使用包络检波的方法对信号进行希尔伯特变换；而对数压缩则是将时间增益补偿造成的大动态范围压缩到较小的空间中。

对采集到的 sEMG 与 AUS 信号分别进行特征提取。对于 sEMG，选择了均方根（RMS）、平均绝对值（MAV）、波形长度（WL）和自回归模型（ARM）的前 4 个系数作为特征。对于 AUS 信号，首先进行预处理，包括时间增益补偿、高斯滤波、希尔伯特变换和对数压缩，然后使用没有重叠的 15 个采样点步长的滑动窗口来计算两个线性拟合系数（LFC）并以此作为识别的特征。因此，对于 AUS 信号的每一帧，可以得到 392 维（4 个采集通道，每个采集通道 49 个 LFC1 和 LFC2 系数）的特征向量。

本节基于 Castellini 等人提出的空间一阶特征方法提取 AUS 信号的特征，该特征与掌指关节角度和指尖力呈线性关系[115,130]。具体而言，选择均匀分布的网格对每个兴趣区域进行平面拟合，并将三个拟合系数作为空间一阶特征。而对于 AUS 信号特征提取，需要将平面拟合转化为线性拟合[149]。

预处理之后需要对信号进行分割和线性拟合操作以提取 AUS 信号特征。

（1）将回波信号沿超声波传播方向分割成一系列长度固定、无重叠的窗口。在分割之前，将每个回波信号的第 1s 与最后 1s 得到的采样点移除，因为它们是非稳态动作，此外，超声波换能器的所有受试者和采集通道共享相同的片段参数。

（2）对每个窗口进行线性拟合，由此可以保留 AUS 信号中包含的肌肉形态信息，并将两个拟合系数记录为相应窗口的特征，这样多采集通道所有窗口的特征就被组合为特征向量。本实验选择了 30 个采样点、10 个重叠采样点的窗口。因此，对于每一秒的 AUS 信号数据，其特征维度为 10×384（48×4×2）。

AUS 信号的特征提取如图 8-6 所示。

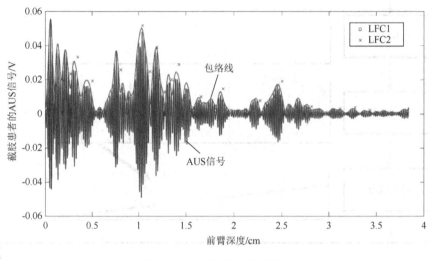

图 8-6　AUS 信号的特征提取

8.3　基于 CNN-LSTM 的肌电与超声波模态融合手势识别

8.3.1　基于 CNN 的超声波信号手势识别

卷积神经网络（CNN）已成为许多科学研究的热点之一，特别是在模式识别领域。下面研究基于 CNN 的超声波信号手势识别方法。

CNN 的输入层是一个矩阵。为了与前面提取的 AUS 信号特征相对应，将连续的 4000 帧（1000×4）AUS 信号，转变为 100×40 的矩阵数据作为 CNN 的输入。其中 4 代表 4 路 AUS 信号采集通道，另外由于超声波系统的采样频率为 20MHz，重复频率为 10Hz，即每一秒时间采集 10 帧 AUS 信号，每一帧可得到 1000 个采样点数据，因此 1000 代表 0.1s 时间内所得到的 AUS 信号数据。这部分操作也可与后续实验的 sEMG 数据对应起来进行融合处理。

由于数据量不大，设置 CNN 包含 4 层。首先是卷积层，为了选择合适的卷积层数以及卷积核大小，本书测试了几种组合，卷积核大小及组合的测试结果如图 8-7 所示。结果表明，使用一层卷积层，包含 64 个 3×3 的卷积核，步幅（Stride）和填充（Padding）都是 1 的效果最好。

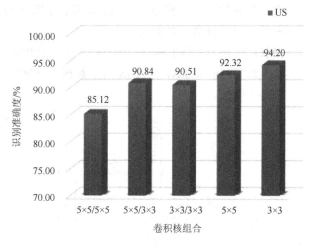

图 8-7　卷积核大小及组合的测试结果

接下来的两层是全连接层，分别包含 512 个单元、64 个单元。最后连接一个 Softmax 层和 20 路的输出层。为了防止深度神经网络的过拟合（Overfitting）和梯度消失（Gradient Vanishing）问题，需要在卷积层和第一个全连接层后面增加随机失活（Dropout）层，在神经网络的学习过程中随机将部分隐藏层节点的权重归零，其中随机失活概率为 0.5，另外在输入层以及每个隐藏层之后都增加批标准化（Batch Normalization）和 ReLU 非线性操作。

AUS 信号手势识别的 CNN 结构如图 8-8 所示。在训练过程中，可以采用随机梯度下降法（Stochastic Gradient Descent，SGD），批量大小设置为 50，训练周期为 500。如果网络在此之前收敛，则提前停止。

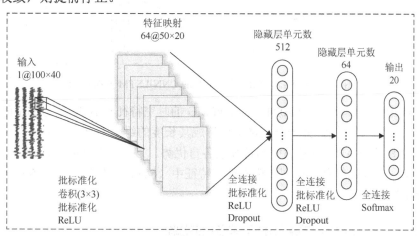

图 8-8　AUS 信号手势识别的 CNN 结构

8.3.2　肌电与超声波模态融合的神经网络结构

从 AUS 信号的产生原理看，其反映的是肌肉的形状或厚度，这与每个关节的姿势有关，而与等长收缩无关，因此相对于 sEMG，AUS 信号在单个实验过程中更稳定，这主要表现在保持相同的动作期间可能会受到各种力，而 sEMG 对这些力很敏感。然而在具体识别场景中，电极移位是不可避免的，不同实验场景中的残余肌肉也可能是不同的，此时 sEMG 比 AUS 信号更强大，其对外部的干扰更不敏感。因此，本节实验考虑结合 sEMG 与 AUS 信号用于手势识别应用，以弥补各自的缺点。

本次网络的输入，sEMG 为 300×4 的矩阵，而 AUS 信号为 100×40 的矩阵，即相当于输入是 0.1s 时间内所采集得到的对应 sEMG 与 AUS 信号数据。sEMG 和 AUS 信号融合的 CNN-LSTM 网络结构如图 8-9 所示。

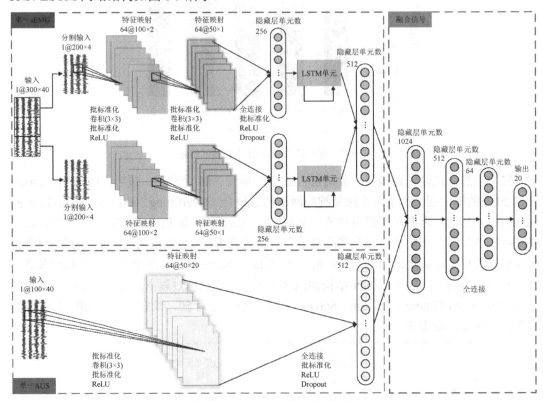

图 8-9　sEMG 和 AUS 信号融合的 CNN-LSTM 网络结构

在图 8-9 中，一个合并层（1024×1）将 sEMG 的时空特征与 AUS 信号的空间特征相结合，一个向量简单地附加到另一个向量上以形成其长度的组合向量。然后，全连接层发挥 sEMG 的时空特征与 AUS 信号的空间特征的各自优势。第一层由 256 个单元组成。第二层为 64 个单元，将有效信息融合到多模态信号特征中（64×1）。最后，通过 Softmax 层对类概率进行预测。

8.3.3　肌电与超声波模态融合的手势识别实验

本书制作了针对 AUS 信号与 sEMG 实验的数据集。其中每种手势的 AUS 信号和 sEMG 都被精确地标记，并且去除了每种手势首与尾时间下采集的信号，以此排除两种手势之间的过渡状态，也避免了用来跟随下一种手势的相应时间。

整个网络数据集是以 .mat 文件格式存储的，sEMG 数据集的保存格式见第 5 章，AUS

信号数据集的保存格式 aaa-bbb-ccc.mat 如表 8-1 所示。

表 8-1　AUS 信号数据集的保存格式 aaa-bbb-ccc.mat

名　　称	类　　型	描　　述
subject	scalar	The subject ID
gesture	scalar	The gesture ID
trial	scalar	The trial ID
data	50000×4 matrix	AUS data for one gesture

本次实验所用的 sEMG 与 AUS 信号数据同步采集得到，在具体信号融合过程中，需要考虑两者的一致性。在实验采集过程中，每一种手势都保持 5s 时间，其中 sEMG 数据采集仪的采样频率为 1kHz，而采集 AUS 信号的设备的采样频率为 20MHz，采样点为 1000 个，重复频率为 10Hz。为了使 sEMG 与 AUS 信号的数据同步，针对 sEMG，采用的窗口长度为 300ms，增量间隔为 100ms，因此对于每一秒的 sEMG 数据（1000×4），我们可以得到 10 个窗口的 sEMG 特征，而 AUS 信号每一秒也可采集 10 帧的数据，其每一帧的数据量为 1000×4。

不同方法下 AUS 信号和 sEMG/AUS 融合信号的识别准确度如图 8-10 和图 8-11 所示。

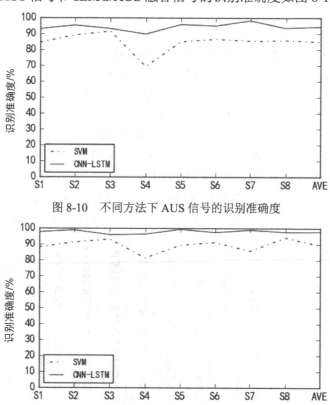

图 8-10　不同方法下 AUS 信号的识别准确度

图 8-11　不同方法下 sEMG/AUS 融合信号的识别准确度

从图 8-10 和图 8-11 可以看出，基于 CNN-LSTM 方法的识别准确度都比基于 SVM 方法的识别准确度高。AUS 信号在基于 CNN-LSTM 方法下的平均识别准确度比在基于 SVM 方法下的平均识别准确度高 9.58%。sEMG/AUS 融合信号在基于 CNN-LSTM 方法下的平均识别准确度比在基于 SVM 方法下的平均识别准确度高 8.47%。此外，两种方法在融合信号上运用时，采用方差分析法分析两种方法对 20 种手势的识别性能差异，设置显著性水平为 $p \leqslant 0.05$。结果表明，基于 CNN-LSTM 方法的识别准确度高于基于 SVM 方法的识别准确度（ $p = 0.0058$ ）。

通过 SVM 对单模态 sEMG、单模态 AUS 信号以及 sEMG/AUS 融合信号分别进行手势识别，基于 SVM 方法的手势识别准确度如图 8-12 所示。

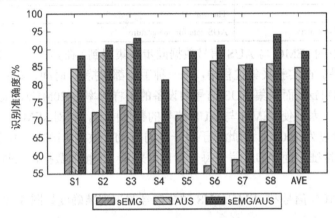

图 8-12　基于 SVM 方法的手势识别准确度

从图 8-12 可以看出，针对 8 名受试者，单模态 sEMG 的平均识别准确度为 68.56%；单模态 AUS 信号的平均识别准确度为 84.62%；而 sEMG/AUS 融合信号的平均识别准确度为 89.21%，比单模态 AUS 信号的高 4.59%，比单模态 sEMG 的高 20.65%（主要是因为 20 种手势中多数包含手指动作，sEMG 所代表的浅层肌肉信息并不能较好地反映出此类手势）。此外，采用方差分析法分析三种信号对 20 种手势的识别性能差异，设置显著性水平为 $p \leqslant 0.05$。结果表明，sEMG/AUS 融合信号的识别性能明显高于单模态 AUS 信号（ $p = 0.0095$ ）的和单模态 sEMG 的（ $p < 0.0001$ ）。

通过 CNN-LSTM 复合神经网络对单模态 sEMG、单模态 AUS 信号以及 sEMG/AUS 融合信号分别进行手势识别，基于 CNN-LSTM 方法的手势识别准确度如图 8-13 所示。

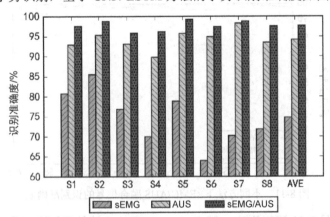

图 8-13　基于 CNN-LSTM 方法的手势识别准确度

从图 8-13 可见，单模态 sEMG 的平均识别准确度为 74.75%；单模态 AUS 信号的平均识别准确度为 94.20%；而 sEMG/AUS 融合信号的平均识别准确度为 97.68%。从图中得出，

sEMG/AUS 融合信号比单模态信号能够得到更好的手势识别效果，这与使用基于 SVM 方法所得的结果相同。

在图 8-12 和图 8-13 中，还可以发现不同受试者间存在一定的差异。

（1）在单模态 sEMG 的手势识别过程中，在两种不同方法下，编号为 S6 的受试者的识别准确度都处于最低，分为 57.12% 和 64.00%；在基于 SVM 方法下，编号为 S1 的受试者的识别准确度最高，为 77.72%；在基于 CNN-LSTM 方法下，编号为 S2 的受试者的识别准确度最高，为 85.50%。

（2）在单模态 AUS 信号的手势识别过程中，在两种不同方法下，编号为 S4 的受试者的识别准确度都处于最低，分为 69.25% 和 89.75%；在基于 SVM 方法下，编号为 S3 的受试者的识别准确度最高，为 91.44%；在基于 CNN-LSTM 方法下，编号为 S7 的受试者的识别准确度最高，为 98.25%。

（3）在 sEMG/AUS 融合信号的手势识别过程中，在两种不同方法下，编号为 S4 的受试者的识别准确度都处于最低，分为 81.29% 和 96.21%；在基于 SVM 方法下，编号为 S8 的受试者的识别准确度最高，为 94.02%；在基于 CNN-LSTM 方法下，编号为 S5 的受试者的识别准确度最高，为 99.23%。

上面探讨了 sEMG 与 AUS 信号的融合应用，充分发挥了两者的优势。实验结果表明，基于 CNN-LSTM 的方法优于基于 SVM 的方法；sEMG/AUS 融合信号明显优于单模态 sEMG 或者单模态 AUS 信号；此外，相关结果可以体现出不同受试者在识别准确度上存在一定差异。

8.3.4　CNN-LSTM 与 SVM 的识别准确度比较

本节分别采用深度学习方法和传统的 SVM 对 8 名受试者的 sEMG 与 AUS 信号数据进行手势识别操作，比较了基于 SVM 和 CNN-LSTM 的 AUS 信号以及 sEMG/AUS 融合信号的识别准确度。本次实验基于 Tensorflow 深度学习框架，具有良好的灵活性和扩展性，支持异构设备的分布式计算。在训练过程中，使用了随机梯度下降方法，批量大小设置为 100，循环周期为 1000。

为与 AUS 信号特征提取相对应，将连续的 4000 帧（1000×4）信号转变为 100×40 的矩阵数据作为 CNN 的输入。其中，4 表示 AUS 信号的采集通道数，1000 代表 0.1s 时间内所采集得到的 AUS 信号数据量。基于 CNN 的 AUS 信号手势识别方法所使用的 CNN 模块中设置了一个卷积层和一个全连接层。在训练过程中，使用随机梯度下降（Stochastic Gradient Descent，SGD）法，批量大小设置为 100，循环周期为 1000。

基于 SVM 和 CNN-LSTM 的 AUS 信号、sEMG/AUS 融合信号的识别准确度如图 8-14、图 8-15 所示。在所有的受试者中，应用传统分类器 SVM，AUS 信号的平均识别准确度为 84.25%±3.89%，而如果将 sEMG 与 AUS 信号的特征向量拼接起来，则可得到 89.20%±3.24% 的平均识别准确度。与之类似，使用 CNN 对 AUS 信号进行识别的平均识别准确度为 94.20%±2.34%，而将两个网络结合起来，同时处理 sEMG 与 AUS 信号数据，其识别准确度为 97.68%±1.08%。

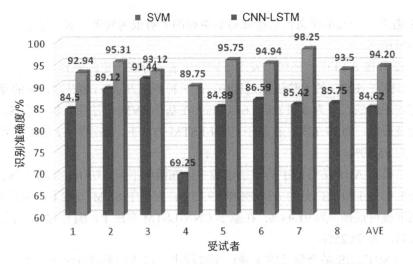

图 8-14　基于 SVM 和 CNN-LSTM 的 AUS 信号的识别准确度

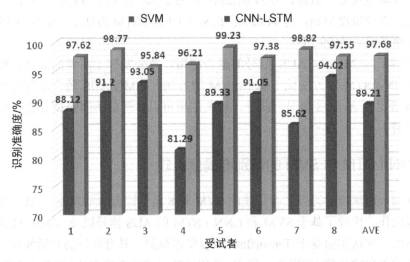

图 8-15　基于 SVM 和 CNN-LSTM 的 sEMG/AUS 融合信号的识别准确度

另外，采用方差分析方法（ANOVA）分析 20 种手势在两种方法之间的识别性能差异，显著性水平设置为 $p \leqslant 0.05$。结果表明，使用 CNN-LSTM 对 sEMG/AUS 融合信号进行识别得到的识别准确度明显高于使用 SVM 对 sEMG/AUS 融合信号（$p = 0.0058$）进行识别取得的识别准确度。

结合图 7-11 以及本节得到的结论，可以看出，sEMG/AUS 融合信号的识别准确度都高于单独信号的识别准确度。

8.4　桡骨截肢患者手部动作意图识别交叉验证分析

8.4.1　比较 sEMG 和 AUS 信号性能的三种交叉验证实验

得到 sEMG 特征与 AUS 信号特征之后，通过采用基于线性判别分析（LDA）的分类器对手势进行识别，主要通过以下三种交叉验证策略来比较 sEMG 和 AUS 信号的性能。

（1）随机交叉验证（Random Cross-validation）。将来自 20 次实验的所有结果放入一个池中，随机选取其中的 9/10 用于训练，剩下的 1/10 用于测试，并重复 10 次，得到平均识别准确度。

（2）顺序轮换（Trial-wise）交叉验证。该策略在 20 次实验数据中选择 19 次的实验数据用于训练，余下 1 次的实验数据用于测试。该测试旨在评估两种传感技术的稳健性，其中测试数据包含训练数据中不能准确识别的数据。它可能反映出身体移动或线路的穿戴、拆卸之间可能导致的电极或者换能器移位的情况。

（3）增强式顺序轮换（Enhanced-trial-wise）交叉验证。对顺序轮换交叉验证进行改进，不仅在 20 次实验中选择 19 次的实验数据进行训练，还在 10 次实验中选择 1 次的实验数据进行测试。这用于观察快速校准是否能够在电极或者换能器移位后恢复识别性能。

8.4.2　三种交叉验证的识别准确度分析

上述三种交叉验证的平均识别准确度如图 8-16 所示。

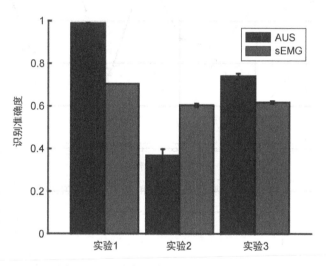

图 8-16　三种交叉验证的平均识别准确度

从图 8-16 中可以看出，在随机交叉验证中（实验 1），AUS 信号的整体识别准确度为 98.9±0.00%，而 sEMG 的为 70.4±0.06%，AUS 信号优于 sEMG。而在顺序轮换交叉验证（实验 2）中则相反，AUS 信号的整体识别准确度为 39.47±1.7%，而 sEMG 的为 58.04±0.39%。在增强式顺序轮换交叉验证（实验 3）中，AUS 信号可以轻松胜过 sEMG，AUS 信号的识别准确度为 74.10±1.20%，sEMG 的为 61.83±0.64%。

8.4.3　sEMG 和 AUS 信号对每种动作意图识别的准确度分析

图 8-17～图 8-19 分别显示了在三种交叉验证下 sEMG 和 AUS 信号的识别准确度对比。

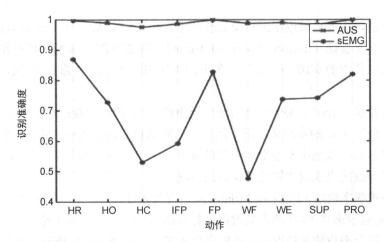

图 8-17　随机交叉验证下 sEMG 和 AUS 信号的识别准确度对比

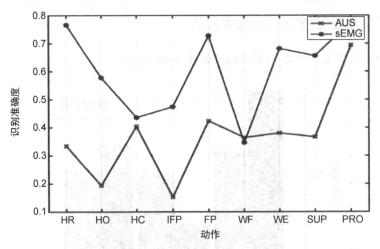

图 8-18　顺序轮换交叉验证下 sEMG 和 AUS 信号的识别准确度对比

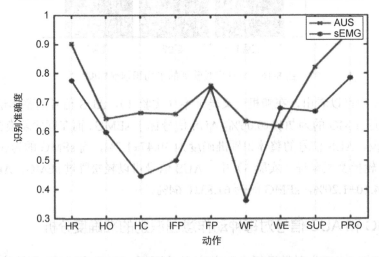

图 8-19　增强式顺序轮换交叉验证下 sEMG 和 AUS 信号的识别准确度对比

在图 8-17 中，AUS 信号对每种动作都有较高的识别准确度（超过 95%）。对于 sEMG

来说，对 HC 和 WF 的识别准确度最低，约为 50%，而 HR、FP 和 PRO 是识别准确度较高的前三种动作。手腕动作的平均识别准确度不如预期的那么好，在健康的受试者中总是能够以高识别准确度来区分的。相比之下，对 SUP 和 PRO 的识别准确度在 80% 左右，这可能是因为内旋肌肉和旋前肌很好地保留在受试者的残肢中。

图 8-18 给出了顺序轮换交叉验证的结果。与随机交叉验证相比，AUS 信号总体的识别准确度从 98.0% 降至仅 39.47%。下降最严重的动作包括 HO 和 IFP，识别准确度低于 20%。影响最小的是 PRO，识别准确度保持在 70% 左右。sEMG 的结果也是如此，它的识别准确度平均下降了 9.91%，并且对每种运动的识别准确度下降了几乎相同的百分比。以 HR 为例，sEMG 对其的识别准确度正好在 75% 以上，但 AUS 信号对其的识别准确度低于 35%。在 9 种设定的手部动作中，WF 是唯一一种使用 AUS 信号的结果优于使用 sEMG 的动作。

图 8-19 给出了增强式顺序轮换交叉验证的结果。AUS 信号的平均识别准确度增加了 37.30%，但是对于 sEMG 来说，其平均识别准确度仅增加了 1.36%。与图 8-18 相反，AUS 信号能够很好地识别 HR 这种动作，识别准确度从约 33% 提高到 90% 以上。其次是 HC 和 IFP。此外，使用 AUS 信号识别 PRO 的识别准确度高于 HR 的。在图 8-19 中，WE 是唯一一种使用 sEMG 的识别准确度超过使用 AUS 信号的动作。

8.4.4　sEMG 和 AUS 信号三种交叉验证的混淆矩阵分析

本书分别给出了三种交叉验证的混淆矩阵，如图 8-20～图 8-22 所示。其中，x 轴和 y 轴的数字在 1～9 之间，分别表示 HR、HO、HC、IFP、FP、WF、WE、SUP 和 PRO 的动作标识号 ID。矩阵底部的值表示每种手势的识别准确度和误差，总体识别准确度和误差位于右下角。

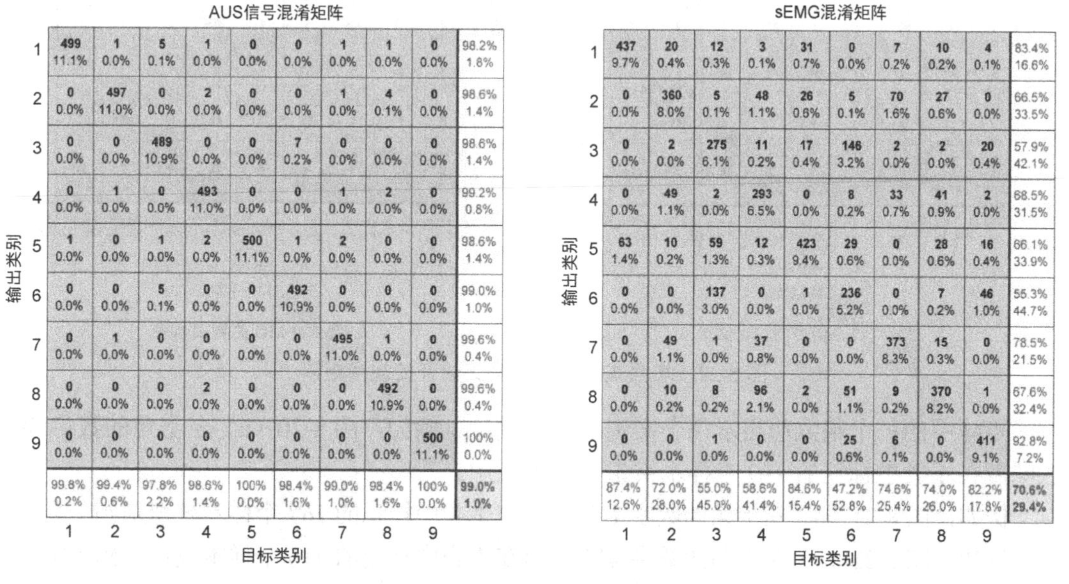

（a）AUS 信号的测试结果　　　　（b）sEMG 的测试结果

图 8-20　随机交叉验证的混淆矩阵

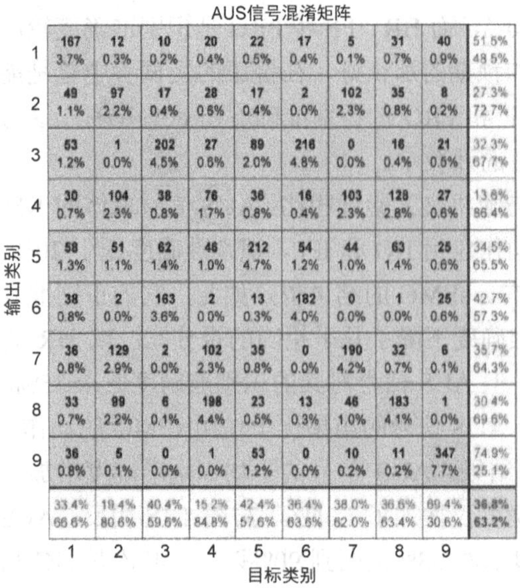

AUS信号混淆矩阵

输出类别	1	2	3	4	5	6	7	8	9	
1	167 (3.7%)	12 (0.3%)	10 (0.2%)	20 (0.4%)	22 (0.5%)	17 (0.4%)	5 (0.1%)	31 (0.7%)	40 (0.9%)	51.5% / 48.5%
2	49 (1.1%)	97 (2.2%)	17 (0.4%)	28 (0.6%)	17 (0.4%)	1 (0.0%)	102 (2.3%)	35 (0.8%)	8 (0.2%)	27.3% / 72.7%
3	53 (1.2%)	1 (0.0%)	202 (4.5%)	27 (0.6%)	89 (2.0%)	216 (4.8%)	0 (0.0%)	16 (0.4%)	21 (0.5%)	32.3% / 67.7%
4	30 (0.7%)	104 (2.3%)	38 (0.8%)	76 (1.7%)	36 (0.8%)	16 (0.4%)	103 (2.3%)	128 (2.8%)	27 (0.6%)	13.6% / 86.4%
5	58 (1.3%)	51 (1.1%)	62 (1.4%)	46 (1.0%)	212 (4.7%)	54 (1.2%)	44 (1.0%)	63 (1.4%)	25 (0.6%)	34.5% / 65.5%
6	38 (0.8%)	2 (0.0%)	163 (3.6%)	2 (0.0%)	13 (0.3%)	182 (4.0%)	0 (0.0%)	1 (0.0%)	25 (0.6%)	42.7% / 57.3%
7	36 (0.8%)	129 (2.9%)	2 (0.0%)	102 (2.3%)	35 (0.8%)	0 (0.0%)	190 (4.2%)	32 (0.7%)	6 (0.1%)	35.7% / 64.3%
8	33 (0.7%)	99 (2.2%)	5 (0.1%)	198 (4.4%)	23 (0.5%)	13 (0.3%)	46 (1.0%)	183 (4.1%)	1 (0.0%)	30.4% / 69.6%
9	36 (0.8%)	5 (0.1%)	0 (0.0%)	1 (0.0%)	53 (1.2%)	0 (0.0%)	10 (0.2%)	11 (0.2%)	347 (7.7%)	74.9% / 25.1%
	33.4%/66.6%	19.4%/80.6%	40.4%/59.6%	15.2%/84.8%	42.4%/57.6%	36.4%/63.6%	38.0%/62.0%	36.6%/63.4%	89.4%/30.6%	36.8% / 63.2%

目标类别

（a）AUS 信号的测试结果

sEMG混淆矩阵

输出类别	1	2	3	4	5	6	7	8	9	
1	383 (8.5%)	33 (0.7%)	20 (0.4%)	5 (0.1%)	46 (1.0%)	4 (0.1%)	9 (0.2%)	13 (0.3%)	8 (0.2%)	73.5% / 26.5%
2	10 (0.2%)	289 (6.4%)	13 (0.3%)	62 (1.4%)	35 (0.8%)	13 (0.3%)	90 (2.0%)	57 (1.3%)	3 (0.1%)	50.4% / 49.6%
3	8 (0.1%)	1 (0.1%)	218 (4.8%)	9 (0.2%)	49 (1.1%)	172 (3.8%)	0 (0.0%)	7 (0.2%)	18 (0.4%)	45.2% / 54.8%
4	0 (0.0%)	76 (1.7%)	0 (0.0%)	237 (5.3%)	0 (0.0%)	9 (0.2%)	39 (0.9%)	41 (0.9%)	1 (0.0%)	58.7% / 41.3%
5	101 (2.2%)	19 (0.4%)	91 (2.0%)	28 (0.6%)	364 (8.1%)	44 (1.0%)	0 (0.0%)	25 (0.7%)	33 (0.7%)	51.6% / 48.4%
6	0 (0.0%)	0 (0.0%)	142 (3.2%)	3 (0.1%)	2 (0.0%)	173 (3.8%)	0 (0.0%)	11 (1.0%)	46 (1.0%)	45.9% / 54.1%
7	0 (0.0%)	53 (1.2%)	2 (0.0%)	62 (1.4%)	0 (0.0%)	0 (0.0%)	341 (7.6%)	18 (0.4%)	0 (0.0%)	71.6% / 28.4%
8	0 (0.0%)	27 (0.6%)	12 (0.3%)	95 (2.1%)	0 (0.0%)	51 (1.1%)	16 (0.4%)	328 (7.3%)	2 (0.0%)	61.3% / 38.7%
9	0 (0.0%)	0 (0.0%)	0 (0.0%)	0 (0.0%)	35 (0.8%)	4 (0.0%)	0 (0.0%)	0 (0.0%)	388 (8.6%)	90.9% / 9.1%
	76.6%/23.4%	57.8%/42.2%	43.6%/56.4%	47.4%/52.6%	72.8%/27.2%	34.6%/65.4%	68.2%/31.8%	65.6%/34.4%	77.6%/22.4%	60.5% / 39.5%

目标类别

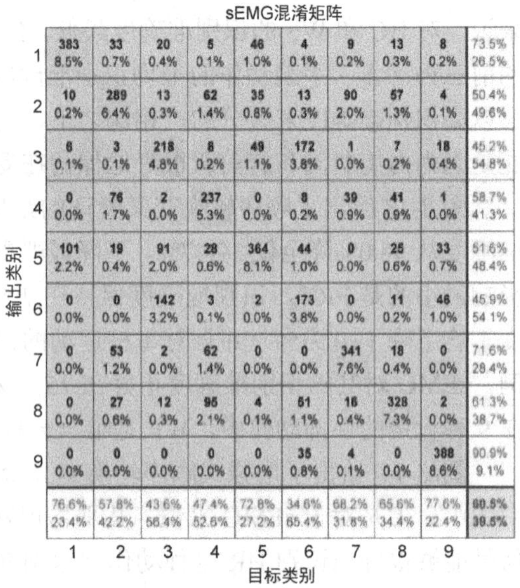

（b）sEMG 的测试结果

图 8-21　顺序轮换交叉验证的混淆矩阵

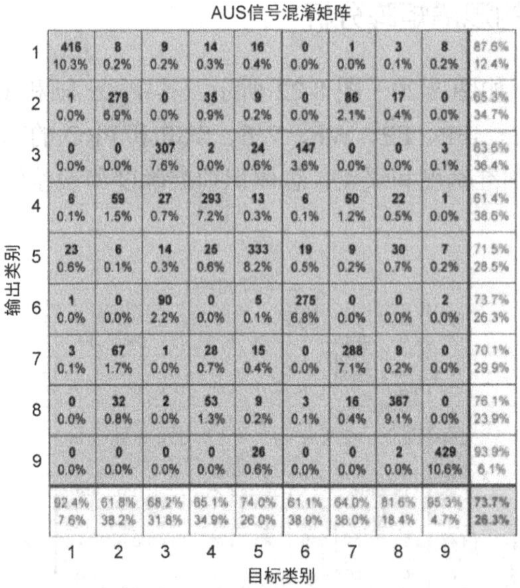

AUS信号混淆矩阵

输出类别	1	2	3	4	5	6	7	8	9	
1	416 (10.3%)	8 (0.2%)	9 (0.2%)	14 (0.3%)	16 (0.4%)	0 (0.0%)	1 (0.0%)	3 (0.1%)	8 (0.2%)	87.6% / 12.4%
2	1 (0.0%)	278 (6.9%)	0 (0.0%)	35 (0.9%)	9 (0.2%)	0 (0.0%)	86 (2.1%)	17 (0.4%)	0 (0.0%)	65.3% / 34.7%
3	0 (0.0%)	0 (0.0%)	307 (7.6%)	2 (0.0%)	24 (0.6%)	147 (3.6%)	0 (0.0%)	0 (0.0%)	3 (0.1%)	63.6% / 36.4%
4	6 (0.1%)	59 (1.5%)	27 (0.7%)	293 (7.2%)	13 (0.3%)	6 (0.1%)	50 (1.2%)	22 (0.5%)	0 (0.0%)	61.4% / 38.6%
5	23 (0.6%)	6 (0.1%)	14 (0.3%)	25 (0.6%)	333 (8.2%)	19 (0.5%)	0 (0.0%)	30 (0.7%)	7 (0.1%)	71.5% / 28.5%
6	1 (0.0%)	0 (0.0%)	90 (2.2%)	0 (0.0%)	5 (0.1%)	275 (6.8%)	0 (0.0%)	0 (0.0%)	2 (0.0%)	73.7% / 26.3%
7	3 (0.1%)	67 (1.7%)	1 (0.0%)	28 (0.7%)	15 (0.4%)	0 (0.0%)	288 (7.1%)	0 (0.0%)	0 (0.0%)	70.1% / 29.9%
8	0 (0.0%)	32 (0.8%)	2 (0.0%)	53 (1.3%)	9 (0.2%)	1 (0.0%)	16 (0.4%)	387 (9.1%)	2 (0.0%)	76.1% / 23.9%
9	0 (0.0%)	0 (0.0%)	0 (0.0%)	0 (0.0%)	26 (0.6%)	0 (0.0%)	0 (0.0%)	0 (0.0%)	429 (10.6%)	93.9% / 6.1%
	92.4%/7.6%	61.8%/38.2%	68.2%/31.8%	65.1%/34.9%	74.0%/26.0%	61.1%/38.9%	64.0%/36.0%	81.6%/18.4%	95.3%/4.7%	73.7% / 26.3%

目标类别

（a）AUS 信号的测试结果

sEMG混淆矩阵

输出类别	1	2	3	4	5	6	7	8	9	
1	353 (8.7%)	31 (0.8%)	18 (0.4%)	4 (0.1%)	41 (1.0%)	2 (0.0%)	9 (0.2%)	12 (0.3%)	8 (0.2%)	73.8% / 26.2%
2	4 (0.1%)	270 (6.7%)	10 (0.2%)	54 (1.3%)	29 (0.7%)	11 (0.3%)	80 (2.0%)	50 (1.2%)	3 (0.1%)	52.8% / 47.2%
3	5 (0.1%)	1 (0.0%)	207 (5.1%)	7 (0.2%)	41 (1.0%)	163 (4.0%)	2 (0.0%)	5 (0.1%)	18 (0.4%)	45.9% / 54.1%
4	0 (0.0%)	62 (1.5%)	0 (0.0%)	219 (5.4%)	0 (0.0%)	6 (0.2%)	32 (0.8%)	41 (1.0%)	1 (0.0%)	60.2% / 39.8%
5	88 (2.2%)	13 (0.3%)	75 (1.9%)	27 (0.7%)	335 (8.3%)	37 (0.9%)	0 (0.0%)	21 (0.5%)	26 (0.6%)	53.9% / 46.1%
6	0 (0.0%)	0 (0.0%)	126 (3.1%)	1 (0.0%)	1 (0.0%)	159 (3.9%)	0 (0.0%)	9 (0.2%)	44 (1.1%)	46.8% / 53.2%
7	0 (0.0%)	48 (1.2%)	1 (0.0%)	52 (1.3%)	0 (0.0%)	0 (0.0%)	311 (7.7%)	14 (0.3%)	0 (0.0%)	73.0% / 27.0%
8	0 (0.0%)	23 (0.6%)	86 (2.1%)	1 (0.0%)	46 (1.1%)	13 (0.3%)		298 (7.4%)	2 (0.0%)	62.1% / 37.9%
9	0 (0.0%)	0 (0.0%)	0 (0.0%)	0 (0.0%)	26 (0.6%)	0 (0.0%)	0 (0.0%)	0 (0.0%)	348 (8.6%)	92.1% / 7.9%
	78.4%/21.6%	60.0%/40.0%	46.0%/54.0%	48.7%/51.3%	74.4%/25.6%	35.3%/64.7%	69.1%/30.9%	66.2%/33.8%	77.3%/22.7%	61.7% / 38.3%

目标类别

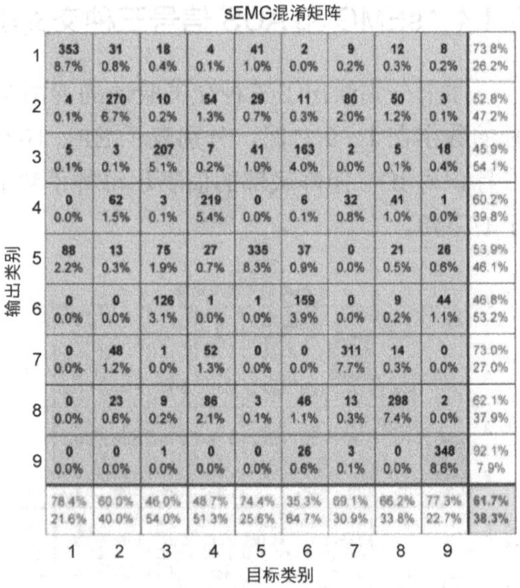

（b）sEMG 的测试结果

图 8-22　增强式顺序轮换交叉验证的混淆矩阵

　　矩阵中的每个整数都显示每个案例的样本数量。例如，图 8-20（a）左上角的数字 499 意味着在 1 类中标记的 499 个样本被识别到 1 类中。

　　例如，图 8-21（a）左上角的数字 167 表示在 1 类中标记的 167 个样本被识别到 1 类中。

　　例如，图 8-22（a）左上角的数字 416 表示在 1 类中标记的 416 个样本被识别到 1 类中。

　　对 AUS 信号的混淆矩阵［见图 8-20（a）］与 sEMG 的混淆矩阵［见图 8-20（b）］进行比较，从图中可以发现，HC 最可能被误判为 WF，反之亦然。这种现象也可以在

图 8-21 和图 8-22 中找到。此外，图 8-20（b）显示 FP 很容易被错误地归类为 SUP，这也可以从图 8-21 和图 8-22 中发现。从图 8-20 中还发现，AUS 信号容易将 HR 划分为不同的动作，而 sEMG 则将大多数 HR 错误地识别为 FP。此外，图 8-20 和图 8-21 中错误的分布是一致的。在图（a）的比较中，所有动作中的错误识别均下降，这可能受益于顺序轮换识别。

8.5 基于超声波和肌电的残疾人手势识别对比与难点分析

8.5.1 准确度和鲁棒性分析

前面章节中已经从测试机理角度对基于 AUS 信号和 sEMG 的手势识别进行了分析，下面从准确度和鲁棒性的角度对 sEMG 和 AUS 信号进行比较与总结。

在随机交叉验证中，使用 AUS 信号得到的识别准确度比使用 sEMG 高得多。从使用 AUS 信号识别手指动作和手势的准确度来看，使用 AUS 信号能够得到 95%以上的识别准确度，该结果意味着使用 AUS 信号去识别单种手势实验非常稳定，而使用 sEMG 则不是这样的情况。在测试中，分类器通过 20 次实验中随机选择的数据进行训练，因此分类器会受到类似于电极移位等设备的影响。

随机交叉验证与实际 sEMG 应用相差甚远，但它反映出在这个实验中 AUS 信号是稳定的类型。相比之下，sEMG 是一种典型的随机信号，会受电磁干扰的影响，其特征仅仅是一种避免随机性的工具。另外，在保持相同的动作期间，sEMG 对受到的各种力比较敏感。从 AUS 信号来看，肌肉的形状或厚度与每个关节的姿势有关，而与等长收缩无关。这一结果证明了使用 AUS 信号控制假肢的广阔前景，能在良好的实验环境中区分动作意图。

不同基于 AUS 信号的特征模式识别实验的手势意图是完全不同的，这显著降低了顺序轮换交叉验证的准确度。在使用 sEMG 的实验中也存在相同的现象，但准确度下降并不那么严重。这个结果意味着，在实际情况下，sEMG 比 AUS 信号更强大，因为电极移位是不可避免的，不同实验的残余肌肉可能是不同的。这个发现与文献[16]中的预测手指力一致。唯一可以解释上述现象的特定情况是 HR 动作。从 sEMG 来看，无论电极如何偏移，每个采集通道的信号都保持非常低的水平。因此，对 HR 动作的识别准确度并没有受到实际问题的影响。相比之下，由于 AUS 信号以特定方向测量组织表面，并且 AUS 传感器的任意位置或角度变化都会产生两种不同的样本，所以几乎不能使用统一特征模式从 AUS 信号中识别 HR 动作。

另外，传感器位置和朝向对 AUS 信号都有影响，而 sEMG 的影响因素只有电极位置，这可能是 AUS 信号比 sEMG 对传感器位移更敏感的原因。在一定程度上，本书的结果证实了 Zheng 等人[121]所述的 A 型超声波信号比 B 型超声波信号更敏感的理论。

保持 sEMG 控制精度的一种实用的解决方案是在用户对控制不满意时对其进行重新训练，这种解决方案也适用于 AUS 信号。通过扩大训练数据集并加入小部分测试样本重复训练的实验结果表明，AUS 信号优于 sEMG，这意味着快速再训练可以恢复 AUS 信号的识别准确度。

8.5.2　基于 AUS 信号手势识别的难点分析

AUS 信号作为一种相对较新的感应肌肉活动的解决方案，要真正地实现基于 AUS 信号检测的假肢手控制仍需要解决下列三个问题。

（1）装置最小化。本书使用由 4 个单元件 AUS 传感器组成的 AUS 装置，制造出理论上可以比 BUS 装置小的系统，但具有 4 个采集通道含有脉冲、接收器的信号处理单元目前还不能够小到可以放到假肢中。随着电子技术的快速发展，器件最小化正在迅速发展，许多便携式设备已经商业化，如 SCAN（General Electric Corporation，USA）、Lumify（Philips，Nether-lands）和 Sonimage P3（Konica Minolta Healthcare Americas，Inc.，USA）。

（2）传感器固定。几乎所有试图将 AUS 信号用于识别手部动作的研究都提出了传感器固定是影响其效果的关键问题的理论。研究者需要严格控制实验条件，如固定手臂姿势，不包括旋后、旋前和扭曲的 AUS 图像。因此，迫切需要固定传感器的机械来自动调整换能器位置和方向，以促进 AUS 信号在假肢手控制中的应用。

（3）超声波凝胶。AUS 信号相较于 sEMG 的一个主要缺点是需要使用凝胶。在目前的研究中，在佩戴 AUS 传感器之前，必须填充凝胶。虽然使用凝胶有助于确保平稳超声波传播路径，但也限制了 AUS 信号的长期使用，因为超声波凝胶可以很容易地从接触点挤出，从而严重影响 AUS 信号质量。如果将来可以避免使用超声波凝胶，将极大地促进 AUS 信号在人机接口中的应用。

8.6　本章小结

针对 sEMG 很难检测深层肌肉活动的不足，特别是截肢患者的皮肤往往已经被破坏，会出现识别准确度骤降、性能不稳定等问题，研究基于肌电与超声波融合的手势识别方法，具有重要意义。

本章首先设计了肌电与超声波模态融合的手势识别实验，通过英国某康复临床中心的数据，使用课题组研发的 4 组便携式混合 sEMG/AUS 装置，对截肢患者的 9 种手势进行了 20 次实验，并对实验数据进行了预处理与特征提取。本章提出了基于 CNN-LSTM 的肌电与超声波模态融合的手势识别方法，具有显著的识别效果，提高了对手部动作识别的准确度。

本章最后以实际截肢患者为主要对象，进行了截肢患者手部动作识别交叉验证分析，设计了三组实验，通过三种交叉验证方法，比较了基于 AUS 信号和 sEMG 对桡骨截肢患者的手部动作识别的效果。在临床上可接受的电极位移和肘关节角度的情况下，进一步比较了 AUS 信号和 sEMG 的优劣，为实现假肢精确控制提供了给定信号。

第 9 章　基于 sEMG 的在线手势识别与抓取实验平台的开发

9.1　引言

在基于 sEMG 的手势识别过程中，为了向不同个体提供适合其自身的特征组合，前面几章分别提出了基于非支配遗传算法（NSGA-Ⅱ）的 sEMG 特征优化方法和基于 CapsNet-GRU 的 sEMG 手势识别方法，即优化特征组合方法和时空特征组合方法。虽然，通过离线实验在一定程度上验证了所提出的两种方法的部分性能，但是在实际在线抓取过程中，会因为受到各种外界因素的干扰，而使得性能有所下降。

在基于 sEMG 的抓取研究方面，多数研究者从以人为中心的智能机器人或者智能假肢手方面展开研究。控制智能机器人完成抓取任务，以便于老年人能够得到更好的服务；控制智能假肢手完成抓取任务，以便于肢体残疾者能够更好地融入社会[261,262]。张启忠等人[263]采集 sEMG，提取 LZ（Lempel-Ziv）复杂度指标、分维数指标以及最大分形长度，通过改进的 KNN 分类器对操控者握拳、展拳、腕内旋及腕外旋四种手势进行了识别，将识别结果与机器人端的驱动进行关联，控制机器人完成相应的动作，并通过视觉给予操控者反馈。Peternel 等人[264]通过 sEMG 实现了机器人的控制，在人机交互的不同阶段，机器人会适应人体动作意图，并提供适当的辅助响应。杨大鹏等人[265]通过 Teager-Kaiser 能量算子增幅 sEMG 在肌肉动作发起时的变化，建立了基于波形长度和 SVM 的最优识别方法，识别四种预抓取模式，控制 HIT-DLR 假肢手完成在线抓取任务。Tavakoli 等人[266]使用单通道 sEMG 的高维特征空间，通过 SVM 分类器对手闭合、手张开、手腕屈曲和双手腕屈曲四种手势进行了识别，然后控制软假肢手完成了相关动作。孙文涛等人[71]利用 sEMG 和上臂关节角度区分了不同的手势，然后通过控制机器人的二自由度爪手完成了对日常物品抓取的任务。

在基于 sEMG 的抓取研究中，已有学者通过 sEMG 控制机器人或假肢手完成了一定的抓取任务。在线实时抓取物体的时候，多数研究使用极少手势来训练识别模型，并控制机器人或假肢手，虽然这样能够提高在线识别准确度，但是与机器人或者假肢手在实际应用过程的高自由度动作不符。对此，本书适当地增加了预设手势，控制机器人在三维空间中的高自由度动作，进而完成贴近实际的抓取任务。对此，本章设计开发了基于 sEMG 的在线手势识别与抓取实验平台，并测试了本书所提出的两种方法在真实场景下的效果。

9.2　在线手势识别与抓取实验平台

为了能够对本书所提出的方法进行较好的在线抓取测试，设计开发了基于 sEMG 的在线手势识别与抓取实验平台，如图 9-1 所示。

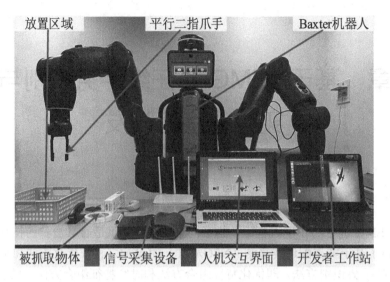

图 9-1　在线手势识别与抓取实验平台

该平台主要由信号采集设备、人机交互界面和机器人等组成。其中，机器人是 Rethink Robotics 公司推出的 Baxter 机器人。

9.2.1　人机交互界面的开发

基于本书对 sEMG 特征的研究，主要通过 Qt Creator 4.11.0 设计开发相应的人机交互界面。界面主要分为登录界面和操作界面。在登录界面输入账号和密码，单击"登录"按钮，通过验证后进入操作界面，人机交互界面的登录界面如图 9-2 所示。而操作界面则分为"信号采集"模块、"识别模型"模块、"交互控制"模块，以及该界面的"关于"按钮。

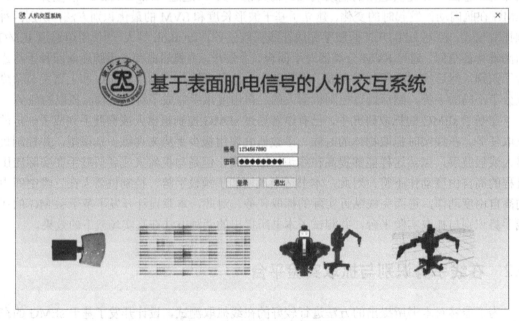

图 9-2　人机交互界面的登录界面

进入操作界面后，默认处于"信号采集"模块，如图 9-3 所示。该模块分为信号采集设置和信号实时可视化等几部分。在信号采集设置部分，包含设备简介和参数设置。首先，选择表面肌电信号后，按照设备简介中的参数设置指导设置信号采集过程中的主要参数，包括采集频率、通道数量、手势类别等。然后，单击左下方的"采集确认"按钮，采集的信号将实时地在右侧信号实时可视化部分显示。最后，在完成信号采集之后，如有需要可以单击"数据导出"按钮，将本次采集的信号数据导出并保存，否则单击右下方的"下一步"按钮，进入识别模型模块。

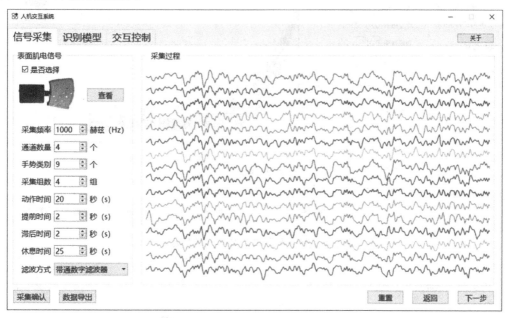

图 9-3　操作界面的"信号采集"模块

识别模型模块主要包含特征组合选择、相关设置、训练可视化等部分，操作界面的"识别模型"模块如图 9-4 所示。首先，在"特征组合选择"选区中选择一种特征组合，其中"优化特征组合"采用的是第 3 章所提出的方法，"时空特征组合"采用的是第 4 章所提出的方法。然后，在"统一设置"选区和对应算法设置选区中，进行参数设置。最后，单击"训练确认"按钮，开始识别模型的训练，训练过程中的数据可以通过右侧的"训练可视化"选区进行不同指标的查看。此外，还可以使用以前的标准信号数据文件进行识别模型的训练，只需要在下方的"数据导入路径"文本框中填写数据文件的绝对路径，并单击"数据导入"按钮，便可以将以前的数据导入到该操作界面中。完成识别模型的训练后，如有需要可以单击"模型导出"按钮，将本次训练的模型导出并保存，否则单击"下一步"按钮，进入交互控制模块。

"交互控制"模块主要分为"机器人选择"选区、"映射关联"选区等，如图 9-5 所示。首先，默认使用"识别模型"模块中的识别模型，当然也可以单击"模型导入"按钮将以前保存的标准识别模型导入该界面，并加以使用。其次，勾选"Baxter 智能协作机器人"复选框（目前，在线手势识别与抓取实验平台还在拓展开发中，未来可以控制更多的不同机器人）。再次，设置映射关联参数，Baxter 智能协作机器人能够提供 9 个映射关联参数，分别是向前、向后、向左、向右、向上、向下、抓握、卸力和停止。最后，在开启相关设备后单击"交互确认"按钮，实现实时控制机器人的操作，在界面右侧的"仿真可视化"选区中记录着机器人的动作状态。

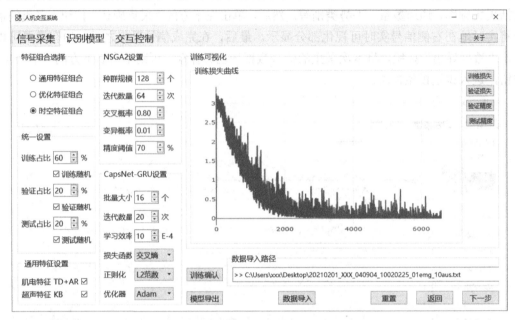

图 9-4　操作界面的"识别模型"模块

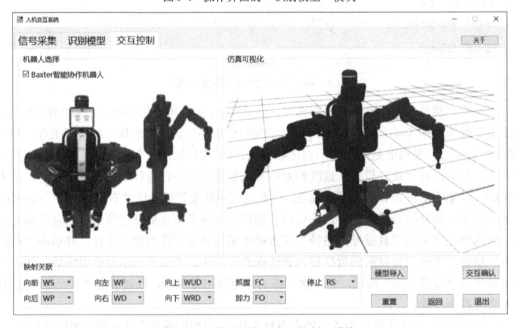

图 9-5　操作界面的"交互控制"模块

9.2.2　Baxter 机器人的简介

Baxter 机器人是一款双臂智能协作机器人，它的每个手臂都由 7 个旋转关节和 8 个连杆组成，Baxter 机器人的单臂结构如图 9-6 所示，具有 7 个自由度，能够完成多种高复杂度的操作任务。

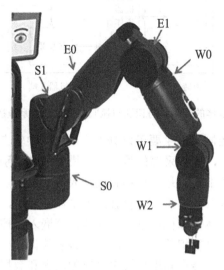

图 9-6　Baxter 机器人的单臂结构

在图 9-6 中，S0、S1 为肩关节；E0、E1 为肘关节；W0、W1、W2 为腕关节。其中，关节 S0-E1 用于保证末端执行器达到工作空间上的任意位置；关节 W0-W2 用于调整末端执行器的抓取位置。Baxter 机器人的每个旋转关节都是由串联弹性驱动器（Series-Elastic Actuator，SEA）来驱动的。SEA 结构通过弹簧与关节连接，向旋转关节传递力矩，对外部作用力进行监测反馈，从而使机器人手臂进行较为柔顺的复杂动作，进一步地提高人机协作过程中的安全性。

Baxter 机器人需要根据不同任务需求对末端执行器进行更换，本书主要讲述控制机器人抓取生活中常用的小物体的内容，使用原装电动的平行二指爪手。该平行二指爪手具有 35N 的最大夹持力和 40mm 的有效行程，并且包含两种手指原始宽度以及 4 种安装槽位。为提高控制机器人抓取物体的效果，根据被抓取物体的外形，对平行二指爪手进行配置，其可选配置参数如表 9-1 所示。

表 9-1　平行二指爪手的可选配置参数

被抓取物体宽度/mm	宽 窄 分 界	安 装 槽 位
0～40	窄	1 号位
20～60	窄	2 号位
40～80	窄	3 号位
60～100	窄	4 号位
80～120	宽	1 号位
100～140	宽	2 号位
120～160	宽	3 号位
140～180	宽	4 号位

将人机交互界面和机器人进行连接后，得到整体的在线手势识别与抓取实验平台的系统控制框架，如图 9-7 所示。

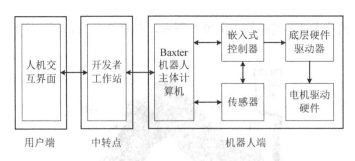

图9-7 整体的在线手势识别与抓取实验平台的系统控制框架

由图 9-7 可知，系统控制框架主要可以分为用户端、中转点和机器人端三部分。用户端是所设计的人机交互界面，能够采集信号、训练模型以及识别手势，并将识别结果作为输出，实时传输给中转点。中转点是用户端和机器人端的连接点，能够将手势识别结果转化为机器人的控制指令。机器人端搭载一套独立的主体计算机，当机器人端接收到中转点所传输的控制指令后，该主体计算机通过串口通信调度嵌入式控制器控制底层硬件驱动器驱动所对应的电机驱动硬件进行相关动作。此外，该主体计算机还可以检测其内部的嵌入式控制器与传感器，并通过中转点向用户端提供检测内容和数据。用户端、中转点和机器人端之间可以通过以太网进行通信，也可以在用户端通过安全外壳（Secure Shell，SSH）协议远程登录机器人端的主体计算机，减少中转点的介入，从而减少网络通信所导致的数据传输延迟问题。

在线手势识别与抓取实验平台的系统控制框架中的不同部分在操作系统方面都有所不同。机器人端运行的系统有机器人操作系统（Robot Operating System，ROS）。ROS 是由斯坦福大学人工智能实验室与 Willon Garage 公司在 2007 年共同研发的一款开源多语言的机器人操作系统。该系统是一种机器人通信机制、软件工具包、高层技能与生态系统的集合。其中，点对点的通信机制是该系统的核心，通过 TCP/IP 的通信方式，能够实现不同模块之间点对点的连接。除了核心的点对点通信机制，该系统还有基于话题消息机制的异步通信和基于服务机制的同步通信。在机器人端的主体计算机的 Gentoo 操作系统中运行该系统，以实现对机器人的控制任务、动作状态和底层硬件驱动器等进行统一的管理。中转点是在 Ubuntu 操作系统中运行 ROS 的，通过安装的 SDK 所提供的 ROSAPI 能够访问机器人端的接口，并进行通信。用户端是在 Windows 操作系统中运行所设计的人机交互界面的，将用户与机器人之间的交互进行可视化显示，便于应用。

9.3 在线手势识别与抓取实验

9.3.1 实验方案设计

为了在实际在线抓取过程中，验证前面提出的手势识别方法，结合在线手势识别与抓取实验平台，设计了较为切实可行的在线实验方案。

首先，为 Baxter 机器人确定被抓取物体，此次在线实验选择了 6 种实际生活中常见的物体作为被抓取物体，如图 9-8 所示，分别是记号笔、牙膏盒、胶带、订书机、剪刀以及香蕉。这些被抓取物体在生活中存在较多形状类似的物体，覆盖面较大。同时，这些被抓取物体在外观形状上存在着显著的差异，有圆柱体、长方体、空心圆柱以及其他不规则形状；在尺寸大小上也存在着明显的不同，香蕉的水平截面尺寸明显大于记号笔的水平截面尺寸，这使得机器人的平行二指爪手在抓取这些被抓取物体时，其行程控制要求存在一定差异，抓取香蕉时的行程要大于抓取记号笔时的行程。在实验开始前，根据被抓取物体的尺寸均处于 0～40mm，设定爪手槽位为 1 号位。

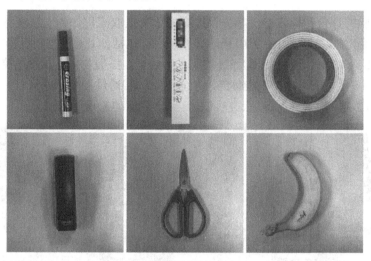

图 9-8　在线实验的被抓取物体

然后，将被抓取物体随机地放置在实验桌面的不同位置，如图 9-9 所示。以订书机和胶带为例，两者相对于机器人爪手的位置和相对于放置区域的位置都有所不同。这使得在抓取订书机和胶带的时候，机器人手臂动作的控制要求存在一定差异。

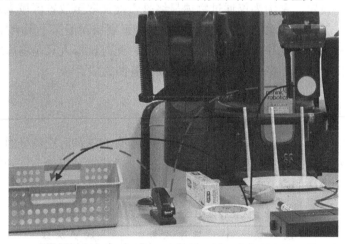

图 9-9　将被抓取物体随机地放置在实验桌面的不同位置

最后，借助人机交互界面，训练 sEMG 的识别模型，并将其运用到在线控制 Baxter 机器人中来。在"映射关联"选区中，将手腕弯曲（WF）、腕关节背伸（WD）、手腕下切（WRD）、手腕上切（WUD）、腕关节外旋（WS）、腕关节内旋（WP）分别映射为手臂向左、向右、向下、向上、向前、向后的动作；将握拳（FC）、五指张开（FO）分别映射为抓握、卸力的运动，将休息状态（RS）映射为机器人停止状态。上述实验选择和设置，使得对机器人手臂动作的控制和爪手行程的控制都有所不同，符合生活中的不确定性。设计进行 120 次在线控制实验，记录并统计针对各被抓取物体的抓取执行操作。

9.3.2　评价指标设定

本书对实验的评价指标设定：零失误地完成整套抓取流程作为一次任务成功与否的判断依据，其中整套抓取流程如图 9-10 所示。抓取流程包括：①通过控制机器人手臂前、后、左、右、上、下运动，靠近物体；②通过控制爪手闭合，抓握物体；③通过控制机器人手臂前、后、左、右、上、下运动，使物体靠近放置区域；④通过控制爪手张开，放置物体于放置区域内；⑤通过控制手臂前、后、左、右、上、下运动，返回原点。

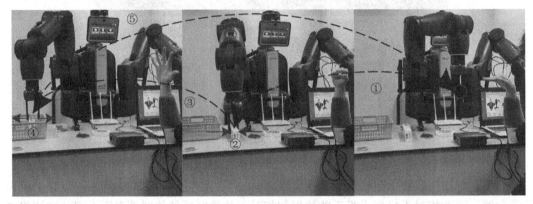

图 9-10　整套抓取流程

评价指标如此设定，是因为仅通过物体最终是否被抓取至放置区域来判断一次抓取任务是否成功，并不合理。在抓取过程中可能存在手势识别错误但又不影响抓取任务的现象。例如，在抓取过程中误将动作控制手势识别成停止，此时机器人只是将原本某一次动作操作改成了停止操作，这并不影响机器人后续抓取任务的完成。

9.3.3　在线实验结果与分析

针对所确定的 6 种被抓取物体，采用优化特征组合方法和时空特征组合方法，分别进行了 60 次在线控制实验，共完成了 120 次抓取任务。优化特征组合方法和时空特征组合方法的在线实验结果统计如表 9-2 和表 9-3 所示。

表 9-2　优化特征组合方法的在线实验结果统计

物　体	外 观 形 状	实 验 次 数	成 功 次 数	成功率/%
记号笔	圆柱体	10	8	80.00
牙膏盒	长方体	10	10	100.00
胶带	空心圆柱	10	7	70.00
订书机	不规则	10	8	80.00
剪刀	不规则	10	7	70.00
香蕉	不规则	10	9	90.00
小计		60	49	81.67

表 9-3　时空特征组合方法的在线实验结果统计

物　体	外 观 形 状	实 验 次 数	成 功 次 数	成功率/%
记号笔	圆柱体	10	10	100.00
牙膏盒	长方体	10	10	100.00
胶带	空心圆柱	10	9	90.00
订书机	不规则	10	9	90.00
剪刀	不规则	10	8	80.00
香蕉	不规则	10	10	100.00
小计		60	56	93.33

统计结果表明，机器人一共存在 15 次非零失误的抓取流程，在优化特征组合方法和时空特征组合方法下，成功次数总计分别为 49 次和 56 次，成功率分别约为 81.67% 和 93.33%，说明在实际在线抓取过程中第 3 章和第 4 章所提出的方法具有一定可行性。但是，这与离线实验中的识别准确度存在一定差距，对此，建议在之后的离线实验中增加真实环境的外界约束。对统计数据进行对比后发现，在一般情况下，时空特征组合方法优于优化特征组合方法。但是，使用第 4 章的时空特征组合方法，需要增加训练的迭代数量，同时需要更大的样本数据量。若是所训练的 CapsNet-GRU 模型出现性能下降的情况，则可以使用优化特征组合方法加以弥补，以确保手势识别始终具有较高的准确度。

9.4　本章小结

本章首先设计开发了基于 sEMG 的在线手势识别与抓取实验平台，并根据本书对 sEMG 特征的研究设计开发了人机交互界面，该界面能够作为上位机进行信号采集、模型训练和交互控制等操作，同时介绍了 Baxter 机器人，该机器人能够完成人机协同任务。然后，本章设计了 sEMG 的在线实验方案，根据实际情况设定了在线实验评价指标。最后，采用前面所提出的优化特征组合方法和时空特征组合方法在线控制机器人抓取了生活中常见的六种物体，记录了零失误抓取任务的完成情况，机器人的抓取成功率分别约为 81.67% 和 93.33%，并在真实环境下验证了所提出方法的可行性。

第 10 章　总结与展望

10.1　总结

本书深入研究 sEMG 采集通道优化及其与 AUS 信号融合的手势识别方法，书中针对 sEMG 采集通道优化、sEMG/AUS 信号融合的残疾人手部动作意图估计等关键问题，分别研究了 sEMG 采集通道优化算法、采集通道与特征多目标智能优化算法、基于深度学习的 sEMG 手势识别方法。本书着重研究 sEMG 采集通道优化、特征选择以及接口电极配置等一系列关键问题，确定 sEMG 采集通道的最优数量和最优分布，为实现低密度 sEMG 检测系统奠定了基础。

本书取得的主要创新性成果如下所述。

（1）以 sEMG 手势识别准确度为目标函数，本书将 sEMG 采集通道数量选择归结为最优化问题，将遗传算法等智能计算方法应用于采集通道优化，通过设计遗传编码，确定 sEMG 采集通道的最优数量和最优分布。本书深入分析了采集通道数量与分布对识别准确度的影响，揭示了不同手势对 sEMG 采集通道优化的关联关系，给出了 sEMG 采集通道数量与准确度之间的关系。本书针对 sEMG 采集通道与特征组合优化问题，分别提出了基于差分进化（DE）算法、量子进化算法（QEA）、粒子群优化（PSO）算法、量子粒子群优化（QPSO）算法和蚁群优化（ACO）算法的 sEMG 采集通道与特征组合优化方法，分析比较了这些算法的特性。实验结果表明：QEA 和 PSO 算法表现出较好的迭代效果，表明在解决 sEMG 采集通道优化问题时不易陷入局部最优。

（2）本书在以 sEMG 手势识别准确度为单目标函数的基础上，增加 sEMG 采集通道数、特征数、识别准确度及其方差作为目标函数，建立了 sEMG 采集通道与特征多目标优化问题数学模型。本书采用切比雪夫聚合方法将多目标优化问题转换为了一组单目标优化问题。本书改进基于角度选择的多目标优化算法 MOEA/D-AU，提出了一种基于全局综合排序自适应角度选择的多目标进化算法（MOEA/D-AAU-GGR）。sEMG 多目标采集通道与特征优化实验结果表明：所提算法对解空间的特征使用率、采集通道的平均使用率均较高。本书采用覆盖度、广泛性和均匀性三种指标对多目标优化算法进行了评价与有效性验证。本书开发了基于肌电通道与特征优化的机器人识别系统，验证了本方法的实用性和有效性，基于 16 个采集通道的表面肌电信号识别 7 种手势的准确度可达 98.57%，基于经优化后的 6 个采集通道的表面肌电信号识别手势的准确度分别为 88.57%和 90%。

（3）在识别算法方面尽管已经进行了许多研究，但基于 sEMG 的手势识别新算法研究仍然是假肢人机接口研究的重要方面，本书将深度学习等先进方法应用于了 sEMG 手势识别。为了适应 CNN、CapsNet 等深度学习算法的输入是二维图像的特点，将 GAF 用于了一维时间序列信号二维化。本书建立了基于 GAF 的 CNN-LSTM 串并联网络结构的 sEMG 手势识别模型,实验结果显示其识别准确度明显优于 SVM 等算法。本书提出了基于胶囊网络(CapsNet)的 sEMG 手势识别算法,并进行了电极偏移实验和不同人之间动作的实验验证,其识别准确度远高于 SVM、BP、CNN 等算法的,提升了智能识别算法的识别准确度和鲁棒性,为精确控制仿生假肢手的动作提供了基础。

(4)为了克服 sEMG 在反映深层肌肉活动方面固有的局限性,特别是适应残疾人残肢的特点,将 AUS 信号与肌电数据采集仪联合应用于手势识别,提出了肌电与超声波模态融合的手势识别算法。通过课题组设计开发的 4 组便携式混合 sEMG/AUS 装置,采用英国某康复临床中心的数据进行了 9 种手势的 20 次实验,采集桡骨截肢患者前臂残余肌肉的信号,分别对其进行了预处理和特征提取。本书提出了基于 CNN-LSTM 的肌电与超声波模态融合的手势识别算法,具有显著的识别效果。通过三种交叉验证方法,本书比较了 AUS 信号和 sEMG 对桡骨截肢患者的手部动作识别的准确度和鲁棒性,并对未来的研究提出了建议与设想。

10.2　展望

近年来,基于智能假肢的残疾人手势识别的研究重点已经从单一信号识别转变到多传感器融合识别,从单一提高识别准确度转变为提升智能肌电假肢的鲁棒性和稳定性等方面。本书在基于 sEMG 采集通道优化的 sEMG/AUS 融合的人机接口模型与方法研究方面,做了比较全面深入的研究,但仍然有很多问题亟待解决,主要是如下所述的问题。

(1)针对 sEMG 在长期使用过程中的稳定性这一突出问题,一方面需要研究更鲁棒、更高效的 sEMG 手势识别算法;另一方面,需要研究新的在线学习算法,降低重复训练的计算量。从识别算法层面提高 sEMG 的鲁棒性是一项任重道远但却具有深远意义的研究工作。目前,国内外的研究重点已经从单纯的提高识别准确度转变为了如何让智能肌电假肢具有更稳定的性能。本书提出的新算法,虽然获得了一定的稳定性,但是还没有达到能够临床使用的效果。

(2)随着生物大数据和深度学习算法研究的不断深入,复杂的神经网络结构往往计算量更大,如何改进深度学习算法在手势识别中的应用是一个值得研究的课题。另外,现有研究 sEMG 的数据大多来自于正常人,虽然对于老人康复训练是非常有价值的,但智能假肢一般是用于辅助残疾人正常生活的工具,要研制残疾人假肢更需要采集各种残肢情况的残疾人的 sEMG、超声波信号等数据。采集各种残疾情况的数据往往很困难,需要分析正常人与残疾人之间的相同点和不同点,从而通过借鉴正常人的生理特征识别,指导残疾人手部动作的精准识别,为实现智能假肢辅助残疾人正常生活提供方法和工具。

(3)伴随多传感器融合技术的发展,基于多模态融合的假肢控制是重要的研究方向。不同感知特征提取方式反映了信号的不同模式,因此不同特征的组合往往可以提高算法的识别准确度,为此,增强信号捕获的鲁棒性仍然是一个值得研究的关键问题。本书基于 sEMG 与超声波多模态融合的手势识别进行了初步研究,还需要进一步优化多传感器融合在检测位点分布方面的特征属性配置，获取更多的生理信号信息，从而进一步提升手势识别的稳定性与鲁棒性。

（4）针对 sEMG 驱动的手部动作识别技术，人机双向交互的闭环假肢控制接口及研究将成为未来的一项重要研究，可以应用于远程机器人控制、人机交互、生理状况评估等领域。另外，将经过训练的模型尤其是深度学习模型从个人计算机转移到移动或嵌入式系统中进行实时肌电控制仍然是一项重要任务。

参考文献

[1] 郑功成，杨立雄. 残疾人事业蓝皮书：中国残疾人事业研究报告(2022) [M]. 北京：社会科学文献出版社，2022.

[2] JIANG N，DOSEN S，MÜLLER K R，et al. Myoelectric control of artificial limbs is there a need to change focus[J]. IEEE Signal Processing Magazine，2012，29(5)：150-152.

[3] 李晗. 基于表面肌电信号控制的人机交互系统设计[D]. 北京：北京理工大学，2015.

[4] LIU H，WU K，MEUSEL P，et al. Multisensory five-finger dexterous hand：The DLR/HIT hand Ⅱ[C]. 2008 IEEE/RSJ International Conference on Intelligent Robots and Systems，2008.

[5] LI S，CHEN X，ZHANG D，et al. Effect of vibrotactile feedback on an EMG-based proportional cursor control system[C].2013 35th Annual International Conference of the IEEE Engineering in Medicine and Biology Society (EMBC)，2013.

[6] CONNOLLY C. Prosthetic hands from touch bionics[J]. Industrial Robot：An International Journal，2008，35(4)：290-293.

[7] FARINA D，AMSÜSS S. Reflections on the present and future of upper limb prostheses[J]. Expert Review of Medical Devices，2016，13(4)：321-324.

[8] PROIETTI T，CROCHER V，ROBY-BRAMI A，et al. Upper-limb robotic exoskeletons for neurorehabilitation：A review on control strategies[J]. IEEE Reviews in Biomedical Engineering，2016，9：4-14.

[9] CIPRIANI C，ANTFOLK C，CONTROZZI M，et al. Online myoelectric control of a dexterous hand prosthesis by transradial amputees[J]. IEEE Transactions on Neural Systems and Rehabilitation Engineering，2011，19(3)：260-270.

[10] LIU H，YANG D P，JIANG L，et al. Development of a multidof prosthetic hand with intrinsic actuation，intuitive control and sensory feedback[J]. Industrial Robot：An International Journal，2014，41(4)：381-392.

[11] LIU H，YANG D P，FAN S W，et al. On the development of intrinsically-actuated，multisensory dexterous robotic hands[J]. ROBOMECH Journal，2016，3(1)：4.

[12] GOPURA R A R C，BANDARA D S V，KIGUCHI K，et al. Developments in hardware systems of active upper-limb exoskeleton robots：A review[J]. Robotics and Autonomous Systems，2016，75：203-220.

[13] CORDELLA F，CIANCIO A L，SACCHETTI R，et al. Literature review on needs of upper limb prosthesis users[J]. Frontiers in neuroscience，2016，10：209.

[14] 轩运动，孙应飞，黄志蓓，等. 基于表面肌电信号的脑卒中上肢肌肉性能研究[J]. 工程研究：跨学科视野中的工程，2016，8(6)：598-604.

[15] DARIO F，MERLETTI R，ENOKA R M. The extraction of neural strategies from the surface EMG：An update[J]. Journal of Applied Physiology，2014，117(11)：1215-1230.

[16] HE J Y，ZHANG D G，JIANG N，et al. User adaptation in long-term，open-loop myoelectric training：Implications for EMG pattern recognition in prosthesis control[J]. Journal of Neural Engineering，2015，12(4)：1-11.

[17] TIMEMY A A，KHUSHABA R，BUGMANN G，et al. Improving the performance against force variation of EMG controlled multifunctional upper-limb prostheses for transradial amputees[J]. IEEE Transactions on Neural Systems and Rehabilitation Engineering，2016，24(6)：650-661.

[18] VIDOVIC M M C，HWANG H J，AMSÜSS S，et al. Improving the robustness of myoelectric pattern recognition for upper limb prostheses by covariate shift adaptation[J]. IEEE Transactions on Neural Systems and Rehabilitation Engineering，2016，24(9)：961-970.

[19] WANG Z，FANG Y F，ZHOU D L，et al. Ultrasonography and electromyography based hand motion intention recognition for a trans-radial amputee：A case study [J]. Medical Engineering and Physics，2020，75：45-48.

[20] YANG X C，SUN X L，ZHOU D L，et al. Towards wearable a-mode ultrasound sensing for real-time finger motion recognition[J]. IEEE Transactions on Neural Systems and Rehabilitation Engineering，2018，26(6)：1199-1208.

[21] DENNIS T，HUANG H，KUIKEN T A. Study of stability of time-domain features for electromyographic pattern recognition[J]. Journal of Neuroengineering and Rehabilitation，2010，7(21)：13.

[22] LIU J W，SHENG X J，ZHANG D G，et al. Reduced daily recalibration of myoelectric prosthesis classifiers based on domain adaptation[J]. IEEE Journal of Biomedical and Health Informatics，2016，20(1)：166-176.

[23] KHUSHABA R N，TIMEMY A A，KODAGODA S. Influence of multiple dynamic factors on the performance of myoelectric pattern recognition[C]. 2015 37th Annual International Conference of the IEEE in Engineering in Medicine and Biology Society (EMBC)，2015.

[24] HARGROVE L，ENGLEHART K，HUDGINS B. A training strategy to reduce classification degradation due to electrode displacements in pattern recognition based myoelectric control[J]. Biomedical Signal Processing and Control，2008，3(2)：175-180.

[25] HARGROVE L，ENGLEHART K，HUDGINS B. A comparison of surface and intramuscular myoelectric signal classification[J]. IEEE Transactions on Biomedical Engineering，2007，54(5)：847-853.

[26] OSKOEI M A，HU H. Myoelectric control systems：A survey[J]. Biomedical Signal Processing and Control，2007，2(4)：275-294.

[27] CONTROZZI M，CIPRIANI C，CARROZZA M C. Design of artificial hands：A review[C]. In the Human Hand as An Inspiration for Robot Hand Development，2014.

[28] WANG Z，FANG Y F，LI G F，et al. Facilitate sEMG-based human-machine interaction through channel optimisation[J]. International Journal of Humanoid Robotics 2019，16(4)：1-19.

[29] LIU L K，LIU P，CLANCY E A，et al. Elecctromyogram whitening for improved classification accuracy in upper limb prosthesis control[J]. IEEE Transactions on Neural Systems and Rehabilitation Engineering，2013，21(5)：767-774.

[30] ENGLEHART K，HUDGINS B. A robust，real-time control scheme for multifunction myoelectric control[J]. IEEE Transactions on Biomedical Engineering，2003，50(7)：848-854.

[31] SIMON A M，HARGROVE L J，LOCK B A，et al. A decision-based velocity ramp for minimizing the effect of misclassifications during real-time pattern recognition control[J]. IEEE Transactions on Biomedical Engineering，2011，58(8)：2360-2368.

[32] OSKOEI M A，HU H. Support vector machine-based classification scheme for myoelectric control applied to upper limb[J]. IEEE Transactions on Biomedical Engineering，2008，55(8)：1956-1965.

[33] JU Z J，OUYANG G X，WILAMOWSKA-KORSAK M，et al. Surface EMG based hand manipulation identification via nonlinear feature extraction and classification[J]. IEEE Sensors Journal，2013，13(9)：3302-3311.

[34] CHEN X P，ZHANG D G，ZHU X Y. Application of a self-enhancing classification method to electromyography pattern recognition for multifunctional prosthesis control[J]. Journal of Neuroengineering and Rehabilitation，2013，10(1)：44-57.

[35] CHU J U，MOON I，MUN M S. A real-time EMG pattern recognition system based on linear-nonlinear feature projection for a multifunction myoelectric hand[C]. International Conference on Rehabilitation Robotics，2006.

[36] TENORE F V G，RAMOS A，FAHMY A，et al. Decoding of individuated finger movements using surface electromyography[J]. IEEE Transactions on Biomedical Engineering，2009，56：1427-1434.

[37] PHINYOMARK A，QUAINE F，CHARBONNIER S，et al. EMG feature evaluation for improving myoelectric pattern recognition robustness[J]. Expert Systems with Applications，2013，40：4832-4840.

[38] KHUSHABA R N，TAKRURI M，MIRO J V，et al. Towards limb position invariant myoelectric pattern recognition using time-dependent spectral features[J]. Neural Networks，2014，55：42-58.

[39] GRAUPE D，CLINE W K. Functional separation of EMG signals via ARMA identification methods for prosthesis control purposes[J]. IEEE Transactions on Systems Man & Cybernetics，1975，5(2)：252-259.

[40] GRAUPE D. On convergence of least-squares identifiers of autoregressive models having stable and unstable roots[J]. IEEE Transactions on Automatic Control，1980，25(5)：999-1002.

[41] CONSTABLE R，THORNHILL R J. Using the discrete wavelet transform for time-frequency analysis of the surface EMG signal[J]. Biomedical Sciences Instrumentation，1992，29：121-127.

[42] HUDGINS B，PARKER P，SCOTT R N. A new strategy for multifunction myoelectric control[J]. IEEE Transactions on Biomedical Engineering，1993，40(1)：82-94.

[43] KNOX R，BROOKS D H. Classification of multifunction surface EMG using advanced AR model representations[C]. Proceedings of the 20th Annual Northeast Bioengineering Conference，1994.

[44] CHAN A D C，ENGLEHART K B. Continuous myoelectric control for powered prostheses using hidden markov models[J]. IEEE Transactions on Biomedical Engineering，2005，52(1)：121-124.

[45] 罗志增，赵鹏飞. 非线性 PCA 在表面肌电信号特征提取中的应用[J]. 传感技术学报，2007，20(10)：2164-2168.

[46] SEIREG A，ARVIKAR R J. A mathematical model for evaluation of forces in lower extremeties of the musculo-skeletal system[J]. Journal of Biomechanics，1973，6(3)：313-326.

[47] 黄鹏程，杨庆华，鲍官军，等. 基于幅值立方和 BP 神经网络的表面肌电信号特征提取算法[J]. 中国机械工程，2012，23(11)：1332-1336.

[48] KHEZRI M，JAHED M. Real-time intelligent pattern recognition algorithm for surface EMG signals[J]. Biomed Engineering Online，2007，6：1-12.

[49] GUO S X，PANG M Y，GAO B F，et al. Comparison of semg-based feature extraction and motion classification methods for upper-limb movement[J]. Sensors，2015，15(4)：9022-9038.

[50] HARGROVE L J，LI G L，ENGLEHART K B，et al. Principal components analysis preprocessing for improved classification accuracies in pattern-recognition-based myoelectric control[J]. IEEE Transactions on Biomedical Engineering，2009，56(5)：1407-1414.

[51] OSKOEI M A，HU H S. GA-based feature subset selection for myoelectric classification[C]. 2006 IEEE International Conference on Robotics and Biomimetics，2006.

[52] KHUSHABA R N，AL-JUMAILY A. Channel and feature selection in multifunction myoelectric control[C]. 2007 29th Annual International Conference of the IEEE Engineering in Medicine and Biology Society，2007.

[53] AL-TIMEMY A H，BUGMANN G，ESCUDERO J，et al. Classification of finger movements for the dexterous hand prosthesis control with surface electromyography[J]. IEEE Journal of Biomedical and Health Informatics，2013，17(3)：608-618.

[54] AL-ANGARI H M，KANITZ G，TARANTINO S，et al. Distance and mutual information methods for EMG feature and channel subset selection for classification of hand movements[J]. Biomedical Signal Processing and Control，2016，27：24-31.

[55] ADEWUYI A A，HARGROVE L J，KUIKEN T A. Evaluating EMG feature and classifier selection for application to partial-hand prosthesis control[J]. Frontiers in Neurorobotics，2016，10：15.

[56] PHINYOMARK A，KHUSHABA R N，SCHEME E. Feature extraction and selection for myoelectric control based on wearable EMG sensors[J]. Sensors，2018，18(5)：1615.

[57] ZHOU D L. Surface electromyography driven hand motion recognition for long-term rehabilitation use[D].Portsmouth：University of Portsmouth，2019.

[58] KAMAVUAKO E N，ROSENVANG J C，HORUP R，et al. Surface versus untargeted intramuscular EMG based classification of simultaneous and dynamically changing movements[J]. IEEE Transactions on Neural Systems and Rehabilitation Engineering，2013，21(6)：992-998.

[59] YOUNG A J，HARGROVE L J，KUIKEN T A. The effects of electrode size and orientation on the sensitivity of myoelectric pattern recognition systems to electrode shift[J]. IEEE Transactions on Biomedical Engineering，2011，58(9)：2537-2544.

[60] HUANG Y H，ENGLEHART K B，HUDGINS B，et al. A gaussian mixture model based classification scheme for myoelectric control of powered upper limb prostheses[J]. IEEE Transactions on Biomedical Engineering，2005，52(11)：1801-1811.

[61] HARGROVE L J，SCHEME E J，ENGLEHART K B，et al. Multiple binary classifications via linear discriminant analysis for improved controllability of a powered prosthesis[J]. IEEE Transactions on Neural Systems and Rehabilitation Engineering，2010，18(1)：49-57.

[62] KUIKEN T A，MILLER L A，TURNER K，et al. A comparison of pattern recognition control and direct control of a multiple degree-of-freedom transradial prosthesis[J]. IEEE Journal of Translational Engineering in Health and Medicine，2016，4：1-8.

[63] NISHIKAWA D，YU W W，YOKOI H，et al. On-line supervising mechanism for learning data in surface electromyogram motion classi-fiers[J].System and Computers in Japan，2002，33：1-11.

[64] KHEZRI M，JAHED M，SADATI N. Neuro-fuzzy surface EMG pattern recognition for multifunctional hand prosthesis control[C].2007 IEEE International Symposium on Industrial Electronics，2007.

[65] PILARSKI P M，DAWSON M R，DEGRIS T，et al. Dynamic switching and real-time machine learning for improved human control of assistive biomedical robots[C]. 2012 4th IEEE RAS and EMBS International Conference on Biomedical Robotics and Biomechatronics，2012.

[66] CHEN H F，ZHANG Y，ZHANG Z，et al. Exploring the relation between EMG sampling frequency and hand motion recognition accuracy[C]. IEEE International Conference on Systems，Man，and Cybernetics，2017.

[67] 鲁立，刘颂. 非线性 SVM 融合 LDA 的 sEMG 手势识别应用分析[J].激光杂志，2014，(8)：26-29.

[68] LIU J. Adaptive myoelectric pattern recognition toward improved multifunctional prosthesis control[J]. Medical Engineering and Physics，2015，37：424-430.

[69] JIANG N，ENGLEHART K B，PARKER P A. Extracting simultaneous and proportional neural control information for multiple-DOF prostheses from the surface electromyographic signal[J]. IEEE Transactions on Biomedical Engineering，2009，56(4)：1070-1080.

[70] 孙青磊. 基于表面肌电信号的机器人操控方法研究[D]. 长沙：国防科学技术大学，2014.

[71] 孙文涛，佘浩田，李鑫，等. 基于上臂关节角度和肌电信号的二自由度假肢控制方法[J]. 自动化学报，2018，44(4)：667-675.

[72] FARINA D，JIANG N，REHBAUM H，et al. The extraction of neural information from the surface EMG for the control of upper-limb prostheses：Emerging avenues and challenges[J]. IEEE Transactions on Neural Systems and Rehabilitation Engineering，2014，22(4)：797-809.

[73] JUNG C Y，PARK J S，LIM Y，et al. Estimating fatigue level of femoral and gastrocemius muscles based on surface electromyography in time and frequency domain[J]. Journal of Mechanics in Medicine and Biology，2018，18(5)：1850042-1850056.

[74] HUDGINS B，PARKER P，SCOTT R N. A neural network classifier for multifunction myoelectric control[C]. Proceedings of the Annual International Conference of the IEEE Engineering in Medicine and Biology Society，1991.

[75] YUA G Y S，LAM F K，CHAN F H Y，et al. A new fuzzy approach for pattern recognition with application to EMG classification[C]. Proceedings of International Conference on Neural Networks，1996.

[76] KWON J，LEE S，SHIN C，et al. Signal hybrid HMM-GA-MLP classifier for continuous EMG classification purpose[C]. Proceedings of the 20th Annual International Conference of the IEEE Engineering in Medicine and Biology Society，1998.

[77] 王人成，黄昌华，李波，等. 基于 BP 神经网络的表面肌电信号模式识别的研究[J]. 中国医疗器械杂志，1998，(2)：63-66.

[78] 张海虹，蔡立羽，王志中. 基于高阶神经网络的肌电信号识别方法的改进[J]. 中国康复医学杂志，2000，15(1)：34-37.

[79] 席旭刚，李仲宁，罗志增. 基于相关性分析和支持向量机的手部肌电信号动作识别[J]. 电子与信息学报，2008，30(10)：2315-2319.

[80] 张跃. 基于在线学习的表面肌电信号识别方法研究[D]. 杭州：浙江工业大学，2017.

[81] ZHANG L，SHI Y，WANG W，et al. Real-time and user-independent feature classification of forearm using EMG signals[J]. Journal of the Society for Information Display，2019，27(2)：101-107.

[82] HYEON-MIN S，LEE S. Multi-channel electromyography pattern classification using deep belief networks for enhanced user experience[J]. Journal of Central South University，2015，22(5)：1801-1808.

[83] ATZORI M，COGNOLATO M，MÜLLER H. Deep learning with convolutional neural networks applied to electromyography data：A resource for the classification of movements for prosthetic hands[J]. Frontiers in Neurorobotics，2016，10：9-18.

[84] KI-HEE P，LEE S W. Movement intention decoding based on deep learning for multiuser myoelectric interfaces[C]. 4th International Winter Conference on Brain-Computer Interface，2016.

[85] FARINA D，VUJAKLIJA I，SARTORI M，et al. Man/machine interface based on the discharge timings of spinal motor neurons after targeted muscle reinnervation[J]. Nature Biomedical Engineering，2017，1(2)：25-36.

[86] SIMAO M，NETO P，GIBARU O. EMG-based online classification of gestures with recurrent neural networks[J]. Pattern Recognition Letters，2019，128：45-51.

[87] GENG W D，DU Y，JIN W G，et al. Gesture recognition by instantaneous surface EMG images[J]. Scientific Reports，2016，6(1)：36571-36578.

[88] ZHAI X L，JELFS B，CHAN R H M，et al. Self-recalibrating surface EMG pattern recognition for neuroprosthesis control based on convolutional neural network[J]. Frontiers in Neuroscience，2017，11：379-389.

[89] COTÉ-ALLARD U，FALL C L，CAMPEAU-LECOURS A，et al. Transfer learning for semg hand gestures recognition using convolutional neural networks[C]. 2017 IEEE International Conference on Systems，Man，and Cybernetics，2017.

[90] COTÉ-ALLARD U，NOUGAROU F，FALL C L，et al. A convolutional neural network for robotic arm guidance using semg based frequency-features[C]. 2016 IEEE/RSJ International Conference on Intelligent Robots and Systems，2016.

[91] DU Y，JIN W G，WEI W T，et al. Surface EMG-based inter-session gesture recognition enhanced by deep domain adaptation[J]. Sensors，2017，17(3)：458.

[92] REHMAN M Z U，WARIS A，GILANI S O，et al. Multiday EMG-based classification of hand motions with deep learning techniques[J]. Sensors，2018，18(8)：2497-2512.

[93] WANG H，ZHANG Y，LIU H，et al. SEMG based hand gesture recognition with deformable convolutional network[J]. International Journal of Machine Learning and Cybernetics，2022，13：1729-1738.

[94] SANDLER M，HOWARD A，ZHU M L，et al. Inverted residuals and linear bottlenecks：Mobile networks for classification，detection and segmentation[J]. ArXiv Preprint ArXiv：1801.04381，2018.

[95] REDMON J，FARHADI A. Yolov3：An incremental improvement[J]. ArXiv Preprint ArXiv：1804.02767，2018.

[96] DAO T T. From deep learning to transfer learning for the prediction of skeletal muscle forces[J]. Medical and Biological Engineering and Computing，2019，57(5)：1049-1058.

[97] WEI W，WONG Y，DU Y，et al. A multi-stream convolutional neural network for sEMG-based gesture recognition in muscle-computer interface[J]. Pattern Recognition Letters，2019，119：131-138.

[98] NALINDA H. Ultrasound sensing and hand gesture recognition for dexterous prosthetic devices[D].Portsmouth：University of Portsmouth，2015.

[99] 高允领.基于表面肌电信号的人手抓取动作模式识别技术研究[D].上海：上海师范大学，2014.

[100] GENG Y J，ZHOU P，LI G L. Toward attenuating the impact of arm positions on electromyography pattern-recognition based motion classification in transradial amputees[J]. Journal of Neuroengineering and Rehabilitation，2012，9：74-84.

[101] CASTELLINI C，FIORILLA A E，SANDINI G. Multi-subject/dailylife activity EMG-based control of mechanical hands[J]. Journal of Neuroengineering and Rehabilitation，2009，6(1)：41.

[102] LIU J W，SHENG X J，ZHANG D G，et al. Towards zero retraining for myoelectric control based on common model component analysis[J]. IEEE Transactions on Neural Systems and Rehabilitation Engineering，2016，24(4)：444-454.

[103] SENSINGER J W，LOCK B A，KUIKEN T A. Adaptive pattern recognition of myoelectric signals：Exploration of conceptual framework and practical algorithms[J]. IEEE Transactions on Neural Systems and Rehabilitation Engineering，2009，17(3)：270-278.

[104] SCHEME E J，ENGLEHART K B，HUDGINS B S. Selective classification for improved robustness of myoelectric control under nonideal conditions[J]. IEEE Transactions on Biomedical Engineering，2011，58(6)：1698-1705.

[105] 尤文波.基于胶囊网络的表面肌电信号手势动作识别研究[D]. 杭州：浙江工业大学，2022.

[106] TKACH M，KOWAL J，ZUCCHETTI A E，et al. Qualitative differences in T-cell activation by dendritic cell-derived extracellular vesicle subtypes[J]. EMBO J，2017，36(20)：3012-3028.

[107] HODGES P W，PENGEL L H M，HERBERT R D，et al. Measurement of muscle contraction with ultrasound imaging[J]. Muscle and Nerve，2003，27(6)：682-692.

[108] SHI J，ZHENG Y P，HUANG Q H，et al. Continuous monitoring of sonomyography，electromyography and torque generated by normal upper arm muscles during isometric contraction：Sonomyography assessment for arm muscles[J]. IEEE Transactions on Biomedical Engineering，2008，55(3)：1191-1198.

[109] GUO J Y. Dynamic monitoring of forearm muscles using one-dimensional sonomyography system[J]. The Journal of Rehabilitation Research and Development，2008，45(1)：187-196.

[110] XIE H B，ZHENG Y P，GUO J Y，et al. Estimation of wrist angle from sonomyography using support vector machine and artificial neural network models[J]. Medical Engineering and Physics，2009，31(3)：384-391.

[111] SHI J，ZHENG Y P，CHEN X，et al. Assessment of muscle fatigue using sonomyography：Muscle thickness change detected from ultrasound images[J]. Medical Engineering and Physics，2007，29(4)：472-479.

[112] 施俊，常谦，郭静宜，等. 基于屈肌声肌图的假手控制初步研究[J]. 声学技术，2010，29(5)：484-488.

[113] SHI J，GUO J Y，HU S X，et al. Recognition of finger flexion motion from ultrasound image：A feasibility study[J]. Ultrasound in Medicine and Biology，2012，38(10)：1695-1704.

[114] NI D，CHEN X，YI W G，et al. In vivo behavior of human muscle during isometric ramp contraction：A simultaneous EMG，MMG and ultrasonography investigation[C]. 2012 IEEE International Conference on Signal Processing，Communication and Computing，2012.

[115] CASTELLINI C，PASSIG G，ZARKA E. Using ultrasound images of the forearm to predict finger positions[J]. IEEE Transactions on Neural Systems and Rehabilitation Engineering，2012，20(6)：788-797.

[116] SIKDAR S，RANGWALA H，EASTLAKE E B，et al. Novel method for predicting dexterousindividual finger movements by imaging muscle activity using a wearable ultrasonicsystem[J]. IEEE Transactions on Neural Systems and Rehabilitation Engineering，2014，22(1)：69-76.

[117] CHEN X，CHEN S，DAN G. Control of powered prosthetic hand using multidimensional ultrasound signals：A pilot study[C]. Proceedings of the 6th International Conference on Universal Access in Human-Computer Interaction：Applications and Services，2011.

[118] 王前，曹霞，尹冠军，等. 超声图像熵特性的肌肉疲劳进程评估[J]. 中国生物医学工程报，2015，34(1)：30-36.

[119] MCINTOSH J，FRASER M. Improving the feasibility of ultrasonic hand tracking wearables[C]. Proceedings of the 2017 ACM International Conference on Interactive Surfaces and Spaces，2017.

[120] TSUTSUI Y，TANAKA T，KANEKO S，et al. Joint torque and angle estimation by using ultrasonic muscle activity sensor[C]. Conference on Optomechatronic Sensors and Instrumentation，2005.

[121] ZHENG Y P，CHAN M M F，SHI J，et al. Sonomyography：Monitoring morphological changes of forearm muscles in actions with the feasibility for the control of powered prosthesis[J]. Medical Engineering and Physics，2006，28(5)：405-415.

[122] HUANG Q H，ZHENG Y P，CHENA X，et al. A system for the synchronized recording of sonomyography，electromyography and joint angle[J]. The Open Biomedical Engineering Journal，2007，1：77-84.

[123] FUKUMOTO K，MURAKI S，TSUBAI M，et al. Calibration of cross-sectional images measured by an ultrasound-based muscle evaluation system[C]. 2009 Annual International Conference of the IEEE Engineering in Medicine and Biology Society，2009.

[124] SHI J，HU S X，LIU Z，et al. Recognition of finger flexion from ultrasound image with optical flow：A preliminary study[C]. International Conference on Biomedical Engineering and Computer Science (ICBECS)，2010.

[125] TONG R Z，ZHANG Y，CHEN H F，et al. Learn the temporal-spatial feature of sEMG via dual-flow network[J]. International Journal of Humanoid Robotics，2019，16(4)：515-524.

[126] CHEN X，ZHENG Y，GUO J，et al. Sonomyography (SMG) control for powered prosthetic hand：A study with normal subjects[J]. Ultrasound in Medicine and Biology，2010，36(7)：1076-1088.

[127] SHI J，CHANG Q，ZHENG Y P. Feasibility of controlling prosthetic hand using sonomyography signal in real time：Preliminary study[J]. Journal of Rehabilitation Research and Development，2010，47(2)：87-98.

[128] GUO J Y，ZHENG Y P，KENNEY L P J，et al. A comparative evaluation of sonomyography，elec-tromyography，force，and wrist angle in a discrete tracking task[J]. Ultrasound in Medicine and Biology，2011，37(6)：884-891.

[129] AKHLAGHI N，BAKER C A，LAHLOU M，et al. Real-time classification of hand motions using ultrasound imaging of fore-arm muscles[J]. IEEE Transactions on Biomedical Engineering，2016，63(8)：1687-1698.

[130] CASTELLINI C，PASSIG G. Ultrasound image features of the wrist are linearly related to finger positions[C]. 2011 IEEE International Conference on Intelligent Robots and Systems，2011.

[131] GONZ′ALEZ D S，CASTELLINI C. A realistic implementation of ultrasound imaging as a human-machine interface for upper-limb amputees[J]. Frontiers in Neurorobotics，2013，7：1-11.

[132] CASTELLINI C，GONZALEZ D S. Ultrasound imaging as a human-machine interface in a realistic scenario[C]. IEEE International Conference on Intelligent Robots and Systems，2013.

[133] RAVINDRA V，CASTELLINI C. A comparative analysis of three non-invasive human-machine interfaces for the disabled[J]. Frontiers in Neurorobotics，2014，8：24-34.

[134] HETTIARACHCHI N，JU Z，LIU H. A new wearable ultrasound muscle activity sensing system for dexterous prosthetic control[C]. Proceedings of 2015 IEEE International Conference on Systems，Man，and Cybernetics，2015.

[135] LI Y，HE K，SUN X，et al. Human-machine interface based on multi-channel single-element ultrasound transducers：A preliminary study[C]. 2016 IEEE 18th International Conference on e-Health Networking，Applications and Services，Healthcom，2016.

[136] LI X X，SAMUEL O W，ZHANG X，et al. A motion-classification strategy based on sEMG-EEG signal combination for upper-limb amputees[J]. Journal of NeuroEngineering and Rehabilitation，2017，14(1)：1-13.

[137] 丁其川，熊安斌，赵新刚，等. 基于表面肌电的运动意图识别方法研究及应用综述[J]. 自动化学报，2016，42(1)：13-25.

[138] NAMAZI H. Decoding of hand gestures by fractal analysis of electromyography (EMG) signal[J]. Fractals：An Interdisciplinary Journal on the Complex Geometry of Nature，2019，27(3)：1950022.

[139] 黄佑佳，刘洪海. 基于 B 型超声的在线手势识别[J]. 传感器与微系统，2018，37(7)：70-72.

[140] 魏文钊. 基于主动超声的手势识别装置研究[D].合肥：中国科学技术大学，2018.

[141] YAN J，YANG X，SUN X，et al. A lightweight ultrasound probe for wearable human-machine interfaces[J]. IEEE Sensors Journal，2019，19(14)：5895-5903.

[142] PETRINI F M，MAZZONI A，RIGOSA J，et al. Microneurography as a tool to develop decoding algorithms for peripheral neuro-controlled hand prostheses[J]. Biomedical Engineering Online，2019，18：44.

[143] 郑敏敏，高小榕. 基于眼电的字符输入系统研究[J].中国生物医学工程学报，2012，31(6)：801-806.

[144] ZHANG J H，WANG B Z，ZHANG C，et al. An EEG/EMG/EOG-based multimodal human-machine interface to real-time control of a soft robot hand[J]. Frontiers in Neurorobotics，2019，13：7-19.

[145] FANG Y F，HETTIARACHCHI N，ZHOU D L，et al. Multi-modal sensing techniques for interfacing hand prostheses：A review[J]. IEEE Sensors Journal，2015，15(11)：6065-6076.

[146] SCHEME E，FOUGNER A，STAVDAHL Ø，et al. Examining the adverse effects of limb position on pattern recognition based myoelectric control[C]. 32nd Annual International Conference of the IEEE Engineering in Medicine and Biology，2010.

[147] FOUGNER A，SCHEME E，CHAN A D C，et al. A multi-modal approach for hand motion classification using surface EMG and accelerometers[C]. 2011 Annual International Conference of the IEEE Engineering in Medicine and Biology Society，2011.

[148] WANG Z，CHEN G Q，YING S L，et al. Multichannel optimization for electromyogram signal with complex features in a decomposition-based multi-objective evolution framework with adaptive angle selection [J]. International Journal of Advanced Robotic Systems，2020，17(2)：1-13.

[149] HUANG Y J，YANG X C，LI Y F，et al. Ultrasound-based sensing models for finger motion classification[J]. IEEE Journal of Biomedical and Health Informatics，2018，22(5)：1395-1405.

[150] HUANG C，CHEN X，CAO S，et al. An isometric muscle force estimation framework based on a high-density surface EMG array and an NMF algorithm[J]. Journal of Neural Engineering，2017，14(4)：046005.

[151] HUANG Y，LIU H. Performances of surface EMG and ultrasound signal in recognizing finger motion[C]. 2016 9th International Conference on Human System Interactions (HSI)，2016.

[152] HE J，LUO H，JIA J，et al. Wrist and finger gesture recognition with single-element a-mode ultrasound signal：A comparison with single-channel electromyogram[J]. IEEE Transactions on Biomedical Engineering，2018，65(5)：1277-1284.

[153] GUO J，ZHENG Y，HUANG Q，et al. Comparison of sonomyography and electromyography of forearm muscles in the guided wrist extension[C]. 5th International Summer School and Symposium on Medical Devices and Biosensors，2008.

[154] CHANG Q，SHI J，XIAO Z，et al. A research of SMG controlled prosthetic hand with SSE2 acceleration[C]. International Conference on Signal Processing，2008.

[155] XIA W，ZHOU Y，YANG X，et al. Towards portable hybrid surface electromyography/a-mode ultrasound sensing for human–machine interface [J]. IEEE Sensors Journal，2019，19(13)：5219-5228.

[156] ROSSINI L，ROSSINI P M. Combining eng and eeg integrated analysis for better sensitivity and specificity of neuroprosthesis operations[C]. 2010 Annual International Conference of the IEEE Engineering in Medicine and Biology Society，2010.

[157] TOMBINI M，RIGOSA J，ZAPPASODI F，et al. Combined analysis of cortical (EEG) and nerve stump signals improves robotic hand control[J]. Neurorehabilitation and Neural Repair，2012，26(3)：275-281.

[158] HOCHBERG L R，SERRUYA M D，FRIEHS G M，et al. Neuronal ensemble control of prosthetic devices by a human with tetraplegia[J]. Nature，2006，442：164-171.

[159] COLLINGER J L，WODLINGER B，DOWNEY J E，et al. High-performance neuroprosthetic control by an individual with tetraplegia[J]. Lancet，2013，381(9866)：557-564.

[160] CHESTEK C A，GILJA V，BLABE C H，et al. Hand posture classification using electrocorticography signals in the gamma band over human sensorimotor brain areas[J]. Journal of Neural Engineering，2013，10(2)：026002-026023.

[161] YANAGISAWA T，HIRATA M，SAITOH Y，et al. Electrocorticographic control of a prosthetic arm in paralyzed patients[J]. Annals of Neurology，2012，71(3)：353-361.

[162] GUO W，SHENG X，LIU H，et al. Development of a multi-channel compact-size wireless hybrid sEMG/NIRS sensor system for prosthetic manipulation[J]. IEEE Sensors Journal，2016，16(2)：447-456.

[163] CIPRIANI C，SASSU R，CONTROZZI M，et al. Influence of the weight actions of the hand prosthesis on the performance of pattern recognition based myoelectric control：Preliminary study[C]. 2011 Annual International Conference of the IEEE Engineering in Medicine and Biology Society，2011.

[164] FOUGNER A，SCHEME E，CHAN A D C，et al. Resolving the limb position effect in myoelectric pattern recognition[J]. IEEE Transactions on Neural Systems and Rehabilitation Engineering，2011，19(6)：644-651.

[165] GIJSBERTS A，ATZORI M，CASTELLINI C，et al. Movement error rate for evaluation of machine learning methods for sEMG-based hand movement classification[J]. IEEE Transactions on Neural Systems and Rehabilitation Engineering，2014，22(4)：735-744.

[166] SILVA J，CHAU T，GOLDENBERG A. Mmg-based multisensor data fusion for prosthesis control[C]. Proceedings of the 25th Annual International Conference of the IEEE Engineering in Medicine and Biology Society，2003.

[167] HERRMANN S，ATTENBERGER A，BUCHENRIEDER K. Prostheses control with combined near-infrared and myoelectric signals[C]. Proceedings of the 13th International Conference on Computer Aided Systems Theory，2012.

[168] ATTENBERGER A，BUCHENRIEDER K. Modeling and visualization of classification-based control schemes for upper limb prostheses[C]. 2012 IEEE 19th International Conference and Workshops on Engineering of Computer-Based Systems，2012.

[169] SANTOS A D D，POSTON B，JESUNATHADAS M，et al. Influence of fatigue on hand muscle coordination and emg-emg coherence during three-digit grasping[J]. Journal of Neurophysiology，2010，104(6)：3576-3587.

[170] SAKUDO A，KURATSUNE H，KOBAYASHI T，et al. Spectroscopic diagnosis of chronic fatigue syndrome by visible and near-infrared spectroscopy in serum samples[J]. Biochemical and Biophysical Research Communications，2006，345(4)：1513-1516.

[171] STEFAN H，KLAUS B. Fusion of myoelectric and near-infrared signals for prostheses control[C]. Proceedings of the 4th International Convention on Rehabilitation Engineering and Assistive Technology，2010.

[172] STEFAN H，ATTENBERGER A，BUCHENRIEDER K. Prostheses control with combined near-infrared and myoelectric signals[C]. International Conference on Computer Aided Systems Theory，2011.

[173] 张思佳. 无线穿戴式表面肌电信号采集系统设计[D].杭州：浙江大学，2019.

[174] GUO W，SHENG X，LIU H，et al. Toward an enhanced human–machine interface for upper-limb prosthesis control with combined EMG and NIRS signals[J]. IEEE Transactions on Human Machine Systems，2017，47(4)：564-575.

[175] CHEN H F，ZHANG Y，LI G F，et al. Surface electromyography feature extraction via convolutional neural network[J]. International Journal of Machine Learning and Cybernetics，2020，11：185-196.

[176] SILVA J，HEIM W，CHAU T. Mmg-based classification of muscle activity for prosthesis control[C]. 26th Annual International Conference of the IEEE Engineering in Medicine and Biology Society，2004.

[177] ZENG Y，YANG Z Y，CAO W，et al. Hand-motion patterns recognition based on mechanomyographic signal analysis[C]. 2009 International Conference on Future BioMedical Information Engineering，2009.

[178] YANIGER S I . Force sensing resistors：A review of the technology[C]. Electro International，1991.

[179] HT C K，JIANG X T，MENON C. Wearable step counting using a force myography-based ankle strap[J]. Journal of Rehabilitation and Assistive Technologies Engineering，2018，18(4)：1279-1289.

[180] TENORE F，RAMOS A，FAHMY A，et al. Towards the control of individual fingers of a prosthetic hand using surface EMG signals[C]. Annual International Conference of the IEEE Engineering in Medicine and Biology Society，2007.

[181] JIANG X T，MERHI L K，XIAO Z G，et al. Exploration of force myography and surface electromyography in hand gesture classification[J]. Medical Engineering and Physics，2017，41：63-73.

[182] 徐超立，林科，杨晨，等. 基于小腿表面肌电的智能机器人协同控制方法[J]. 中国生物医学工程学报，2016，35(4)：385-393.

[183] WANG N F，LAO K Y，ZHANG X M. Design and myoelectric control of an anthropomorphic prosthetic hand[J]. Journal of Bionic Engineering，2017，1：47-59.

[184] 王杜，桂凯，曹红升，等. 基于肌电控制的辅助型机器人外骨骼[J]. 燕山大学学报，2018，42(3)：219-224+258.

[185] GU Y，YANG D，HUANG Q，et al. Robust EMG pattern recognition in the presence of confounding factors：Features，classifiers and adaptive learning[J]. Expert Systems with Applications，2018，96：208-217.

[186] 王濠. 基于非常规卷积核的表面肌电信号识别的研究[D].杭州：浙江工业大学，2022.

[187] 陈宏峰. 面向手势识别的表面肌电信号采样率与特征提取方法研究[D].杭州：浙江工业大学，2019.

[188] 陈浩宇. 基于时间卷积网络和图网络的表面肌电手势识别研究[D].杭州：浙江工业大学，2022.

[189] 仝润泽. 面向手势识别的表面肌电信号识别算法研究[D].杭州：浙江工业大学，2020.

[190] 王铮. 表面肌电信号通道优化及其与超声融合的手势识别研究[D].杭州：浙江工业大学，2020.

[191] 吴耿育. 面向表面肌电信号特征优化的手势识别与抓取研究[D].杭州：浙江工业大学，2021.

[192] 赵章淡，陈香，雷培源，等. 阵列式表面肌电信号采集仪[J]. 电子测量与仪器学报，2009，23(12)：88-93.

[193] POSADA-QUINTERO H F，REYES B A，BURNHAM K，et al. Low impedance carbon adhesive electrodes with long shelf life[J]. Annals of Biomedical Engineering，2015，43(10)：2374-2382.

[194] GHAPANCHIZADEH H，AHMAD S A，ISHAK A J，et al. Recommended surface EMG electrode position for wrist extension and flexion[C]. 2015 IEEE Student Symposium in Biomedical Engineering and Sciences (ISSBES)，2015.

[195] JIN W G，LI Y D，LIN S Y. Design of a novel non-invasive wearable device for array surface electromyogram[J]. International Journal of Information and Electronics Engineering，2016，6(2)：139-142.

[196] LEE S A，KIM M O，GANG T，et al. Development of knit band electrodes for multi-channel sEMG measurement[C]. 2017 14th International Conference on Ubiquitous Robots and Ambient Intelligence，2017.

[197] NG C L，REAZ M B I. Impact of skin-electrode capacitance on the performance of CEMG biosensor[J]. IEEE Sensors Journal，2017，17(9)：2636-2637.

[198] FANG Y，ZHU X，LIU H. Development of a surface EMG acquisition system with novel electrodes configuration and signal representation[C]. Proceedings of the 6th International Conference on Intelligent Robotics and Applications，2013.

[199] FANG Y F，LIU H H，LI G F，et al. A multichannel surface EMG system for hand motion recognition[J]. International Journal of Humanoid Robotics，2015，12(2)：1550011.

[200] FANG Y. Interacting with prosthetic hands via electromyography signals[D]. Portsmouth：University of Portsmouth，2015.

[201] 李屹萌. 面向仿生机械手的表面肌电信号检测与模式识别研究[D]. 哈尔滨：哈尔滨工业大学，2019.

[202] STEVEN M•Kay. 统计信号处理基础[M]. 罗鹏飞，张文明，刘忠，等，译. 北京：电子工业出版社，2017.

[203] 周志华. 机器学习[M]. 北京：清华大学出版社，2016.

[204] CORTES C，CORTES C，VAPNIK V，et al.Support-vector networks[J]. Machine Learning，1995，20(3)：273-297.

[205] ATZORI M，GIJSBERTS A，CASTELLINI C，et al. Electromyography data for non-invasive natura-llycontrolled robotic hand prostheses[J]. Nature，2014，1：605-610.

[206] MENON R，CATERINA G D，LAKANY H，et al. Study on interaction between temporal and spatial information in classification of EMG signals for myoelectric prostheses[J]. IEEE Transactions on Neural Systems and Rehabilitation Engineering，2017，25(10)：1832-1842.

[207] CASTELLINI C，SMAGT P V D. Surface EMG in advanced hand prosthetics[J]. Biological Cybernetics，2009，100(1)：35-47.

[208] BASPINAR U，VAROL H S，SENYUREK V Y. Performance comparison of artificial neural network and gaussian mixture model in classifying hand motions by using semg signals[J]. Biocybernetics and Biomedical Engineering，2013，33(1)：33-45.

[209] KAKOTY N M，HAZARIKA S M. Recognition of grasp types through principal components of DWT based EMG features[C]. IEEE 12th International Conference on Rehabilitation Robotics：Reaching Users and the Community，2011.

[210] CASTELLINI C，GRUPPIONI E，DAVALLI A，et al. Fine detection of grasp force and posture by amputees via surface electromyography[J]. Journal of Physiology-Paris，2009，103(3-5)：255-262.

[211] HUANG G，ZHANG Z，ZHANG D，et al. Spatio-spectral filters for low-density surface electromyographic signal classification[J]. Medical and Biological Engineering and Computing，2013，51(5)：547-555.

[212] DROST G，STEGEMAN D F，VAN ENGELEN B G，et al. Clinical applications of high-density surface EMG：A systematic review[J]. Journal of Electromyography and Kinesiology，2006，16(6)：586-602.

[213] MUCELI S，FARINA D. Simultaneous and proportional estimation of hand kinematics from EMG during mirrored movements at multiple degrees-of-freedom[J]. IEEE Transactions on Neural Systems and Rehabilitation Engineering：A Publication of the IEEE Engineering in Medicine and Biology Society，2012，20(3)：371-378.

[214] DALEY H，ENGLEHART K，HARGROVE L，et al. High density electromyo-graphy data of normally limbed and transradial amputee subjects for multifunction prosthetic control[J]. Journal of Electromyography and Kinesiology，2012，22(3)：478-484.

[215] PULLIAM C L，LAMBRECHT J M，KIRSCH R F. Electromyogram-based neural network control of transhumeral prostheses[J]. Journal of Rehabilitation Reserach and Development，2011，48(6)：739-754.

[216] KHUSHABA R N，AL-ANI A，AL-JUMAILY A. Orthogonal fuzzy neighborhood discriminant analysis for multifunction myoelectric hand control[J]. IEEE Transaction on Biomedical Engineering，2010，57(6)：1410-1419.

[217] FANG Y，LIU H. Robust sEMG electrodes configuration for pattern recognition based prosthesis control[C]. Proceedings of the International Conference on Systems，Man，and Cybernetics，2014.

[218] YOUNG A J，HARGROVE L J，KUIKEN T A. Improving myoelectric pattern recognition robustness to electrode shift by changing interelectrode distance and electrode configuration[J]. IEEE Transactions on Biomedical Engineering，2012，59(3)：645-652.

[219] HUANG H，ZHOU P，LI G L，et al. An analysis of EMG electrode configuration for targeted muscle reinnervation based neural machine interface[J]. IEEE Transactions Systems and Rehabilitation Engineering，2008，16(1)：37-45.

[220] ZHOU D，FANG Y，KUBOTA N，et al. Surface EMG based hand motion recognition using combined growing neural gas and linear discriminant analysis[C]. 10th International Conference on Human System Interaction (HSI2017)，2017.

[221] 王海燕，王万良，徐新黎，等.分批优化调度及差分进化算法[M].北京：科学出版社，2017.

[222] 王万良. 人工智能及其应用[M]. 4 版. 北京：高等教育出版社，2020.

[223] 张兆娟.面向大数据分析的分布式量子粒子群优化算法研究[D]. 杭州：浙江工业大学，2020.

[224] 李国庆.多模态多目标演化算法及其应用研究[D]. 杭州：浙江工业大学，2022.

[225] BOSCHMANN A，PLATZNER M. Reducing classification accuracy degradation of pattern recognition based myoelectric control caused by electrode shift using a high density electrode array[C]. 2012 Annual International Conference of the IEEE Engineering in Medicine and Biology Society，2012.

[226] ZHANG Q，LI H，MARINGER D，et al. MOEA/D with NBI-style tchebycheff approach for portfolio management[C]. Evolutionary Computation，2010.

[227] TRIVEDI A，SRINIVASAN D，PAL K，et al. A MOEA/D with non-uniform weight vector distribution strategy for solving the unit commitment problem in uncertain environment[M]. Berlin：Springer International Publishing，2017.

[228] SUCIU M，PALLEZ D，CREMENE M，et al. Adaptive MOEA/D for QoS-based web service composition[M]. Berlin：Springer Berlin Heidelberg，2013.

[229] ZHAO S Z，SUGANTHAN P N，ZHANG Q. Decomposition-based multiobjective evolutionary algorithm with an ensemble of neighborhood sizes[J]. IEEE Transactions on Evolutionary Computation，2012，16(3)：442-446.

[230] QI Y，MA X，LIU F，et al. MOEA/D with adaptive weight adjustment[J]. Evolutionary Computation，2014，22(2)：231-264.

[231] JIANG S，YANG S. An improved multiobjective optimization evolutionary algorithm based on decomposition for complex Pareto fronts[J]. IEEE Transactions on Cybernetics，2016，46(2)：421-437.

[232] LI H，ZHANG Q. Multi-objective optimization problems with complicated pareto sets，MOEA/D and NSGA-Ⅱ[J]. IEEE Transactions on Evolutionary Computation，2009，13(2)：284-302.

[233] ZHANG Q，LI H. MOEA/D：A multiobjective evolutionary algorithm based on decomposition[J]. IEEE Transactions on Evolutionary Computation，2008，11(6)：712-731.

[234] ŽALIK K R，ŽALIK B. Multiobjective evolutionary algorithm using problem-specific genetic operators for community detection in networks[J]. Neural Computing and Applications，2017，(2)：1-14.

[235] LIU J，LI X Y，LI G L，et al. EMG feature assessment for myoelectric pattern recognition and channel selection：A study with incomplete spinal cord injury[J]. Medical Engineering and Physics，2014，36(7)：975-980.

[236] WANG W L，YING S L，LI L，et al. An improved decomposition-based multiobjective evolutionary algorithm with a better balance of convergence and diversity[J]. Applied Soft Computing，2017，57：627-641.

[237] WANG L P，ZHANG Q F，ZHOU A M，et al. Constrained subproblems in adecomposition-based multiobjective evolutionary algorithm[J]. IEEE Transactions on Evolutionary Computation，2016，20(3)：475-480.

[238] ZHANG Y，WANG Z，ZHANG Z，et al.Comparison of online adaptive learning algorithms for myoelectric hand control[C]. 2016 9th International Conference on Human System Interactions(HSI)，2016.

[239] WANG Z，ZHANG Q，ZHOU A，et al. Adaptive replacement strategies for MOEA/D[J]. IEEE Transactions on Cybernetics，2016，46(2)：474-486.

[240] LI L，WANG W L，XU X L. Multi-objective particle swarm optimization based on global margin ranking[J]. Information Sciences，2017，375：30-47.

[241] WANG W L，LI W K，WANG Z，et al. Opposition-based multi-objective whale optimization algorithm with global grid ranking[J]. Neurocomputing，2019，341：41-59.

[242] ZITZLER E，THIELE L. Multiobjective evolutionary algorithms：A comparative case study and the strength pareto approach[J]. IEEE Transactions on Evolutionary Computation，1999，3(4)：257-271.

[243] ZITZLER E，DEB K，THIELE L. Comparison of multiobjective evolutionary algorithms：Empirical results[J]. Evolutionary Computation，2000，8(2)：173-195.

[244] SCHOTT J R. Fault tolerant design using single and multicriteria genetic algorithm optimization[D]. Boston：Massachusetts Institute of Technology，1995.

[245] DE LUCA C J. Physiology and mathematics of myoelectric signals[J]. IEEE Transactions on Biomedical Engineering，1979，26(6)：313-325.

[246] FANG Y，ZHOU D，LI K，et al. Interface prostheses with classifier-feedback-based user training[J]. IEEE Transactions on Biomedical Engineering，2017，64(11)：2575-2583.

[247] GUO J Y，ZHENG Y P，HUANG Q H，et al. Performances of one-dimensional sonomyography and surface electromyography in tracking guided patterns of wrist extension[J]. Ultrasound in Medicine and Biology，2009，35(6)：894-902.

[248] ARTEMIADIS P K，KYRIAKOPOULOS K J. An EMG-based robot control scheme robust to time-varying EMG signal features[J]. IEEE Transactions on Information Technology in Biomedicine，2010，14(3)：582-588.

[249] HINTON G E，SALAKHUTDINOV R R. Reducing the dimensionality of data with neural networks[J]. Science，2006，313(5786)：504-507.

[250] HAYAT M，BENNAMOUN M，AN S. Deep reconstruction models for image set classification[J]. IEEE Transactions on Pattern Analysis and Machine Intelligence，2015，37(4)：713-727.

[251] HUANG Z，WANG R，SHAN S，et al. Face recognition on large-scale video in the wild with hybrid Euclidean-and-Riemannian metric learning[J]. Pattern Recognition，2015，48(10)：3113-3124.

[252] GRAVES A，MOHAMED A R，HINTON G. Speech recognition with deep recurrent neural networks[C]. Proceedings of the International Conference on Acoustics，Speech and Signal Processing，2013.

[253] SCHMIDHUBER J. Deep learning in neural networks：An overview[J]. Neural Networks，2015，61：85-117.

[254] HOCHREITER S，SCHMIDHUBER J. Long short-term memory[J]. Neural Computation，1997，9(8)：1735-1780.

[255] KIM K T，PARK K H，LEE S W. An adaptive convolutional neural network framework for multi-user myoelectric interfaces[C]. 2017 4th IAPR Asian Conference on Pattern Recognition (ACPR)，2017.

[256] HE Y，FUKUDA O，BU N，et al. Surface EMG pattern recognition using long short-term memory combined with multilayer perceptron[C]. 2018 40th Annual International Conference of the IEEE Engineering in Medicine and Biology Society (EMBC)，2018.

[257] CHEN H F，TONG R Z，CHEN M J，et al. A hybrid CNN-SVM classifier for hand gesture recognition with surface EMG signals[C]. IEEE International Conference on Machine Learning and Cybernetics，2017.

[258] CHEN H，ZHANG Y，ZHOU D，et al. Improving gesture recognition by bidirectional temporal convolutional netwoks [C]. International Conference on Robotics and Rehabilitation Intelligence，2020.

[259] WANG Z，OATES T. Encoding time series as images for visual inspection and classification using tiled convolutional neural networks[C]. Workshops at the Twenty-Ninth AAAI Conference on Artificial Intelligence，2015.

[260] SABOUR S，FROSST N，HINTON G E. Dynamic routing between capsules[C]. Advances in Neural Information Processing Systems，2017.

[261] 刘建，邹任玲，张东衡，等. 表面肌电信号特征提取方法研究发展趋势[J]. 生物医学工程学进展，2015，36(3)：164-168.

[262] 骆俊锦，王万良，王铮，等. 基于时序二维化和卷积特征融合的表面肌电信号识别方法[J]. 模式识别与人工智能，2020，33(7)：588-599.

[263] 张启忠，席旭刚，马玉良，等. 基于肌电信号的遥操作机器人控制技术[J]. 应用基础与工程科学学报，2013，21(6)：1199-1209.

[264] PETERNEL L，TSAGARAKIS N，AJOUDANI A. A human-robot co-manipulation approach based on human sensorimotor information[J]. IEEE Transactions on Neural Systems and Rehabilitation Engineering，2017，25(7)：811-822.

[265] 杨大鹏，赵京东，李楠，等. 基于预抓取模式识别的假手肌电控制方法[J]. 机械工程学报，2012，48(15)：1-8.

[266] TAVAKOLI M，BENUSSI C，LOURENCO J L. Single channel surface EMG control of advanced prosthetic hands：A simple，low cost and efficient approach[J]. Expert Systems with Applications，2017，79：322-332.